国家卫生健康委员会"十四五"规划教材

全国高等职业教育教材

供老年保健与管理专业用

老年人健康管理实务

主　编　朱　霖

副主编　王春鹏　沈　军

编　　者（以姓氏笔画为序）

于海静（山东药品食品职业学院）

王春鹏（辽宁医药职业学院）

毛惠芳（安徽卫生健康职业学院）

朱　霖（安徽医学高等专科学校）

刘　岩（安徽医学高等专科学校）

刘凌锋（湖北中医药高等专科学校）

严梦琴（长沙民政职业技术学院）

李美琳（湘潭医卫职业技术学院）

杨华杰（广东理工职业学院）

何锡珍（重庆医科大学附属第一医院）

应宇辰（宁波卫生职业技术学院）

沈　军（重庆护理职业学院）

张学源（重庆三峡医药高等专科学校）

赵　晶（菏泽医学专科学校）

骆焕丽（河南护理职业学院）

编写秘书　刘　岩（安徽医学高等专科学校）

人民卫生出版社

·北京·

图书在版编目（CIP）数据

老年人健康管理实务 / 朱霖主编 . —北京：人民
卫生出版社，2022.9（2025.5 重印）
　　ISBN 978-7-117-32779-4

　　Ⅰ. ①老… 　Ⅱ. ①朱… 　Ⅲ. ①老年人–保健–高等职
业教育–教材 　Ⅳ. ①R161.7

　　中国版本图书馆 CIP 数据核字（2021）第 267774 号

人卫智网	www.ipmph.com	医学教育、学术、考试、健康，购书智慧智能综合服务平台
人卫官网	www.pmph.com	人卫官方资讯发布平台

老年人健康管理实务
Laonianren Jiankang Guanli Shiwu

主　　编：朱　霖
出版发行：人民卫生出版社（中继线 010-59780011）
地　　址：北京市朝阳区潘家园南里 19 号
邮　　编：100021
E - mail：pmph @ pmph.com
购书热线：010-59787592　010-59787584　010-65264830
印　　刷：河北新华第一印刷有限责任公司
经　　销：新华书店
开　　本：850×1168　1/16　印张：11　插页：1
字　　数：348 千字
版　　次：2022 年 9 月第 1 版
印　　次：2025 年 5 月第 6 次印刷
标准书号：ISBN 978-7-117-32779-4
定　　价：50.00 元

打击盗版举报电话：**010-59787491**　E-mail：**WQ @ pmph.com**
质量问题联系电话：**010-59787234**　E-mail：**zhiliang @ pmph.com**
数字融合服务电话：**4001118166**　E-mail：**zengzhi @ pmph.com**

出版说明

随着社会的发展,人们的生活水平不断提高,人口老龄化已经成为世界上大多数国家人口发展过程中的普遍现象。社会迫切需要大批的经过专业教育,具有良好职业素质,具有扎实的老年护理与保健知识,具有较强的操作技能和管理水平的高素质技术技能型人才。

老年保健与管理专业作为培养国家紧缺型养老服务技术技能人才的新专业,于2015年列入教育部《普通高等学校高等职业教育(专科)专业目录》。2019年以来,《国家职业教育改革实施方案》和《国务院办公厅关于推进养老服务发展的意见》等一系列文件的颁布为高等职业教育老年保健与管理专业的发展提出了要求并指明了方向。

为推动老年保健与管理专业的发展和学科建设,规范老年保健与管理专业的教学模式,适应新时期老年保健与管理专业人才培养的需要,在2019年8月教育部公布了《高等职业学校老年保健与管理专业教学标准》以后,人民卫生出版社在全国广泛调研论证的基础上,启动了全国高等职业教育老年保健与管理专业第一轮规划教材编写工作。

本套教材编写紧密对接新时代健康中国高质量卫生人才培养需求,坚持立德树人,德技并修,推动思想政治教育与技术技能培养融合统一,深入贯彻课程思政,在编写内容中体现人文关怀和尊老敬老的中华传统美德。教材遵循技术技能型人才成长规律,编写人员不仅包括开设老年保健与管理专业院校的一线教学专家,还包括来自企业的一线行业专家,充分发挥校企合作的优势,休现"双元"的职业教育教材编写模式。教材编写团队精心组织教材内容,优化教材结构,积极落实卫生职业教育改革发展的最新成果,创新编写模式,从而推动现代信息技术与教育教学深度融合。

本轮教材编写的基本原则:

1. **符合现代职业教育对高素质老年保健与管理专业人才的需求** 教材融传授知识、培养能力、提高技能、提升素质为一体,注重职业教育人才德能并重、知行合一和崇高职业精神的培养。重视培养学生的创新、获取信息及终身学习的能力,突出教材的启发性,为建设创新型国家提供人才支撑。

2. **体现衔接与贯通的职教改革发展思路** 教材立足高职专科层次学生来源及就业面向,实现教材内容的好教、好学、好用。突出教材的有机衔接与科学过渡作用,并将职业道德、人文素养教育贯穿培养全过程,为中高衔接、高本衔接的贯通人才培养通道做好准备。

3. **与职业技能等级证书标准紧密接轨** 职业技能等级证书标准以岗位需求为导向,注重多个学科的交融与交叉,是教学应达到的基本要求。因此教材内容和结构设计与职业技能等级证书考核要求和标准紧密结合,从而促进与1+X证书制度的有效融合,提高学生职业素养和技能水平,提升养老服务与管理人才培养质量。

本套教材共9种,供高等职业教育老年保健与管理专业以及相关专业选用。

主编简介与寄语

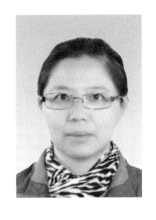

朱霖,教授,安徽医学高等专科学校教务处处长、护理学院院长,护理"双高"专业群负责人;安徽省教学名师,国家级职业教育教师教学创新团队核心成员,省级教学团队和名师工作室的负责人;安徽省医学会医学遗传分会第七届主任委员,安徽省优生优育学会副理事长;国家医学考试中心公共卫生医师资格考试试题开发专家委员会委员;全国卫生职业教育教学指导委员会预防医学专委会委员,参与教育部职业教育医药卫生大类公共卫生与卫生管理类专业目录修(制)订工作;曾获原国家卫生和计划生育委员会财务司和中国卫生经济学会课题一等奖,安徽省教学成果奖二等奖;第一主编教材《预防医学》(第2版)在首届全国教材建设奖评选中荣获全国优秀教材二等奖;主编《预防医学》、副主编《卫生信息技术基础》均获批教育部"十二五"职业教育国家规划教材;主持安徽省振兴计划、质量工程项目等重大重点教研课题8项,主持安徽省预防医学专业教学资源库、安徽省大规模在线开放课程(MOOC)示范项目和精品课程,主持安徽省教育厅重点科研项目3项。

寄语:

推进健康中国建设,实现国民健康长寿,是国家富强、民族振兴的重要标志,也是全国各族人民的共同愿望。健康管理作为一门正在快速发展中的新兴学科,在提高全民健康素质、控制医疗费用和提高卫生费用的投入产出效益方面具有突出的优势。学习好本门课程,可以让我们更好地帮助老年人恢复健康、维护健康、促进健康,提升老年人寿命和生活质量。

前　言

国家把人民健康放在了优先发展的战略地位,加快推进健康中国建设,努力全方位、全周期保障人民健康。2016 年我国印发并实施了《"健康中国 2030"规划纲要》,核心是以人民健康为中心,把健康融入所有政策,针对生活行为方式、生产生活环境以及医疗卫生服务等健康影响因素,落实预防为主,推行健康生活方式,减少疾病发生,强化早诊断、早治疗、早康复,实现全民健康。因此,健康管理作为保障人民健康的重要学科和新型的服务行业应运而生并蓬勃发展。

老年人健康管理是在健康管理的基础之上,结合老年人生理特点及健康风险所开展的具有针对性的管理模式,是通过对老年人健康危险因素的干预和管理,帮助老年人改善不良生活习惯,降低其患慢性疾病的风险,从而达到延长生活自理期、延缓老年人发生失能的时间和延长健康预期寿命的目的,降低医疗费用支出,使老年人生存质量得到全面提升,推动健康老龄化发展。

本教材是在"实用、适度、够用"的前提下,为适应我国老年人健康管理的发展,基于该学科及发展特点,根据我国当前的实际情况和教学经验,结合健康管理师考试大纲,针对老年保健与管理专业学生特点而编写的。

本教材主要讲述老年人的健康与影响健康的因素,以及健康管理的相关理论、方法和技术。第一章是老年人健康管理概论。第二章至第五章主要介绍了老年人健康管理的具体步骤,按照健康监测、健康风险评估与分析、健康指导、健康危险因素干预的顺序依次展开,有助于学生对老年人健康管理的流程和具体内容的理解和掌握。第六章以具体案例分析的形式对老年人最常见的慢性病进行健康管理,有助于提高学生的实际应用能力,也可以为从事老年人健康管理一线工作的健康管理师提供参考。第七章介绍了健康保险与健康管理服务营销。第八章主要是从健康管理的职业道德和相关法律方面进行介绍。学生通过本教材的学习,有助于树立预防为主的观念,较为系统地掌握老年人健康管理相关理论知识和核心技能,并学会运用这些知识对老年人展开健康管理的相关工作。

教材在编写中力求突出职业教育的特点,做到适教适学。为培养学生独立思考的能力,编者们根据行业专家提供的养老机构、社区居家养老中心、社区卫生服务中心及各级健康体检中心的老年人健康管理相关岗位的工作任务和教育教学的规律、特点编写了本教材。章首设有学习目标,明确本章学习应达到的要求。大部分章设置导入情景和工作任务,以此进行案例教学,引入理论教学的内容及满足岗位所需的知识、技能,培养学生灵活运用理论知识分析问题和解决问题的能力。同时,穿插了部分知识链接,激发学生学习的兴趣。本教材是融合教材,章首设有二维码,方便师生获取更丰富的学习资料(教学课件、目标测试、微课、视频)。

感谢各位编者及编者所在院校给予的大力支持和帮助!由于老年人健康管理学科发展迅速,内容涉及较为广泛,为了进一步提高本教材的质量,诚恳地希望各位读者、专家提出宝贵意见,以供再版时修改。

朱　霖

2022 年 6 月

目　录

第一章　老年人健康管理概论

第一章
数字内容

1. 掌握健康管理的定义；健康管理的基本步骤和基本策略。
2. 熟悉我国老年人现状及老年人健康管理的定义。
3. 了解健康管理在中国的现实意义及产业发展。
4. 学会通过网络或数据库查阅老年人健康管理的相关资料。
5. 具有与老年人沟通交流的意识和基本能力。

第一节　健康管理概述

一、健康管理的内涵

（一）健康管理的定义和特点

1. 健康管理的定义　健康管理的发展与社会文明进步息息相关。随着生活水平不断提升，人们健康的意愿比以往任何时期都要强烈。传统的以疾病为中心的诊治模式（生物医学模式）正在被以健康为中心的管理模式，即生物 - 心理 - 社会医学模式所代替。健康管理在 20 世纪 80 年代兴起，随后迅速发展。健康管理研究与服务内容也由最初单一的健康体检与生活方式指导，发展到目前的全民健康促进战略规划的制订、个体或群体全面健康检测、健康风险评估与控制管理。进入 21 世纪后，健康管理开始在我国逐步兴起与发展。2009 年，中华医学会健康管理学分会组织全国健康管理学界的专家，共同编写颁布了《健康管理概念与学科体系的中国专家初步共识》（以下简称《共识》），对我国健康管理理论研究的深入、学科建设的进步及相关产业和行业的规范发展具有里程碑意义。

健康管理是以现代健康概念、新的医学模式及中医"治未病"思想为指导，从生物 - 心理 - 社会医学的角度，将现代生物医学、行为科学、人文社会科学和信息化管理技术相结合，融现代健康管理理论知识与实践技术于一体，通过对个体和群体的健康状况及健康危险因素进行全面监测、分析、评估，为其提供健康咨询和指导，以及对健康危险因素进行干预的全过程。健康管理的宗旨是调动整个社会的积极性包括个体和群体，用最优化的资源预防疾病发生、控制疾病发展、提高生命质量、获得最大健康效益。健康管理是一种前瞻性的卫生服务模式，有效地利用有限的资源来达到最大的健康效果，从而增加了医疗服务的效益，提高了医疗保险的覆盖面和承受力。健康管理不仅是一套方法，更是一套完善、周密的程序。

1

2. 健康管理的特点　健康管理主要表现为标准化、个体化、系统化、前瞻性和综合性5个特点。

（1）标准化：全面、系统地收集健康信息对个体和群体的健康风险评估至关重要，这就要求要标准化采集健康信息。没有健康信息的标准化，就不能保证健康管理的科学性和可靠性。

（2）个体化：健康状况存在个体差异，必须有针对性地进行健康风险评估并提供干预技术。没有健康管理的个体化，就没有干预措施的针对性，不能充分地调动个体和群体的积极性，无法达到最大的健康效果。

（3）系统化：健康管理是对个体和群体的健康状况及健康危险因素进行全面检测、评估和干预的医学服务过程，强调多平台合作，提供系统化的服务，以达到促进和维护健康的目标。

（4）前瞻性：健康管理的目的在于对引起疾病的危险因素进行及时检测和准确干预，从而防止或延缓疾病的发生和发展，以提高人群的健康和生命质量，降低社会的医疗成本。这种预防为先的前瞻性是实现健康管理价值的关键。

（5）综合性：健康管理综合了基础医学、临床医学、预防医学、管理学等学科的理论和技术，对疾病及其危险因素进行分析，并调动一切社会医疗资源，制订高效的干预措施。这种综合性是实施健康管理的前提和基础。

（二）健康管理的理论和实践溯源

健康管理思想在中国早已有之，即祖国传统医学的"治未病"思想。"治未病"思想源自距今已有两千余年历史的中医学典籍《黄帝内经》。《素问·四气调神大论》记载："圣人不治已病治未病，不治已乱治未乱，此之谓也。夫病已成而后药之，乱已成而后治之，譬犹渴而穿井，斗而铸锥，不亦晚乎？"指的是医术高明的医生能在病情潜伏之时掌握病情并早期治疗，若病患已经发生才给予治疗，就如同口渴了才挖井取水，临到打仗才铸造兵器，为时已晚。这段文字是现有可考记载中对"治未病"思想的最早概括。

 知识链接

中医治未病——扁鹊三兄弟

战国时期名医扁鹊，医术高超，魏文王曾求教于扁鹊："你们家兄弟三人，都精于医术，谁是医术最好的呢？"扁鹊说："大哥最好，二哥差些，我是三人中最差的一个。大哥治病于病情发作之前（上工治未病），那时候患者自己还不觉得有病，大哥就下药铲除了病根；二哥治病于病情初起之时（中工治欲病），症状尚不十分明显，患者也没有觉得痛苦，二哥能药到病除；我治病于病情十分严重之时（下工治已病），患者痛苦万分，患者家属心急如焚。此时，他们看到我在经脉上穿刺，用针放血，或在患处敷以毒药以毒攻毒，或动大手术直指病灶，使重患者病情得到缓解或很快治愈，所以我名闻天下。"魏王大悟。

"上工治未病"的思想可谓古人对健康管理最精辟和朴素的概括，被认为是健康管理的理论与实践源头，也与今天风险评估和风险控制的思路不谋而合。"治未病"思想作为传统医学的重要组成部分，一直传承到今天。"治未病"与健康管理思想殊途同归，由此入手，发挥"治未病"思想在现代健康管理中的引领作用，以"治未病"思想推进健康管理的发展。

西方古代医学也蕴含了健康管理的思想。例如，有书籍记载古代罗马的医学实践包括生活方式治疗、药物治疗和手术治疗三部分。生活方式治疗就是在营养、运动、睡眠、身体护理、性生活等方面提供健康生活方式的处方和建议，与现代健康管理策略中的生活方式管理基本一致。

20世纪60年代，健康管理的概念由美国的保险业最先提出，建议医生采用健康评价的手段来指导患者自我保健。此举大大地降低了医疗费用，为保险公司控制了风险，为健康管理事业的发展奠定了基础。20世纪90年代，很多企业的决策层意识到员工的健康直接关系到企业的效益及发展，这种思想使健康管理第一次被当成一项真正的医疗保健消费战略。与此同时，德国、英国、芬兰、日本等国家逐步建立了不同形式的健康管理组织。

二、我国老年人现状及老年人健康管理

（一）我国老年人现状

1. 老年人数量迅速增长　中国老年人口数居世界首位,且近年来呈逐年上升趋势。国家统计局第七次全国人口普查最新数据显示,60周岁及以上人口26 402万人,占总人口的18.70%（其中,65岁及以上人口为19 064万人,占13.50%）。据预测,2030年我国60岁及以上老龄人口占比将达到25.3%;2050年,60岁及以上老龄人口占比将达到34.1%。随着老龄化持续加剧,高龄老人、空巢老人、慢性病老人、失能老人增多。目前,我国80岁以上老年人数量高速增长,约为老年人增速的2倍,预计到2050年每5个老年人中就有一个80岁以上的老年人。老年人口持续、快速增长,已成为整个健康管理服务业的特殊群体和主体人群。同时,随着老龄化持续加剧,我国阿尔茨海默病、帕金森病等老年性疾病患者日益增多。老龄化是社会发展必须经历的阶段,也是社会进展过程的一种体现,代表着一个国家的发展历程。因此,老年人的健康已不仅是家庭问题,更是社会问题。

2. 老年慢性病病人数持续增长　我国的社会养老服务体系建设存在着与新形势、新任务、新需求不相适应的问题。目前,中国老年人口数居世界首位。随着我国人口老龄化持续加剧,以及生态环境、生活行为方式的不断变化,高龄、慢性病及失能老人正持续、快速增长。慢性病患者人数的增长、疾病谱的变化及老龄人口数量的攀升,均引发医疗模式由单纯病后治疗转向"预防、保健、治疗、康复"相结合,人们更加重视亚健康状态的调整和恢复。有研究显示,老年人常患疾病中排名前五位的均为慢性病,往往一个人同时患有多种慢性病。目前我国超过1.8亿的老年人患有慢性病,患有1种及以上慢性病的比例高达75%,由多种慢性病共存导致的失智、失能成为老年人健康最大的威胁,给社会和家庭带来了沉重的负担。老年人作为整个健康管理服务业的特殊群体和主体人群,对健康的需求日益增加。

（二）老年人生理特点及健康风险

1. 器官功能衰退　随着年龄的增长,老年人各系统器官逐渐衰老,生理功能日渐衰退,抵抗力和免疫力明显下降,易发生各种急慢性疾病。

2. 认知功能降低　思维活动变得缓慢,记忆力和理解能力下降,接受新事物和适应新环境的能力减弱,学习和创造性思考能力减弱。

3. 性格与情绪改变　老年人社会活动减少,心理上会产生老而无用感,表现为孤独、寂寞、烦恼、焦虑、抑郁。情绪体验的强度和持久性增加,情绪趋向不稳定,表现为易兴奋、易被激怒、喜欢唠叨、喜与人争论,冲动难以平静下来。

4. 遭遇生活事件　重大生活事件的发生（离/退休、丧偶、再婚、丧子/女、家庭不和睦等）对老年人的精神打击尤为沉重,不仅留下心灵创伤,也可诱发一些躯体疾病,如冠心病、脑血管意外等,如遇精神创伤可加速老年人的衰老和死亡。

（三）老年人健康管理

健康管理是适合老年人的有效管理模式,通过对老年人健康危险因素的干预和管理,可以帮助老年人改善不良生活习惯,降低其患慢性疾病的风险,从而改善老年人的健康,降低医疗费用支出,使老年人生存质量得到提升,推动健康老龄化发展。

1. 老年人健康标准　老年人健康的标准很难界定。传统的老年人健康观把老年人健康定义为老年人的一切生理功能正常,没有任何疾病和缺陷。这样的标准过于绝对,这样的健康老年人毕竟是少数。20世纪50年代以来,随着医学模式的转变而逐渐形成了新的老年人健康观念。1978年WHO提出了老年人健康的10项标准,即精力充沛,能从容不迫地应付日常生活和工作压力而不感到过分紧张;处世乐观,态度积极,乐于承担责任,事无大小,不挑剔;善于休息,睡眠好;应变能力强,能适应外界环境中的各种变化;能够抵御一般感冒和传染病;体重适当,身体匀称,站立时头、肩、臀位置协调;眼睛明亮,反应敏捷,眼睑不发炎;牙齿清洁,无龋齿,不疼痛,牙龈颜色正常,无出血现象;头发有光泽,无头屑;肌肉丰满,皮肤有弹性,走路轻快有力。随后国际心理卫生协会年会强调健康的定义还必须包括提高道德素质。据此,老年人的健康标准定义为老年人健康应该是身体、心理、社会适应、道德品质的良好状态。

2. 老年人健康管理现状　老年人是特殊群体,不仅机体、器官功能逐渐衰退,还有疾病的困扰,老年人群罹患各种慢性疾病的风险高。我国老年人健康管理存在以下问题:一是大多数老年人缺乏健康

管理理念，还停留在有病治病的旧观念中，没有形成预防和保健的思想；二是我国人口老龄化速度进一步加快，老年人口数量越来越大，缺乏科学合理的老年人健康管理体系；三是没有统一规范的健康管理信息平台用于管理、交流、应用老年人健康信息数据；四是缺乏专业的健康管理人才，改善老年人健康问题、满足不同层次老年人健康管理需求，需要大量的医疗卫生人才和健康管理人才。因此，急需规范老年人健康管理服务市场，建立老年人健康管理信息平台，培养专业的健康管理人才，提高老年人健康管理水平，从而减少老年人慢性疾病的发生，提升老年人生活质量，推动健康老龄化的发展。

3. 社区老年人健康管理服务　按照《国家基本公共服务标准（2021年版）》和《国家基本公共卫生服务规范（第三版）》要求，乡镇卫生院和社区卫生服务机构每年要为辖区内65岁及以上常住居民提供一次健康管理服务，包括生活方式和健康状况评估、体格检查、辅助检查和健康指导。

（1）生活方式和健康状况评估：通过问诊及老年人健康状态自评了解其基本健康状况、体育锻炼、饮食、吸烟、饮酒、慢性疾病常见症状、既往所患疾病、治疗及目前用药和生活自理能力等情况。

（2）体格检查：包括体温、脉搏、呼吸、血压、身高、体重、腰围、皮肤、浅表淋巴结、心脏、肺部、腹部等常规体格检查，并对口腔、视力、听力和运动功能等进行粗测判断。

（3）辅助检查：包括血常规、尿常规、肝功能（血清谷草转氨酶、血清谷丙转氨酶和总胆红素）、肾功能（血清肌酐和血尿素氮）、空腹血糖、血脂、心电图和腹部B超检查。

（4）健康指导：告知其健康体检结果并进行相应健康指导。内容主要包括：①对发现已确诊的原发性高血压和2型糖尿病等患者开展相应的慢性病患者健康管理。②对体检中发现有异常的老年人建议定期复查；对存在危险因素且未纳入其他疾病管理的老年人要定期随访。③对所有老年人进行健康教育，如指导他们保持良好的心态，积极参与一些有益的社会活动，平衡膳食结构，合理运动，奉行健康的生活方式等；并为老年人提供心理卫生咨询和指导。④对所有老年人进行慢性病危险因素、疫苗接种、骨质疏松预防、防跌倒措施、意外伤害预防和自救等健康指导。⑤积极应用中医药方法为老年人提供养生保健、疾病防治等健康指导。⑥告知或预约下一次健康管理服务的时间。

4. 分级健康管理　是以不同健康状态下的老年人的健康需要为导向，通过对其健康状况以及各种健康危险因素进行全面监测、分析、评估及预测，从而向老年人提供针对性的健康咨询和指导服务，并制订相应的健康管理计划，针对各种健康危险因素进行系统干预和管理的全过程。由于社区老年人健康分级管理是一种新的服务和管理模式，其分级方法及标准、服务内容、管理模式等方面尚未完全确定。

目前主要有两种分级标准，一种是以年龄进行划分；另一种是以健康状况进行划分。

以年龄划分的有三级和四级标准。三级标准：一级是60~69岁老年人，二级是70~79岁老年人，三级是80岁及以上的老年人。其中，当老年人患有一种或一种以上的慢性病时，则在其原来以年龄分级的基础上自动跳到上一级别。四级标准：一级为60~69岁老年人，二级为70~79岁老年人，三级为80~89岁老年人，四级为90岁及以上的老年人。

以健康情况划分是三级标准。一级为一般健康老年人。二级分为两类：①较多危险因素的老年人和独居、丧偶的老年人；②患慢性病的老年人。三级分为四类：①生活自理有一定困难的老年人；②生活完全不能自理的老年人；③有特殊需要的老年人；④85岁以上的老年人。

将年龄与健康状况相结合的三级标准：一级是60~84岁的健康老年人；二级是60~84岁且患有一种或一种以上的慢性病的老年人及生活部分自理的老年人；三级是85岁及以上的或生活完全不能自理的老年人。

（毛惠芳）

第二节　健康管理的基本策略

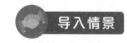

李某，男，60岁，已退休，身高173cm，体重90kg（BMI 30.07），患有高血压，服药依从性差；生活较为不规律，饮食偏咸，经常抽烟、饮酒。某日晚上，李某大量饮酒后突然躺地不起，嘴角歪斜，后送医，

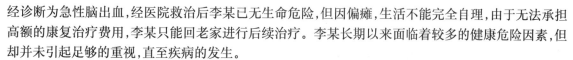

经诊断为急性脑出血,经医院救治后李某已无生命危险,但因偏瘫,生活不能完全自理,由于无法承担高额的康复治疗费用,李某只能回老家进行后续治疗。李某长期以来面临着较多的健康危险因素,但却并未引起足够的重视,直至疾病的发生。

工作任务

1. 从维护健康的角度,评估李某是否需要进行健康管理。

2. 采取科学的方法采集并明确李某面临的健康危险因素。

3. 对李某的健康风险进行评估。

4. 为李某制订有针对性的健康管理干预方案和计划。

5. 实施健康干预计划,动态监测并评估干预计划的实施效果。

一、健康管理的基本步骤和过程

(一)收集健康信息

了解服务对象的意图及期望,并在此基础上收集健康信息是开展健康管理的第一步。现阶段,随着老年人健康服务需求的多样化、复杂化、差异化,以及健康影响因素的多样化和复杂化,只有在充分了解人群健康状况的基础上才能及时、有效、科学地管理他们的健康。健康信息资料收集主要包括以下几个方面:

1. **基本信息**　包括性别、年龄、婚姻状况、文化程度、居住状态、家庭结构等。

2. **疾病史和生活方式**　包括个人病史、家族史、膳食、吸烟、饮酒、体力活动等。

3. **体格检查**　包括身高、体重、腰围、臀围、血压、心电图、B 超、X 线检查等必要的物理检查项目。

4. **临床实验室检查**　包括血糖、血脂、血常规、尿常规、肝肾功能等必要的检查项目。

5. **疾病治疗反应情况**　包括药物治疗的有效性反应、副作用,非药物治疗效果、遵医行为等。

在健康信息的收集阶段,可通过健康档案的建立、疾病普查、住院和门诊、义诊咨询,以及各类人群的体检进行健康信息的收集。可结合国家基本公共卫生服务项目中高血压、糖尿病患者的健康管理和老年人健康管理项目的实施收集好基础性的资料。

(二)健康危险因素评估

健康风险评估(health risk appraisal, HRA)是用于描述和评估某一个体未来发生某种特定疾病或因为某种特定疾病导致死亡的可能性的方法或工具。健康风险评估的目的在于估计特定事件发生的可能性,而不在于做出明确的诊断,通过对个人的健康状况及未来患病或死亡的危险性进行量化评估。

HRA 是收集个人健康信息、识别危险因素、提供个体化反馈,并使个人参与至少一项干预活动的系统方法,促进健康、维持功能和 / 或预防疾病。除此之外,HRA 还应综合考虑针对家庭生活周期重要问题、主要健康问题(饮食运动习惯、不良嗜好)、家庭危机、家庭生活压力事件等方面综合分析干预。因此,HRA 的主要目的包括评估健康状态、预测健康风险等级和反馈结果,促进参加者采纳有益于健康的行为,从而降低健康风险。

HRA 是通过健康评估与干预为个人提供健康风险与生活质量评估;主要评估途径和工具包括调查问卷、健康体检和慢性病风险评估。通常 HRA 包含调查问卷、危险度计算和结果反馈三个关键要素。

(三)制订健康计划和实施干预

在完成上述两个步骤之后,就要根据 HRA 报告的结果和结论制订有针对性的健康干预计划,实行健康的动态跟踪管理,以促进被评估者采纳可以提高其心理与生理健康水平的健康行为,减少或改变有健康风险的不良行为。首先应根据 HRA 评估结果对被评估者进行分类,并据此制订和实施个性化健康干预计划。该计划一般包括健康状况清单、危险性评估报告和健康维护计划,并实施效果监测和评估,对计划的执行进度和效果进行动态的跟踪监测。其次,在管理过程中对服务对象的健康状况予以阶段效果评价和年度效果评价,随时掌握服务对象的身体变化和健康状况,并根据评价效果调整和修订健康干预计划和方案,有效管理、维护、改善和促进服务对象的健康状况。制订个性化健康管理计划应遵循以下几个原则:

1. 健康为导向的原则　健康管理存在的时代基础是人们对健康的渴望和追求,人们迫切希望通过自己的努力来改变不良的行为生活方式,保持健康的体魄。因此制订个性化的健康管理计划应以新的健康观为导向,进而实现健康的完好状态。

2. 个性化原则　每个服务对象的健康状况和疾病危险因素都不一样,即使所患疾病一样,也可能轻重不一;另外不同人的行为生活方式、经济水平和可支配的时间,以及兴趣爱好等也不一样。因此制订健康管理计划应该从个人健康的实际情况出发,充分考虑到个体的差异性。

3. 综合性原则　从健康的定义看,包括了生理、心理和社会三个维度的内容,而随着社会经济的发展,有学者进一步提出了道德健康的概念,即从三维的健康观发展成为四维的健康观;从管理项目上看,包括了综合体验方案、系统保健方案、健康教育处方、运动及饮食指导等内容。

4. 动态性原则　人的身体状态和健康状况是不断变化着的,并且生命的不同阶段所面对的健康危险因素也是不一样的,因此健康管理计划应该是动态的,可调整的,只有这样才能对个人健康进行有效的管理。

5. 个人积极参与的原则　制订个性化健康管理计划改变了以往被动型的健康服务模式,更加强调了个人参与健康促进的主动性和积极性,这正是个性化健康管理的根本特征。无论是健康信息的收集、个性化健康管理计划的制订,还是计划的最终实施,都需要服务对象的积极参与和配合,因此应充分调动服务对象的积极性,最大程度地参与。

二、健康管理的基本策略

随着社会经济的发展,人们的生活水平逐步提高,对健康的需求日益多样化、差异化、复杂化,并且受医学模式由生物医学模式向生物 - 心理 - 社会医学模式转变,人们对健康的关注开始从"以疾病为中心"转向"以健康为中心",人们已不仅仅满足于疾病的防治,而是更加积极地追求高质量的健康状态和生活品质,追求个人的意义和价值。因此无论是个人健康,还是群体健康,针对健康危险因素进行全面管理,进而调动个人及群体的积极性,有效地利用有限的资源实现最大的健康效果十分必要。

按照健康危险因素的特点、健康管理的过程等,健康管理的策略有所不同。

(一)宏观健康管理和微观健康管理

按照决定健康结果的社会因素,健康管理可分为宏观健康管理和微观健康管理两部分。社会因素指社会的各项构成要素,包括环境因素(家庭环境、生活环境、职业环境、经济环境、社会环境、自然环境等)、人口因素和文明程度(政治、经济、文化、社会等)。目前得到普遍认同的健康影响因素包括个体因素(遗传生物学因素、生活方式因素、社会经济状况因素)、卫生服务因素(卫生服务的质量、可获得性、可及性和可负担性,服务提供者的能力等)和环境因素(自然环境、生活环境、社会和经济环境等)。而健康管理的核心即是对个人及人群的健康危险因素进行监测、分析、评估、预测、预防和健康维护,并最大可能地实现个人良好的、持续的健康结果。众所周知,疾病的发生是一个渐进积累的过程,而在这个过程中对引起疾病的潜在危险因素进行有效的干预,则可能大大地降低疾病发生的可能性,因此,健康是可以管理的。在人群处于健康低风险状态时投入越多的健康资源并进行科学的健康管理,就会使越少的人群进入到疾病管理阶段(图 1-1),甚至残障阶段(图 1-2)。因此,从涉及的范围和影响的程度看,影响健康结果的社会因素的覆盖面或影响范围要大于其他的因素对健康的影响。由此,我们可以将健康管理分为宏观健康管理和微观健康管理两部分。

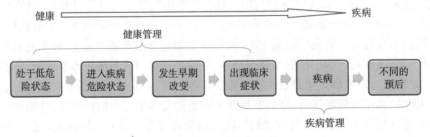

图 1-1　健康管理示意图

■ 疾病和异常 ⟹ 病损 ⟹ 残疾 ⟹ 残障
　　　　　　　Ⅰ级　　　Ⅱ级　　　Ⅲ级

图 1-2 残疾的进展

1. 宏观健康管理　主要从人群、政府和社会的角度研究和解决健康相关问题。2016 年 10 月,我国印发了《"健康中国 2030"规划纲要》,从宏观层面制订了自 2016 年起我国今后 15 年推进健康中国建设的行动纲领。强调要坚持以人民为中心的发展思想,牢固树立和贯彻落实创新、协调、绿色、开放、共享的发展理念,坚持正确的卫生与健康工作方针,坚持健康优先、改革创新、科学发展、公平公正的原则,以提高人民健康水平为核心,以体制机制改革创新为动力,从广泛的健康影响因素入手,以普及健康生活、优化健康服务、完善健康保障、建设健康环境、发展健康产业为重点,把健康融入所有政策,全方位、全周期保障人民健康,大幅提高健康水平,显著改善健康公平。

2019 年出台的《国务院关于实施健康中国行动的意见》和《健康中国行动组织实施和考核方案》,在国家层面成立了健康中国行动推进委员会,制订印发了《健康中国行动(2019—2030 年)》,并依托全国爱国卫生运动委员会,成立健康中国行动推进委员,进一步建立健全组织架构。

健康中国行动的实施为我们今后卫生事业的发展、卫生资源的配置、卫生健康的目标等层面指明了方向,也必将进一步完善相关的宏观健康管理功能,包括:

(1)把"以预防为主"摆在更加突出位置,着力推动"以治病为中心"转变为"以人民健康为中心",关注生命全过程的健康监测和疾病控制。

(2)国家总体健康资源管理有了明确的、权威的、统一的协调组织管理机构,即健康中国行动推进委员会。

(3)提出新时代国家宏观卫生方针政策,进一步推动建设和完善医疗卫生服务体系和机制,优化健康的社会环境因素、自然环境因素,推动包括健康管理人才在内的各类医药卫生服务人才队伍建设。

2. 微观健康管理　相比较于宏观健康管理,微观健康管理就是针对个人的健康管理。由于卫生服务可及性和公平性的增加,在一定程度上为个人积极进行健康的维护提供了机会。

微观健康管理是通过对个体的健康危险因素进行全面监测、准确分析、科学评估,对疾病进行预测和预防,对健康进行维护的过程。利用健康管理可以明确个体存在的健康问题,评估其健康需求,进而施行有针对性的健康干预和健康促进,在此基础上,个体能准确地了解自身的健康状况、明确面临的健康风险及可能出现的后果,以及通过健康管理可改善健康状况的预期。

从健康危险因素的累积到疾病的发生是一个量变累积到质变飞跃的过程,正是由于这种累积,才为健康管理实施科学的干预提供了机会和可能。而在这个过程中,从微观的角度,健康管理就包括患者案例管理、复杂病例管理、慢性病管理、常规的医疗服务需求管理和预防性健康管理等类别。

(二)基于健康管理过程的分类

按照健康管理的过程,健康管理的基本策略包括行为生活方式管理、需求管理、疾病管理、残疾管理、灾难性病伤管理和综合的群体健康管理。

1. 生活方式管理　从健康的影响因素可知,生活方式与人们的健康和疾病密切相关。国内外有关生活方式的大量研究结果表明,不良生活方式对健康有十分显著的影响,并且改变不良生活方式或习惯对改善健康效果明显。如大量研究已经证实,吸烟是恶性肿瘤、心脑血管疾病、慢性阻塞性肺疾病等多种疾病发生和死亡的重要危险因素。

(1)生活方式管理的概念:从健康服务的角度来说,生活方式管理指以个人或自我为核心的卫生保健活动。生活方式管理的主要目标是通过行为纠正和健康教育等健康促进技术来保护人们远离或改变不良行为或不良生活方式,以期减少行为危险因素对健康的损害,预防疾病,改善健康。与危害的严重性相对应,膳食(营养摄入)、身体活动(体育锻炼)、吸烟、适度饮酒、精神压力、久坐等是目前对国人进行生活方式管理的重点。

(2)生活方式管理的特点

1)以个体为中心,强调个体的健康责任和作用:尽管个人有权利自由选择生活方式,但大量研究已经证实了吸烟、饮酒等不良生活方式对健康的重要影响。并且随着社会经济的发展,消费方式等同

7

样会影响到健康,因此,基于个人对其健康负有主体责任,并且个人行为有可能会影响到他人健康(如二手烟问题),因此,有必要对个人的生活方式进行有效的管理。

2)以预防为主,有效整合三级预防:生活方式管理本质上属于未病防病,避免不良生活方式的出现或持续性地对健康造成影响,因此生活方式管理在疾病预防中占有重要地位。其不仅仅是预防由不良生活方式造成的疾病的发生,还在于逆转或延缓由此导致的疾病的发展历程。对于不良生活方式等危险因素应做好一级预防,避免由此造成疾病的发生;为防止或减缓疾病发展,应注重早发现、早诊断、早治疗,做好二级预防;而对于已患病应做好残疾的预防,或残疾后促进功能恢复,以提高生存质量,延长寿命,降低病死率,做好三级预防。有效整合以上三级预防,做好生活方式管理,对个体和群体来说均十分重要,也十分关键。

(3)健康行为改变的技术:生活方式管理是其他健康管理策略的基础。在实践中,促进人们改变生活方式的主要技术包括:

1)教育:了解需求、明确问题、传递知识、正确领会、确立态度、改变行为。

2)激励:通过正向激励、负向激励、反馈促进、惩戒等措施进行行为矫正。

3)训练:通过一系列的参与式训练和体验,促使个人科学而全面地认知不良行为生活方式,并掌握科学的行为矫正技术,促使良好行为习惯的养成。

4)营销:利用社会营销的技术手段,推广并倡导健康行为或生活方式,积极营造健康的社会环境,促进个体改变不健康的行为或生活方式。

衣食住行涉及生活的方方面面,因此在实践中,行为生活方式管理往往会同时融入其他的健康管理策略中,并在其中发挥着不同的作用,但无论怎样融入或结合,总体来说,行为生活方式管理仍旧主要以改变人们不良的行为生活方式为主要目标,其目的都是通过选择或形成健康的行为生活方式,减少健康的危险因素,预防疾病或伤害的发生,以及疾病发生后进一步导致残疾的发生或发展(恶化)。

2. 需求管理

(1)需求管理的概念:需求指人们在某一特定的时期内在各种可能的价格下愿意并且能够购买某个具体商品的需要。因此,健康管理策略中所指的需求管理实质上是通过帮助健康消费者选择和确定恰当的健康服务,进而控制医疗成本,合理利用健康服务,实现维护自身健康的目的。因此,健康管理服务需求管理的具体目标就是减少昂贵的、临床上非必需的医疗服务,在改善人群健康状况的基础上,实现成本效果和成本效益的最大化。需求管理常用的技术手段有替代疗法(如手术治疗、药物治疗等)、行为强化法(如帮助患者减少特定的危险因素并采纳健康的生活方式)、自我及时强化法(如鼓励自我保健和干预等)。无论采用何种技术手段,需求管理都在不同程度地强调人们在和自己有关的医疗保健决策中扮演积极的角色,发挥积极的作用。

(2)需求的主要影响因素

1)患病率:患病率反映了人群中某种疾病的发生水平,而该类疾病的患者必然有基于追求健康的服务需求,因此患病率可以影响健康服务需求。

2)感知到的需要:个人感知到的健康服务需要基于个人健康素养水平,带有较为明显的主观性和较大的个体差异性,是健康服务需求最重要的影响因素。个人对于疾病危险的感知、个人所掌握的健康知识、个人感知到的疗效、个人评估疾病问题的能力、个人感知到的疾病的严重程度、个人独立处理或应对疾病问题的能力以及个人对战胜疾病问题的信心因素影响着人们感知到的需要。

3)消费选择偏好:消费者偏好是反映消费者对不同服务和产品的喜好程度的个性化偏好,是影响市场需求的一个重要因素,受当时当地的社会环境、风俗习惯、时尚变化等因素的影响。个体之间、群体之间、地区之间、国家之间的差异较为明显,甚至不同时期也有所不同,进而对整个消费者群体或某个特定群体产生决定性影响。而健康管理策略中所指的消费者选择偏好则更加强调个人在选择和决定其健康干预措施时的重要作用。

4)健康因素以外的动机:事实表明,个人寻求健康服务的能力、疾病补助、残疾补贴等健康因素以外的因素都会影响人们寻求医疗保健的决定。

(3)需求管理的常用工具和实施策略:需求管理通常通过一系列的服务手段和工具,去影响和指导人们的卫生保健需求。常见的方法有 24 小时电话就诊和健康咨询、转诊转介服务、基于互联网的卫生信息数据库、健康课堂、服务预约等。

3. 疾病管理 疾病管理是健康管理的又一主要策略。美国疾病管理协会（Disease Management Association of America, DMAA）对疾病管理的定义是："疾病管理是一个协调医疗保健干预和与患者沟通的系统,强调患者自我保健的重要性。疾病管理支撑医患关系和保健计划,强调运用循证医学和增强个人能力的策略来预防疾病的恶化,以持续性地改善个体或群体健康为基准来评估临床、人文和经济方面的效果。"该协会进一步表示,疾病管理必须包含人群识别、循证医学的指导、医生与服务提供者协调运作、患者自我管理教育、过程与结果的预测和管理、定期的报告和反馈。由此可以看出,疾病管理具有3个主要特点：

（1）目标人群是患有特定疾病的个体。如糖尿病管理项目的管理对象为已诊断1型或2型糖尿病患者。

（2）不以单个病例和/或其单次就诊事件为中心,关注个体或群体连续性的健康状况与生活质量,这也是疾病管理与传统的单个病例管理的区别。

（3）医疗卫生服务及干预措施的综合协调至关重要。疾病本身使得疾病管理关注健康状况的持续性改善过程,而大多数国家卫生服务系统的多样性与复杂性,使得协调来自多个服务提供者的医疗卫生服务与干预措施的一致性与有效性较艰难。然而,正因为协调困难,也显示了疾病管理协调的重要性。

4. 灾难性病伤管理 灾难性病伤管理是疾病管理的一个特殊类型,顾名思义,它关注的是"灾难性"的疾病或伤害。这里的"灾难性"指对健康的危害十分严重,也可指其造成的医疗卫生花费巨大,常见于肿瘤、肾衰竭、严重外伤等情形。灾难性病伤所具有的一些特点,如发生率低,需要长期复杂的医疗卫生服务,服务的可及性受家庭、经济、保险等各方面的影响等,决定了灾难性病伤管理的复杂性和艰难性。

一般来说,优秀的灾难性病伤管理项目具有以下特征：

（1）转诊及时。

（2）综合考虑各方面因素,制订出适宜的医疗服务计划。

（3）具备一支包含多种医学专科及综合业务能力的服务队伍,能够有效应对可能出现的多种医疗服务需要。

（4）最大程度地帮助患者进行自我管理;尽可能使患者及其家人满意。

5. 残疾管理 残疾管理的目的是减少工作地点发生残疾事故的频率和费用。从雇主的角度出发,根据伤残程度分别处理,希望尽量减少因残疾造成的劳动和生活能力下降。对于雇主来说,残疾的真正代价包括失去生产力所造成的损失。生产力损失的计算是以全部替代职工的所有花费来估算的,必须用这些职工替代那些由于残疾而缺勤的员工。

造成残疾时间长短不同的原因包括医学因素和非医学因素。

（1）医学因素：主要有疾病或损伤的严重程度;个人选择的治疗方案;康复过程;疾病或损伤的发现和治疗时期（早、中、晚）;接受有效治疗的容易程度;药物治疗还是手术治疗;年龄影响治愈和康复需要的时间,也影响返回工作的可能性,年龄越大需要的时间越长;并发症的存在,取决于疾病或损伤的性质;药物效应,尤其是副作用。

（2）非医学因素：包括社会心理问题;职业因素;伤残者与同事、主管之间的关系;工作压力;工作任务的不满意程度;工作政策和程序;及时报告和管理受伤、事故、旷工和残疾的情况;诉讼;心理因素包括压抑和焦虑;信息通道流畅性。

因此,残疾管理的具体目标包括防止残疾恶化,注重功能性能力的恢复,设定实际康复和返工的期望值,详细说明限制事项和可行事项,评估医学和社会心理学因素,与患者和雇主进行有效沟通,有需要时要考虑复职情况,实行循环管理。

6. 综合的人群健康管理 通过协调上述不同的健康管理策略来对个体提供更为全面的健康管理。人群健康管理成功的关键在于系统收集健康状况、健康风险、疾病严重程度等方面的信息,以及评估这些信息和临床以及经济结局之间的关联,以确定健康、伤残、疾病、并发症、返回工作岗位或恢复正常功能的可能性。

（杨华杰）

第二章 老年人健康监测

第二章
数字内容

 学习目标

1. 掌握老年人健康档案的建立、健康信息保存的要求。
2. 熟悉老年人健康监测内容及手段;录入健康信息的方法。
3. 了解健康监测的内涵及意义;信息清理及传递的方法。
4. 学会进行有效的沟通;采集老年人基本健康信息,并对录入的数据进行鉴别与核实。
5. 具有严谨的科学精神和尊老敬老的人文情怀。

第一节 老年人健康监测概述

 导入场景

赵某,男,70岁,已退休,身高 178cm,体重 90kg,近来出现食欲缺乏,疲乏无力,失眠等不适,于是到某健康管理中心咨询。

工作任务

1. 了解赵某的健康状况。
2. 建立赵某的健康档案。

健康管理是以人的健康为中心,长期、连续、全程、全方位的健康服务,只有了解个体或群体的健康状况才能有效地维护健康,因此开展健康状况监测和信息收集是健康管理的第一步。健康管理是针对影响个体和人群健康的危险因素,通过开展促进健康的活动,提高人们对自我健康的认知,改变不良的生活习惯,掌握健康改善的技巧,以达到身、心各方面的最佳状态。

健康监测是健康管理的重要技术措施之一,预防和控制慢性病最好的方法是改善生活方式,减少导致慢性病的危险因素。健康教育和健康管理都是帮助人群进行健康改善的重要手段,然而,要想有效控制和改善慢性病的危险因素,首先要识别这些个体及人群的危险因素。健康监测的目的就是对特定目标人群或个人的健康危险因素进行定期和不间断的观察,以掌握其健康及疾病状况,为健康风险评估提供基础数据和科学依据。因而,健康监测是健康管理的工作基础,对健康危险因素的早期干预和疾病早期发现具有重要意义。

一、老年人健康监测的内涵

（一）健康监测的内涵及目的

健康监测是以现代健康概念和中医"治未病"思想为指导，运用医学、管理学等相关学科的理论、技术和方法，对个体或群体的健康状况及影响健康的危险因素进行定期和不间断的观察。

健康监测一方面为健康评估和健康干预的实施提供依据；另一方面，健康监测相关数据及时反馈给相关卫生机构与卫生服务人员，为疾病预防控制策略及措施的制订、调整评价提供依据。健康监测的目的主要包含五部分：

（1）获取健康管理对象的健康相关信息及动态变化情况。

（2）为分析健康相关因素和健康风险评估提供依据。

（3）根据健康风险评估结果，制订有计划的个性化健康指导方案。

（4）对健康风险因素实施早期干预。

（5）评价早期干预和健康改善效果。

（二）老年人健康监测的重要性

人的衰老是一个特殊的生理发展过程，随着年龄的增长，老年人的各个器官逐渐发生变化，功能出现衰退，外加生活环境、社会地位、经济条件的变化，老年人在生理、心理和社会适应等方面会出现各种健康问题。

1. 老年人身心特点

（1）老年人生理特点：老年人生理老化主要表现在视觉、听觉减退，机体各大系统功能减退，免疫功能降低，易患心脑血管系统疾病（冠心病、脑卒中）、呼吸系统疾病、恶性肿瘤等；易发生消化不良、贫血、便秘；内分泌代谢紊乱，容易诱发糖尿病；肌肉松弛，骨质疏松，容易引起骨折和关节炎等。老年人的生理特点还决定了其日常生活起居会存在很多健康安全隐患，如头晕、眼花、心慌、跌倒，最终导致休克、脑卒中、心肌梗死、骨折等严重后果。

（2）老年人心理特点：随着现代家庭模式的转变，独居老人或空巢老人逐渐增多，外加身体健康状况日趋下滑及社会活动的减少，老年人很容易出现抑郁、孤独、寂寞、恐惧、焦虑等诸多心理健康问题，老年人脑功能下降，记忆力衰退，还可能出现老年痴呆。老年人心理问题还会导致吸烟、酗酒、少运动等不良生活方式的形成。

2. 老年人健康需求　随着我国社会老龄化进程加快及生活水平的不断提高，老年人对健康的需求也与日俱增，中国老年人，尤其是城市老年人在健康管理服务方面越来越具有较强的消费意愿及消费能力。

在生物 - 心理 - 社会医学模式背景下，针对老年人身心特点，进行健康状况及相关危险因素的监测，对于老年人保健、老年疾病防治及老年人健康照护等具有重要意义。全面连续，系统科学的健康监测能够在很大程度上做到早预防、早发现、早诊疗，控制老年人健康危险因素，防止疾病发生，预防并发症，减轻患者症状，减少病残，延长老年人寿命，提高生活质量，减轻社会和家庭医疗负担。

二、老年人健康监测内容及途径

（一）老年人健康监测内容

根据医疗卫生机构的性质和工作特点，老年人健康监测基本内容包括建立健康档案、动态健康监测、干预效果评价、专项健康管理和疾病管理服务的健康监测。

1. 建立健康档案　个人健康档案的建立应符合卫生行政主管部门的规范要求，包括个人基本信息、个人健康信息、疾病家族史（如有可能包含的个人或家族的疾病基因组和疾病易感信息）、个人疾病相关信息（就诊、检查、诊断等）、生活方式（膳食、运动、饮酒、吸烟等）等内容。

2. 动态健康监测　通过健康体检和健康咨询等多种健康管理服务形式或通过在健康管理服务机构指导下的健康自我管理，对健康状态进行动态监测，保证健康管理服务机构和管理对象之间健康相关信息及疾病相关信息的及时、有效沟通；做到全面掌握健康状况，及时干预健康危险因素和控制疾病进展。

3. 干预效果评价 健康管理的健康监测、风险评估和健康干预是一个周而复始的动态连续过程，上一个周期的健康管理过程中的干预措施及健康指导计划的实际效果如何，可以通过健康监测的相关数据来验证，使健康指导计划不断得到改善。

4. 专项健康管理和疾病管理服务的健康监测 健康监测也可用于专项健康管理和疾病管理服务，与常规健康监测有所不同的是监测对象是特殊群体或患者群体，监测指标依据专项内容或特定疾病特点来设计，监测频率或形式也根据管理需要决定。除了健康管理机构提供的健康管理服务外，自我管理、群组管理和管理手册也是有益的健康监测和健康管理手段。

（二）老年人健康监测途径

健康监测途径有多种，老年人的健康监测可采用日常健康监测、健康调查和专项调查的形式。

1. 日常健康监测 是主要的健康监测途径。在日常健康监测中，健康体检是最主要的日常健康监测手段。随着社会经济发展和生活水平的提高，人们的健康意识逐渐增强，健康观念从看病转向保健、从治病转向预防，健康体检逐渐成为预防保健的主要方式，健康体检不仅可以使健康人群加深对自我身体功能的了解，改变不良生活习惯，避免导致疾病的危险因子的产生，更重要的是可以帮助人们科学地了解和维护健康。

健康体检（health examination）：是依据现代健康概念与现代医学模式，通过医学手段和方法对受检者进行心身整体检查，了解受检者整体健康状况、早期发现疾病线索和健康隐患的诊疗行为。健康体检是健康管理的前置工作，是健康管理信息平台的重要内容。

（1）要严把健康体检过程的质量关：对健康体检机构的资质、专业人员的水平、所用检验试剂的质控，都应有严格的要求。优质的健康管理服务应该具有以下特点：①受检者每个人的数据管理的持续性（终身）；②在二级预防的基础上，达到一级预防（成效）；③努力让受检者满意（衡量服务好坏的权威性指标）。

（2）个性化：健康体检项目的选择，除一般的健康体检项目外，应依据服务对象性别、年龄、职业特点、个人需求等确定。检查项目的多与少、间隔时间的长与短，一要依据服务对象的具体要求（个性化）；二要依据检查机构的具体条件与可能，不能一概而论。

（3）资源共享：健康管理机构一方面要与医院分工明确；另一方面也要与医疗服务的市场化催生专业的影像诊断中心、临床检验中心、健康管理中心等保持业务联系。

2. 问卷调查 健康监测指对特定目标人群或个人的健康危险因素进行定期和不间断的观察，以掌握其健康及疾病状况，是健康风险评估的基础。问卷调查是健康监测的基本形式和常用方法。

（1）问卷调查的分类：问卷调查分为单因素问卷及多因素问卷两类。

1）单因素问卷：如肥胖与糖尿病问卷；性行为与艾滋病问卷。

2）多因素问卷：为综合问卷。整体健康状况或多影响因素调查，如生活方式与健康。

（2）问卷调查的设计原则

1）主题和变量明确：语言精练，浅显易懂，避免专业术语、俗语、缩写词，适用不同层面调查对象。

2）题目数量适中：过于简单则信息量太小；过于复杂则扰乱思路且依从性降低，一般以 15~20 分钟答完为宜。

3）避免双重装填：一个题目混杂两个问题，如"你父母是否患高血压？""你是否嗜好可乐及油煎食物？"

4）符合伦理，保护隐私。

5）选择中性提问法，避免人为诱导产生信息偏差。

（3）问卷调查表的结构

1）引言（介绍语）：说明承办调查单位、目的、意义、填写注意事项、回收时间、方式、是否匿名或保密、答谢语。一般不超过 300 字。

2）一般资料：姓名（或编号）、性别、出生年月、婚姻状况、文化程度、职业、收入、家庭住址、民族、血型、身高、体重等。

3）问题及备选答案：问卷主导部分。一般问题不超过 100 个。每个问题的答案不多于 5 种。内容涵盖生活方式、精神压力、社会交往、工作环境、个人史、家族史、既往史、用药史及既往体检阳性数据。

（4）问卷调查质量评估：问卷调查质量采用信度、效度进行评估。

1）信度：表现调查问卷的稳定性和同质性。稳定性指重复调查结果的一致性；同质性指问卷各题目与主题的内在相关性。

2）效度：指调查结果与预定结果的符合程度，包括内容、结构及效标关联度（指本研究与其他标准的关联性）。

3. 基于问卷的健康监测　健康问卷是全面、准确、迅速地进行个人健康风险评估的重要依据，占评估内容的 5/6 以上，健康问卷应特别强调以下几方面内容：

（1）真实性：健康体检前健康管理人员与服务对象进行沟通（电话、面谈等），将更有利于问卷的质量。

（2）私密性：健康状况属于个人隐私，健康管理人员和健康管理机构要严格遵守职业道德。

（3）个性化：除通用的一般问卷外，要增添专业问卷，如营养、心理、运动等问卷，这对老年人群是十分重要的。

4. 专项调查　老年人健康监测的目标是获取老年人健康相关信息，除了通过上述各种方法和技术外，结合特别需求，可制作调查表对老年人进行专项调查。

三、老年人健康档案的建立

（一）建立居民健康档案的意义及要求

健康档案（health record）是记录一个人一生的生命体征的变化以及自身所从事过的与健康相关的一切行为与事件，主要包括个人的生活习惯、既往病史、诊断治疗情况、家族病史、历次体检结果等。

建立居民健康档案的目的和意义在于：通过建立完整、真实的健康档案，有助于促进社区卫生服务的规范化，提高社区卫生服务质量，有利于社区卫生服务工作者了解居民对社区卫生服务的需求，从而能够提供优质、综合、连续的社区卫生服务，提高社区居民健康水平，改善社区卫生状况。同时有助于提高社区卫生服务的管理效率，有助于社区卫生资源的合理利用，准确、完整、规范、真实的健康档案可以作为卫生规划的资料来源，是全科医师掌握居民健康状况的基本工具。

所以建立健康档案的基本要求有：

1. 真实性　健康档案是由各种原始资料组成的，它们是真实地反映患者当时的病情变化、治疗经过、康复状况等详尽资料，在记录时，对于某些不确切的情况，一定要通过调查，获取真实的结果，决不能想当然地加以描述，已经记录在案的资料绝不能出于某种需要而任意改动。健康档案除了具有医学效应还具有法律效应，这就需要保证资料的真实可靠。

2. 科学性　居民健康档案作为医学信息资料，应当按照医学科学的通用规范进行记录，各种图表制作、文字描述、计量单位的使用都要按照国家要求进行填写，做到准确无误。

3. 完整性　社区医疗中使用的居民健康档案，在记录方式上虽然比较简洁，但记录内容必须完整。这种完整性一是体现在各种资料必须齐全，一份完整的健康档案应该包括个人基本信息和一个人从出生到死亡的整个过程中的健康状况的发展变化情况，及其所接受的各项卫生服务记录；二是所记录的内容必须完整，包括患者的医疗背景、病情变化、评价结果、处理计划等，并从生物、心理、社会各个层面去记录。

4. 连续性　以问题为导向的记录方式及其使用的一些表格与传统的以疾病为导向的记录方式有显著的区别。以疾病为导向的记录方式是以患者某次患病为一个完整资料保存下来，对患者整个生命过程中的健康变化很难形成一个连续的资料。而以问题为导向的记录方式是把居民的健康问题进行分类计量，每次患病的资料可以累加，从而保持了资料的连续性。而且通过病情流程表，可以把健康问题的动态变化记录下来。

5. 可用性　一份理想的健康档案应是保管简便，查找方便，能充分体现其使用价值的"活资料"，这就需要我们健康档案的设计要科学、合理，记录格式要简洁、明了，文句描述要条理清晰，善于使用关键词、关键句。

此外,居民健康档案信息涉及个人隐私,在建立健康档案信息时,要注意做好信息保密工作。

（二）建立老年人健康档案的方法

个人健康档案指从一个人出生到死亡的整个过程,其健康状况的发展变化情况以及所接受的各项卫生服务记录的总和。老年人健康档案包括个人基本信息表、健康体检表和老年人中医药健康管理服务记录表。

1. 健康档案个人基本信息　见表2-1。

表2-1　个人基本信息表*

姓名：　　　　　　　　　　　　　　　　编号□□□□□□-□□□-□□□-□□□□□

性别	1男　2女　9未说明的性别　0未知的性别□		出生日期	□□□□□□□□
身份证号			工作单位	
本人电话		联系人姓名	联系人电话	
常住类型	1户籍　2非户籍　　　　□		民族　01汉族　99少数民族	□
血型	1A型　2B型　3O型　4AB型　5不详/Rh：①阴性　②阳性　③不详			□/□
文化程度	1研究生　2大学本科　3大学专科和专科学校　4中等专业学校　5技工学校　6高中　7初中　8小学　9文盲及半文盲　10不详			□
职业	1国家机关、党群组织、企、事业单位负责人　2专业技术人员　3办事人员和有关人员　4商业、服务业人员　5农、林、牧、渔、水利业生产人员　6生产、运输设备操作人员及有关人员　7军人　8不便分类的其他从业人员　9无职业			□
婚姻状况	1未婚　2已婚　3丧偶　4离婚　5未说明的婚姻状况			□
医疗费用支付方式	1城镇职工基本医疗保险　2城镇居民基本医疗保险　3新型农村合作医疗　4贫困救助　5商业医疗保险　6全公费　7全自费　8其他			□/□/□
药物过敏史	1无　2青霉素　3磺胺类药物　4链霉素　5其他			□/□/□
暴露史	1无　2化学品　3毒物　4射线			□/□/□

	疾病	1无　2高血压　3糖尿病　4冠心病　5慢性阻塞性肺疾病　6恶性肿瘤　7脑卒中　8严重精神障碍　9结核病　10肝炎　11其他法定传染病　12职业病　13其他		
既往史		□确诊时间　　年　　月/□确诊时间　　年　　月/□确诊时间　　年　　月 □确诊时间　　年　　月/□确诊时间　　年　　月/□确诊时间　　年　　月		
	手术	1无　2有：名称①时间　　　/名称②　　时间		□
	外伤	1无　2有：名称①时间　　　/名称②　　时间		□
	输血	1无　2有：名称①时间　　　/名称②　　时间		□
家族史	父亲　　□/□/□/□/□/□		母亲　　□/□/□/□/□/□	
	兄弟姐妹　□/□/□/□/□/□		子女　　□/□/□/□/□/□	
	1无　2高血压　3糖尿病　4冠心病　5慢性阻塞性肺疾病　6恶性肿瘤　7脑卒中　8严重精神障碍　9结核病　10肝炎　11先天畸形　12其他			
遗传病史	1无　2有：疾病名称			□
残疾情况	1无残疾　2视力残疾　3听力残疾　4言语残疾　5肢体残疾　6智力残疾　7精神残疾　8其他残疾			□/□/□/□
生活环境*	厨房排风设施	1无　2油烟机　3换气扇　4烟囱		□
	燃料类型	1液化气　2煤　3天然气　4沼气　5柴火　6其他		□
	饮水	1自来水　2经净化过滤的水　3井水　4河水或湖水　5塘水　6其他		□
	厕所	1卫生厕所　2一格或二格粪池式　3马桶　4露天粪坑　5简易棚厕		□
	禽畜栏	1无　2单设　3室内　4室外		□

注：*此表引自《国家基本公共卫生服务规范（第三版）》。

（1）档案编号：采用 16 位编码制统一为健康档案进行编码，以国家统一的行政区划分为编码基础，以街道为范围，居委会为单位，编制居民健康档案唯一编码。

（2）身份证号：将建档个人的身份证号作为统一的身份识别码，为在信息平台下实现资源共享奠定基础。统一使用二代身份证，为 18 位数字。

（3）工作单位：应填写目前所在工作单位的全称。离退休者填写最后工作单位的全称；下岗待业或无工作经历者须具体注明。

（4）民族：少数民族应填写全称。

（5）血型：在前一个"□"内填写与 ABO 血型对应编号的数字；在后一个"□"内填写是否为"Rh 阴性"对应编号的数字。

（6）文化程度：指截至建档时间，本人接受国内外教育所取得的最高学历或现有水平所相当的学历。

（7）药物过敏史：表中药物过敏主要列出青霉素、磺胺类药物或者链霉素过敏，如有其他药物过敏，请在其他栏中写明名称。

（8）既往史

1）疾病：填写现在和过去曾经患过的某种疾病，包括建档时还未治愈的慢性病或某些反复发作的疾病，并写明确诊时间，如有恶性肿瘤，请写明具体的部位或疾病名称；如有职业病，请填写具体名称。对于经医疗单位明确诊断的疾病都应以一级及以上医院的正式诊断为依据，有病史卡的以卡上的疾病名称为准，没有病史卡的应有证据证明是经过医院明确诊断的。可以多选。

2）手术：填写曾经接受过的手术治疗。如有，应填写具体手术名称和手术时间。

3）外伤：填写曾经发生的后果比较严重的外伤经历。如有，应填写具体外伤名称和发生时间。

4）输血：填写曾经接受过的输血情况。如有，应填写具体输血原因和发生时间。

（9）家族史：指直系亲属（父亲、母亲、兄弟姐妹、子女）中是否患过所列出的具有遗传性或遗传倾向的疾病或症状。有则选择具体疾病名称对应编号的数字，可以多选。没有列出的请在"其他"中写明。

（10）生活环境：农村地区在建立居民健康档案时需根据实际情况选择填写此项。

2. 体检部分　见健康体检表（表 2-2）。

（1）一般情况

1）身体质量指数。

2）老年人生活自理能力评估：65 岁及以上老年人需填写此项。

3）老年人认知功能粗筛方法：告诉被检查者"我将要说三件物品的名称（如铅笔、卡车、书），请您立刻重复"。过 1 分钟后请其再次重复。如被检查者无法立即重复或 1 分钟后无法完整回忆三件物品名称为粗筛阳性，需进一步行"简易智力状态检查量表"检查。

4）老年人情感状态粗筛方法：询问被检查者"你经常感到伤心或抑郁吗？"或"你的情绪怎么样？"如回答"是。"或"我想不是十分好。"为粗筛阳性，需进一步行"老年抑郁量表"检查。

（2）生活方式

1）体育锻炼：指主动锻炼，即有意识地为强体健身而进行的活动。不包括因工作或其他需要而必须进行的活动，如上班骑自行车、做强体力工作等。锻炼方式填写最常采用的具体锻炼方式。

2）吸烟情况。

3）饮酒情况。

4）职业暴露情况：指患者因职业原因造成的化学品、毒物或射线接触情况。如有，需填写具体化学品、毒物、射线名或填不详。

5）职业病危险因素接触史：指患者因职业原因造成的粉尘、放射物质、物理因素、化学物质的接触情况。如有，需填写具体粉尘、放射物质、物理因素、化学物质的名称或填不详。

（3）脏器功能：

1）视力:填写采用对数视力表测量后的具体数值(为5分记录),对佩戴眼镜者,可戴其平时所用眼镜测量矫正视力。

2）听力:在被检查者耳旁轻声耳语"你叫什么姓名?"(注意检查时检查者的脸应在被检查者视线之外),判断被检查者听力状况。

3）运动功能:请被检查者完成以下动作:"两手触枕后部""捡起这支笔""从椅子上站起,行走几步,转身,坐下"。判断被检查者的运动功能。

（4）查体:如有异常请在横线上具体说明,如可触及的淋巴结部位、个数;心脏杂音描述;肝脾肋下触诊大小等。建议有条件的地区开展眼底检查,特别是针对高血压或糖尿病患者。

（5）辅助检查:该项目根据各地实际情况及不同人群情况,有选择地开展。老年人的免费辅助检查项目按照各专项规范要求执行。

（6）现存主要健康问题:指曾经出现或一直存在,并影响目前身体健康状况的疾病。可以多选。若有高血压、糖尿病等现患疾病或者新增的疾病需同时填写在个人基本信息表既往史一栏。

（7）住院治疗情况:指最近一年内的住院治疗情况。

（8）主要用药情况:对长期服药的慢性病患者了解其最近一年内的主要用药情况。

（9）非免疫规划预防接种史:填写最近一年内接种的疫苗的名称、接种日期和接种机构。

（10）健康评价:无异常指无新发疾病、原有疾病控制良好无加重或进展,否则为有异常,填写具体异常情况,包括高血压、糖尿病、生活能力、情感筛查等身体和心理的异常情况。

（11）健康指导:纳入慢性病患者健康管理指高血压、糖尿病、严重精神障碍患者等重点人群定期随访和健康体检。减体重的目标指根据居民或患者的具体情况,制订下次体检之前需要减重的目标值。

表 2-2 健康体检表*

姓名:　　　　　　　　　　　　　编号□□□ - □□□□□

体检日期	年　　月　　日		责任医生		
内容	检查项目				
症状	1 无症状　2 头痛　3 头晕　4 心悸　5 胸闷　6 胸痛　7 慢性咳嗽　8 咳痰　9 呼吸困难　10 多饮　11 多尿　12 体重下降　13 乏力　14 关节肿痛　15 视物模糊　16 手脚麻木　17 尿急　18 尿痛　19 便秘　20 腹泻　21 恶心呕吐　22 眼花　23 耳鸣　24 乳房胀痛　25 其他　　　　　□ / □ / □ / □ / □ / □ / □ / □				
一般状况	体温	℃	脉率		次 /min
	呼吸频率	次 /min	血压	左侧	/ mmHg
				右侧	/ mmHg
	身高	cm	体重		kg
	腰围	cm	身体质量指数		kg/m²
	老年人健康状态自我评估	1 满意　2 基本满意　3 说不清楚　4 不太满意　5 不满意			□
	老年人生活自理能力自我评估	1 可自理(0~3分)　2 轻度依赖(4~8分)　3 中度依赖(9~18分)　4 不能自理(≥19分)			□
	老年人认知功能	1 粗筛阴性　2 粗筛阳性,简易智力状态检查　　　　　总分:			□
	老年人情感状态	1 粗筛阴性　2 粗筛阳性,老年人抑郁评分检查　　　　　总分:			□
生活方式	体育锻炼	锻炼频率	1 每日　2 每周一次以上　3 偶尔　4 不锻炼		□
		每次锻炼时间	分钟	坚持锻炼时间	年
		锻炼方式			

生活方式	饮食习惯		1荤素均衡 2荤食为主 3素食为主 4嗜盐 5嗜油 6嗜糖 □/□/□
	吸烟情况	吸烟状况	1从不吸烟 2已戒烟 3吸烟 □
		日吸烟量	平均 支
		开始吸烟年龄	岁 戒烟年龄 岁
	饮酒情况	饮酒频率	1从不 2偶尔 3经常 4每日 □
		日饮酒量	平均 两
		是否戒酒	1未戒酒 2已戒酒,戒酒年龄: 岁 □
		开始饮酒年龄	岁 近一年内是否曾醉酒 1是 2否 □
		饮酒种类	1白酒 2啤酒 3红酒 4黄酒 5其他 □/□/□/□
	职业病危害因素接触史		1无 2有(工种从业时间年) 毒物种类 粉尘 防护措施 1无 2有 □ 放射物质 防护措施 1无 2有 □ 物理因素 防护措施 1无 2有 □ 化学物质 防护措施 1无 2有 □ 其他 防护措施 1无 2有 □
脏器功能	口腔		口唇 1红润 2苍白 3发绀 4皲裂 5疱疹 □ 齿列 1正常 2缺齿﹢ 3龋齿﹢ 4义齿(假牙)﹢ □/□/□ 咽部 1无充血 2充血 3淋巴滤泡增生 □
	视力		左眼 右眼 (矫正视力:左眼 右眼)
	听力		1听见 2听不清或无法听见 □
	运动功能		1可顺利完成 2无法独立完成其中任何一个动作 □
查体	眼底*		1正常 2异常 □
	皮肤		1正常 2潮红 3苍白 4发绀 5黄染 6色素沉着 7其他 □
	巩膜		1正常 2黄染 3充血 4其他 □
	淋巴结		1未触及 2锁骨上 3腋窝 4其他 □
	肺		桶状胸:1否 2是 □
			呼吸音:1正常 2异常 □
			啰音:1无 2干啰音 3湿啰音 4其他 □
	心脏		心率 次/min 心律:1齐 2不齐 3绝对不齐 □
			杂音:1无 2有 □
	腹部		压痛:1无 2有 □ 包块:1无 2有 □ 肝大:1无 2有 □ 脾大:1无 2有 □ 移动性浊音:1无 2有 □
	下肢水肿		1无 2单侧 3双侧不对称 4双侧对称 □
	足背动脉搏动		1未触及 2触及双侧对称 3触及左侧弱或消失 4触及右侧弱或消失 □
	肛门指诊		1未及异常 2触痛 3包块 4前列腺异常 5其他 □
	乳腺		1未见异常 2乳房切除 3异常泌乳 4乳腺包块 5其他 □/□/□/□

续表

查体	妇科	外阴	1 未见异常　2 异常	□
		阴道	1 未见异常　2 异常	□
		宫颈	1 未见异常　2 异常	□
		宫体	1 未见异常　2 异常	□
		附件	1 未见异常　2 异常	□
	其他			
辅助检查	血常规		血红蛋白 _____g/L　白细胞 _____ ×10⁹/L　血小板 _____ ×10⁹/L 其他 _____	
	尿常规		尿蛋白 _____ 尿糖 _____ 尿酮体 _____ 尿潜血 _____ 其他 _____	
	空腹血糖		_____mmol/L	
	心电图		1 正常　2 异常	□
	尿微量白蛋白		_____μg /min	
	大便潜血		1 阴性　2 阳性	□
	糖化血红蛋白		_____%	
	乙型肝炎表面抗原		1 阴性　2 阳性	□
	肝功能		血清谷丙转氨酶 _____U/L　血清谷草转氨酶 _____U/L 白蛋白 _____g/L　总胆红素 _____μmol/L 结合胆红素 _____μmol/L	
	肾功能		血清肌酐 _____μmol/L　血尿素氮 _____mmol/L 血钾浓度 _____mmol/L　血钠浓度 _____mmol/L	
	血脂		总胆固醇 _____mmol/L　甘油三酯 _____mmol/L 血清低密度脂蛋白胆固醇 _____mmol/L 血清高密度脂蛋白胆固醇 _____mmol/L	
	胸部 X 线		1 正常　2 异常	□
	B 超		腹部 B 超　1 正常　2 异常	□
			其他　1 正常　2 异常	□
	宫颈涂片		1 正常　2 异常	□
	其他			
现存主要健康问题	脑血管疾病		1 未发现　2 缺血性脑卒中　3 脑出血　4 蛛网膜下腔出血　5 短暂性脑缺血发作　6 其他　　　□ / □ / □ / □	
	肾脏疾病		1 未发现　2 糖尿病肾病　3 肾功能衰竭　4 急性肾炎　5 慢性肾炎　6 其他 □ / □ / □	
	心脏疾病		1 未发现　2 心肌梗死　3 心绞痛　4 冠状动脉血运重建　5 充血性心力衰竭　6 心前区疼痛　7 其他　　　□ / □ / □ / □	
	血管疾病		1 未发现　2 夹层动脉瘤　3 动脉闭塞性疾病　4 其他　　　□ / □ / □	
	眼部疾病		1 未发现　2 视网膜出血或渗出　3 视神经盘水肿　4 白内障　5 其他 □ / □ / □	
	神经系统疾病		1 未发现　2 有	□
	其他系统疾病		1 未发现　2 有	□

住院治疗情况	住院史	入 / 出院日期	原因	医疗机构名称	病案号
		/			
		/			
	家庭病床史	建 / 撤床日期	原因	医疗机构名称	病案号
		/			
		/			

主要用药情况	药物名称	用法	用量	用药时间	服药依从性 1 规律　2 间断　3 不服药
	1				
	2				
	3				
	4				
	5				
	6				

非免疫规划预防接种史	名称	接种日期	接种机构	
	1			
	2			
	3			

健康评价	1 体检无异常 2 有异常 异常 1 异常 2 异常 3 异常 4

健康指导	1 纳入慢性病患者健康管理 2 建议复查 3 建议转诊 □ / □ / □	危险因素控制：　　□ / □ / □ / □ / □ / □ 1 戒烟　2 健康饮酒　3 饮食　4 锻炼 5 减体重（目标 _____ kg） 6 建议接种疫苗 7 其他

注：* 此表引自《国家基本公共卫生服务规范（第三版）》。

3. 老年人中医药健康管理（表 2-3）

（1）该表采集信息时要能够反映老年人近一年来平时的感受，避免采集老年人的即时感受。

（2）采集信息时要避免主观引导老年人的选择。

（3）记录表所列问题不能空项，须全部询问填写。

（4）询问结果应在相应分值内划 "√"，并将计算得分填写在相应空格内。

（5）体质辨识：医务人员应根据体质判定标准表进行辨识结果判定，偏颇体质为 "是" "倾向是"，平和体质为 "是" "基本是"，并在相应选项上划 "√"。

4. 老年人生活自理能力评估表　表 2-4 为自评表，根据下表中 5 个方面进行评估，将各方面判断评分汇总后，0~3 分者为可自理；4~8 分者为轻度依赖；9~18 分者为中度依赖；≥19 分者为不能自理。

表2-3 老年人中医药健康管理服务记录表*

请根据近一年的体验和感觉,回答以下问题。	没有（根本不/从来没有）	很少（有一点/偶尔）	有时（有些/少数时间）	经常（相当/多数时间）	总是（非常/每日）
(1) 您精力充沛吗?（指精神头足,乐于做事）	1	2	3	4	5
(2) 您容易疲乏吗?（指体力如何,是否稍微活动一下或做一点家务劳动就感到累）	1	2	3	4	5
(3) 您容易气短,呼吸短促,接不上气吗?	1	2	3	4	5
(4) 您说话声音低弱无力吗?（指说话没有力气）	1	2	3	4	5
(5) 您感到闷闷不乐,情绪低沉吗?（指心情不愉快,情绪低落）	1	2	3	4	5
(6) 您容易精神紧张,焦虑不安吗?（指遇事是否心情紧张）	1	2	3	4	5
(7) 您因为生活状态改变而感到孤独,失落吗?	1	2	3	4	5
(8) 您容易感到害怕或受到惊吓吗?	1	2	3	4	5
(9) 您容易感到身体超重不轻松吗?（感觉身体沉重）[BMI/$(kg \cdot m^{-2})$]	1 (BMI<24)	2 (24≤BMI<25)	3 (25≤BMI<26)	4 (26≤BMI<28)	5 (BMI≥28)
(10) 您眼睛干涩吗?	1	2	3	4	5
(11) 您手脚发凉吗?（不包含因周围温度低或穿得少导致的手脚发凉）	1	2	3	4	5
(12) 您胃脘部、背部或腰膝部怕冷吗?（指上腹部、背部、腰部或膝部怕冷,有一处或多处怕冷）	1	2	3	4	5
(13) 您比一般人耐受不了寒冷吗?（指比别人容易怕冬天或是夏天的冷空调、电扇等）	1	2	3	4	5
(14) 您容易患感冒吗?（指每年感冒的次数）	1 一年<2次	2 一年感冒2-4次	3 一年感冒5-6次	4 一年8次以上	5 几乎每月
(15) 您没有感冒时也会鼻塞,流鼻涕吗?	1	2	3	4	5
(16) 您有口黏口腻,或睡眠打鼾吗?	1	2	3	4	5

续表

请根据近一年的体验和感觉，回答以下问题。

	没有（根本不/从来没有）	很少（有一点/偶尔）	有时（有些/少数时间）	经常（相当/多数时间）	总是（非常/每日）
（17）您容易过敏（对药物、食物、气味、花粉或在季节交替、气候变化时）吗？	1 从来没有	2 一年1,2次	3 一年3,4次	4 一年5,6次	5 每次遇到上述原因都过敏
（18）您的皮肤容易起荨麻疹吗？（包括风团、风疹块、风疙瘩）	1	2	3	4	5
（19）您的皮肤在不知不觉中会出现青紫瘀斑、皮下出血吗？（指皮肤在没有外伤的情况下出现青一块紫一块的情况）	1	2	3	4	5
（20）您的皮肤一抓就红，并出现抓痕吗？（指被指甲或钝物划过后皮肤的反应）	1	2	3	4	5
（21）您皮肤或口唇干吗？	1	2	3	4	5
（22）您有皮肤麻木或固定部位疼痛的感觉吗？	1	2	3	4	5
（23）您面部或鼻部有油腻感或者油亮发光吗？（指脸上或鼻子）	1	2	3	4	5
（24）您面色或目眶晦暗，或出现褐色斑块/斑点吗？	1	2	3	4	5
（25）您有皮肤湿疹、疮疖吗？	1	2	3	4	5
（26）您感到口干咽燥、总想喝水吗？	1	2	3	4	5
（27）您感到口苦或嘴里有异味吗？（指口苦口臭）	1	2	3	4	5
（28）您腹部肥大吗？（指腹部脂肪肥厚）	1 （腹围<80cm，相当于2.4尺）	2 （腹围80~85cm，2.4~2.55尺）	3 （腹围86~90cm，2.56~2.7尺）	4 （腹围91~105cm，2.71~3.15尺）	5 （腹围>105cm，或3.15尺）
（29）您吃（喝）凉的东西会感到不舒服或者怕吃（喝）凉的东西吗？（指不喜欢吃凉的食物，或吃了凉的食物后会不舒服）	1	2	3	4	5
（30）您有大便黏滞不爽、解不尽的感觉吗？（大便容易粘在马桶或便坑壁上）	1	2	3	4	5

续表

请根据近一年的体验和感觉，回答以下问题。

	没有（根本不/从来没有）	很少（有一点/偶尔）	有时（有些/少数时间）	经常（相当/多数时间）	总是（非常/每日）
（31）您容易大便干燥吗？	1	2	3	4	5
（32）您舌苔厚腻或有舌苔厚厚的感觉吗？（如果自我感觉不清楚，可由调查员观察后填写）	1	2	3	4	5
（33）您否下静脉紫或瘀粗吗？（可由调查员辅助观察后填写）	1	2	3	4	5

体质类型	气虚质	阴虚质	阳虚质	痰湿质	湿热质	血瘀质	气郁质	特禀质	平和质
体质辨识	1. 得分 2. 是 3. 倾向是	1. 得分 2. 是 3. 倾向是	1. 得分 2. 是 3. 倾向是	1. 得分 2. 是 3. 倾向是	1. 得分 2. 是 3. 倾向是	1. 得分 2. 是 3. 倾向是	1. 得分 2. 是 3. 倾向是	1. 得分 2. 是 3. 倾向是	1. 得分 2. 是 3. 基本是
中医药保健指导	1. 情志调摄 2. 饮食调养 3. 起居调摄 4. 运动保健 5. 穴位保健 6. 其他	1. 情志调摄 2. 饮食调养 3. 起居调摄 4. 运动保健 5. 穴位保健 6. 其他	1. 情志调摄 2. 饮食调养 3. 起居调摄 4. 运动保健 5. 穴位保健 6. 其他	1. 情志调摄 2. 饮食调养 3. 起居调摄 4. 运动保健 5. 穴位保健 6. 其他	1. 情志调摄 2. 饮食调养 3. 起居调摄 4. 运动保健 5. 穴位保健 6. 其他	1. 情志调摄 2. 饮食调养 3. 起居调摄 4. 运动保健 5. 穴位保健 6. 其他	1. 情志调摄 2. 饮食调养 3. 起居调摄 4. 运动保健 5. 穴位保健 6. 其他	1. 情志调摄 2. 饮食调养 3. 起居调摄 4. 运动保健 5. 穴位保健 6. 其他	1. 情志调摄 2. 饮食调养 3. 起居调摄 4. 运动保健 5. 穴位保健 6. 其他

注：*此表引自《国家基本公共卫生服务规范（第三版）》。

表 2-4 老年人生活自理能力评估表*

评估事项、内容与评分	程度等级				
	可自理	轻度依赖	中度依赖	不能自理	判断评分
进餐：使用餐具将饭菜送入口、咀嚼、吞咽等活动	独立完成	—	需要协助，如切碎、搅拌食物等	完全需要帮助	
评分	0	0	3	5	
梳洗：梳头、洗脸、刷牙、剃须、洗澡等活动	独立完成	能独立地洗头、梳头、洗脸、刷牙、剃须等；洗澡需要协助	在协助下和适当的时间内，能完成部分梳洗活动	完全需要帮助	
评分	0	1	3	7	
穿衣：穿衣裤、袜子、鞋子等活动	独立完成	—	需要协助，在适当的时间内完成部分穿衣	完全需要帮助	
评分	0	0	3	5	
如厕：小便、大便等活动及自控	不需协助，可自控	偶尔失禁，但基本上能如厕或使用便具	经常失禁，在很多提示和协助下尚能如厕或使用便具	完全失禁，完全需要帮助	
评分	0	1	5	10	
活动：站立、室内行走、上下楼梯、户外活动	独立完成所有活动	借助较小的外力或辅助装置能完成站立、行走、上下楼梯等	借助较大的外力才能完成站立、行走，不能上下楼梯	卧床不起，活动完全需要帮助	
评分	0	1	5	10	
总得分					

注：*此表引自《国家基本公共卫生服务规范（第三版）》。

（赵　晶）

第二节　老年人健康信息采集

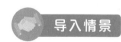 导入情景

　　为更好地服务辖区老年人，准确地掌握老年人健康情况，全面了解老年人健康需求。某社区对60周岁以上老年人开展信息采集和录入工作。采集工作内容主要包括老年人基本信息、健康状况、经济情况、医疗保障情况和养老服务需求等。

　　工作任务

　　1. 认识常见的健康调查表。

　　2. 对老年人进行体格测量。

　　健康信息管理是在现代医学与信息技术高度发展并互相融合的背景下,在医护人员与服务对象密切合作的基础上,以减少服务对象罹患慢性病的危险性,从而改善人群的健康状况、减少医疗费用支出为目的的健康管理过程。其中健康信息在健康管理过程中极其重要,它包括个体和群体的所有与健康有关的信息。合理有效的健康信息管理是开展健康管理的前提和基础,是制订和实施健康管理方案的依据,一个完整的健康信息记录也是健康管理效果评价的依据。

　　老年人的健康管理过程中,健康信息管理同样重要,应该全面掌握健康信息管理的各部分流程,包括健康信息的采集、整理以及利用。在这一过程中,首先应合理地选择信息采集工具,在信息采集过程中涉及体格测量时应使用正确的体格测量方法,并及时核查和发现不合逻辑的数据信息。下面我们将分别进行介绍:

一、健康调查表选用及健康信息收集

（一）健康调查表的选择

　　健康管理的一个关键步骤就是健康信息的采集,健康调查表则是健康信息采集的重要工具。一般而言,健康管理的相关信息来源于各类卫生服务记录,定期和不定期健康体检记录,以及专题调查记录等。健康信息采集要保证采集的信息客观反映服务对象的实际情况,因此要按照调查表的项目如实收集相关信息。

　　1. 了解常用健康调查表　卫生服务记录表单是卫生服务记录的主要载体,它是卫生管理部门依据国家法律法规、制度和技术规范的要求,用来记录服务对象的基本信息、健康信息以及卫生服务操作过程与结果的医学技术文档,具有医学效力和法律效力。这些表单一般包括基本信息、儿童保健信息、妇女保健信息、疾病控制信息、疾病管理信息、医疗服务信息等。在众多的健康相关记录表中,健康体检表、行为危险因素调查表和相关疾病管理的随访记录表是最为重要的健康管理信息的来源。这些记录表的首页一般都有个人基本信息,然后是针对性的调查内容。在老年健康管理服务过程中,可以根据需要来采集这些信息。高血压和糖尿病患者疾病管理随访表见（表2-5和表2-6）。

　　2. 填表的基本要求

　　（1）注意事项

　　1）健康信息记录表填写一律用黑色钢笔或黑色碳素笔,字迹清楚,书写工整。数字或代码一律用阿拉伯数字书写。数字和编码不要填出格外,如果数字填写错误,用双横线将整笔数码划掉,并在原数字上方工整填写正确的数字,不得在原数字上涂改。

　　2）所有记录表中,应在相对应项目栏的"□"内填写所选答案选项对应的数字,如性别为男,应在性别栏的"□"内填写与"1 男"对应的数字1。无选项的栏内,需要用文字或数字在相应的横线上或方框内据实填写。

　　3）健康信息记录表个人编码的目的是为有效识别和便于查找所收集资料的个体。因此个人编码要有一定的规则,比如采用12位编码制,可以将前2位为城市码,接着3~4位为企业码或区域码,5~6位为街道码,7~8位为社区或小区码,9~12位为个人序号码,这样可以避免重复编码,同时也建议将身份证号作为统一的身份识别码,这样可以为与信息服务平台实现资源共享奠定基础。

　　4）日吸烟量:斜线前填写目前吸烟量,不吸烟填写"0",吸烟者写出每日的吸烟量"××支",斜线后填写吸烟者下次随访目标吸烟量"××支"。

　　5）日饮酒量:斜线前填写目前饮酒量,不饮酒填"0",饮酒者写出每日的饮酒量（g）,斜线后填写饮酒者下次随访目标饮酒量（g）。日饮酒量衡量标准:1标准杯等于25g白酒（40%,约半两）,或50g低度白酒（约1两）,或50g黄酒（约1两）,或150g葡萄酒（约3两）,或1易拉罐啤酒。

　　（2）表单选用要求:根据健康管理的需求选用合适的健康调查记录表,如果是个体健康体检,则使用健康体检表;在此基础上,如果个体同意接受以后的健康管理服务,则需要收集个体健康危险因素相关的信息;如果发现个体有慢性病如高血压、2型糖尿病、血脂异常等,则结合疾病管理选用疾病管理随访表。

姓名：

表 2-5 高血压患者随访服务记录表*

编号□□□-□□□□□

		年＿＿月＿＿日	年＿＿月＿＿日	年＿＿月＿＿日	年＿＿月＿＿日
随访日期					
随访方式		1门诊 2家庭 3电话 □	1门诊 2家庭 3电话 □	1门诊 2家庭 3电话 □	1门诊 2家庭 3电话 □
症状	1无症状 2头痛头晕 3恶心呕吐 4眼花耳鸣 5呼吸困难 6心悸胸闷 7鼻出血不止 8四肢发麻 9下肢水肿	□/□/□/□/□/□/□/□/□ 其他：	□/□/□/□/□/□/□/□/□ 其他：	□/□/□/□/□/□/□/□/□ 其他：	□/□/□/□/□/□/□/□/□ 其他：
体征	血压/mmHg	/	/	/	/
	体重/kg	/	/	/	/
	身体质量指数				
	心率				
	其他	/	/	/	/
生活方式指导	日吸烟量/支	/	/	/	/
	日饮酒量/g	/	/	/	/
	运动	＿＿次/周 ＿＿min/次	＿＿次/周 ＿＿min/次	＿＿次/周 ＿＿min/次	＿＿次/周 ＿＿min/次
	摄盐情况（咸淡）	轻/中/重 轻/中/重	轻/中/重 轻/中/重	轻/中/重 轻/中/重	轻/中/重 轻/中/重
	心理调整	1良好 2一般 3差 □	1良好 2一般 3差 □	1良好 2一般 3差 □	1良好 2一般 3差 □
	遵医行为	1良好 2一般 3差 □	1良好 2一般 3差 □	1良好 2一般 3差 □	1良好 2一般 3差 □

25

续表

辅助检查					
服药依从性	1规律 2间断 3不服药 □	1规律 2间断 3不服药 □	1规律 2间断 3不服药 □	1规律 2间断 3不服药 □	
药物不良反应	1无 2有□	1无 2有□	1无 2有□	1无 2有□	
此次随访分类	1控制满意 2控制不满意 3不良反应 4并发症 □	1控制满意 2控制不满意 3不良反应 4并发症 □	1控制满意 2控制不满意 3不良反应 4并发症 □	1控制满意 2控制不满意 3不良反应 4并发症 □	
用药情况	药物名称1				
	用法用量	每日__次 每次__mg	每日__次 每次__mg	每日__次 每次__mg	每日__次 每次__mg
	药物名称2				
	用法用量	每日__次 每次__mg	每日__次 每次__mg	每日__次 每次__mg	每日__次 每次__mg
	药物名称3				
	用法用量	每日__次 每次__mg	每日__次 每次__mg	每日__次 每次__mg	每日__次 每次__mg
	其他药物				
	用法用量	每日__次 每次__mg	每日__次 每次__mg	每日__次 每次__mg	每日__次 每次__mg
转诊	原因				
	机构及科别				
下次随访日期					
随访医生签名					

注：* 此表引自《国家基本公共卫生服务规范（第三版）》。

姓名：

表2-6 2型糖尿病患者随访服务记录表*

编号□□□-□□□□□

		＿＿年＿＿月＿＿日	＿＿年＿＿月＿＿日	＿＿年＿＿月＿＿日	＿＿年＿＿月＿＿日
	随访日期				
	随访方式	1门诊 2家庭 3电话 □	1门诊 2家庭 3电话 □	1门诊 2家庭 3电话 □	1门诊 2家庭 3电话 □
症状	1无症状 2多饮 3多食 4多尿 5视物模糊 6感染 7手脚麻木 8下肢水肿 9体重明显下降	□/□/□/□/□/□/□/□/□ 其他	□/□/□/□/□/□/□/□/□ 其他	□/□/□/□/□/□/□/□/□ 其他	□/□/□/□/□/□/□/□/□ 其他
体征	血压/mmHg	/	/	/	/
	体重/kg	/	/	/	/
	身体质量指数/(kg·m⁻²)	/	/	/	/
	足背动脉搏动	1未触及 2触及 □	1未触及 2触及 □	1未触及 2触及 □	1未触及 2触及 □
	其他				
生活方式指导	日吸烟量	/支	/支	/支	/支
	日饮酒量	/g	/g	/g	/g
	运动	次/周 ＿＿min/次	次/周 ＿＿min/次	次/周 ＿＿min/次	次/周 ＿＿min/次
	主食/(g·d⁻¹)	/	/	/	/
	心理调整	1良好 2一般 3差 □	1良好 2一般 3差 □	1良好 2一般 3差 □	1良好 2一般 3差 □
	遵医行为	1良好 2一般 3差 □	1良好 2一般 3差 □	1良好 2一般 3差 □	1良好 2一般 3差 □

续表

项目					
辅助检查	空腹血糖值	_____ mmol/L	_____ mmol/L	_____ mmol/L	_____ mmol/L
	其他检查	糖化血红蛋白 _____% 检查日期:□□月□□日	糖化血红蛋白 _____% 检查日期:□□月□□日	糖化血红蛋白 _____% 检查日期:□□月□□日	糖化血红蛋白 _____% 检查日期:□□月□□日
服药依从性		1 规律 2 间断 3 不服药 □	1 规律 2 间断 3 不服药 □	1 规律 2 间断 3 不服药 □	1 规律 2 间断 3 不服药 □
药物不良反应		1 无 2 有 □	1 无 2 有 □	1 无 2 有 □	1 无 2 有 □
低血糖反应		1 无 2 偶尔 3 频繁 □	1 无 2 偶尔 3 频繁 □	1 无 2 偶尔 3 频繁 □	1 无 2 偶尔 3 频繁 □
此次随访分类		1 控制满意 2 控制不满意 3 不良反应 4 并发症 □	1 控制满意 2 控制不满意 3 不良反应 4 并发症 □	1 控制满意 2 控制不满意 3 不良反应 4 并发症 □	1 控制满意 2 控制不满意 3 不良反应 4 并发症 □
用药情况	药物名称 1				
	用法用量	每日 ___ 次 每次 ___ mg	每日 ___ 次 每次 ___ mg	每日 ___ 次 每次 ___ mg	每日 ___ 次 每次 ___ mg
	药物名称 2				
	用法用量	每日 ___ 次 每次 ___ mg	每日 ___ 次 每次 ___ mg	每日 ___ 次 每次 ___ mg	每日 ___ 次 每次 ___ mg
	药物名称 3				
	用法用量	每日 ___ 次 每次 ___ mg	每日 ___ 次 每次 ___ mg	每日 ___ 次 每次 ___ mg	每日 ___ 次 每次 ___ mg
	胰岛素	种类: 用法和用量:	种类: 用法和用量:	种类: 用法和用量:	种类: 用法和用量:
转诊	原因				
	机构及科别				
下次随访日期					
随访医生签名					

注:* 此表引自《国家基本公共卫生服务规范(第三版)》。

（二）健康信息收集

信息采集指通过一定的渠道和程序,利用科学的方法和手段对与研究客体有关的真实、实用、有价值的信息,进行有组织、有计划、有目的地收集的过程。健康信息采集就是健康信息收集的过程,信息采集时要注意以下指导原则:

1. 健康信息采集的原则

（1）计划性原则:在信息采集之前,要制订信息采集计划,包括采集的目的、意义、方法、途径等,要做到有计划性地收集信息,保证信息质量。

（2）可靠性原则:指采集的信息必须是真实的对象或环境所产生的,必须保证信息来源可靠,保证采集的信息能反映真实的健康状况,可靠性原则是信息采集的基础。

（3）完整性原则:采集的健康信息在内容上必须是完整的,必须按照一定的标准和要求,采集到反映事物全貌的信息,完整性是信息利用的基础。

（4）时效性原则:指能及时获取所需的信息。时效性一般有三层含义:一是信息自发生到被采集的时间间隔,间隔越短就说明时效性越高;二是在健康管理活动中急需某一信息时能够很快采集到该信息;三是采集所需的全部信息所用的时间。

（5）准确性原则:指采集到的信息与健康管理工作具体需求有较高的关联程度,采集到的信息表达无误,并属于采集目的范畴,对于本次健康管理活动或研究具有适用性,是有价值的。关联程度越高,适用性越强,就越准确。

（6）易用性原则:指要按照一定的形式采集信息,便于后期录入和使用。

2. 健康信息采集的方法　健康信息主要来源于各类卫生服务记录,这些记录一般是按照规定长期填写或连续记录积累获得的,可以充分地利用。要通过记录报表、专题调查和居家观察等收集健康信息。

（1）记录报表法:指对日常记录和报表（包括个人体检报告和个人健康档案、家庭健康档案、社区健康档案以及病案信息等,统称卫生服务记录表单）的信息进行收集、分析和挖掘。健康信息数据变化速度快、增长迅速,并且数据之间的关系复杂,在使用这些数据时,要遵循健康数据的发展变化规律以及内在的关系,综合利用健康信息处理的统计分析方法提取、转换和加工,合理利用相关的数学模型,保证数据的正确利用。

（2）专题调查法:指针对具体的健康管理项目,通过运用合适的问卷（已有的问卷或事先设计好的问卷）,进行入户调查、信函调查以及网络调查等多种方法向被调查者了解情况或征询意见,以获取研究对象的基本情况、行为生活方式等信息。

（3）居家观察法:是调查员到观察对象的家中,进行直接观察、检查、测量或计数而获取健康信息的过程。该方法为观察者单方面进行的观察活动,如调查员进行现场体检、收集标本、收集生长发育指标、收集身高体重变化数据等。该法获取的健康数据可靠性高,但所需人力、物力、财力较多,不易实施。

3. 健康信息的收集技能要求　按照健康管理的需要与目的,选取合适的健康调查表后,在健康信息收集过程中要逐项询问服务对象相关的信息。

（1）收集资料前的准备:熟悉要使用的健康信息记录表的每一项内容,并接受调查员培训,然后使用该记录表进行预调查。

（2）明确调查对象:如对某社区 60 周岁以上老年人进行行为危险因素调查,调查对象就是该社区所有 60 周岁以上老年人。

（3）签署知情同意书:知情同意要由调查对象自主、自愿签署,调查员不得诱导和胁迫。

（4）开始调查:通常采取面对面直接询问的方式进行调查。按照问卷各项目的顺序逐一询问和记录。使用个人基本信息表收集个人基本信息,使用健康体检信息记录表收集健康体检信息,以上两个表格详见本章第一节。使用生活方式信息表收集生活方式信息,即（表 2-7）,引自 WHO 的《慢性病危险因素阶梯式监测（STEPS）问卷及调查指南》。该表在填写时需要注意问题序号,可根据实际需要自行设计,问题栏内的问题要由调查员读给调查对象听;回答栏中问题选项由调查员根据调查结果画圈或直接填写,需要跳转的要认真遵循;代码栏中的代码是事先设计好的用于数据录入和分析的标识符号,一旦确定不得更改或取消,其作用是保证调查数据和数据录入、分析软件、数据编码手册与数据表的数据相对应。

表2-7 生活方式信息记录表*

编号□□□ - □□□□□

姓名：

内容：烟草的使用

现在我要问你几个关于健康行为的问题，包括吸烟、饮酒、吃水果和蔬菜、体力活动，让我们从烟草开始。

	问题	回答		代码
1	你目前在使用任何一种烟草制品吗，如香烟、雪茄或烟斗？	是	1	T1
		否	2 若为否，请跳转至 T6	
2	若为是，你目前每日都使用烟草制品吗？	是	1	T2
		否	2 若为否，请跳转至 T6	
3	你几岁第一次开始每日吸烟？	___ 年龄/岁 不记得，填777	___ 如果知道，请跳转到 T5a	T3
4	你记得是多久以前开始吸烟的？ （只记录1项，不是3项都填） 不记得，填777	多少年 ___	如果知道，请跳转至 T5a	T4a
		或多少个月 ___	如果知道，请跳转至 T5a	T4b
		或多少周 ___		T4c
5	你每日平均使用多少支下列种类的烟？ （记录每种类型使用的数量） 不记得，填777	机制香烟		T5a
		手卷香烟		T5b
		烟斗烟		T5c
		雪茄,方头雪茄,小雪茄		T5d
		其他		T5e
		其他（请填写具体名称）	如为其他，请跳转至 T5 其他	T5 其他
6	你以前每日吸烟吗？	是	1	T6
		否	2 若为否，跳转至 T9 ___ 如果知道，跳转至 T9	
7	若为是，你停止每日吸烟时的年龄是多少？	___ 年龄/岁 不记得，填777		T7

续表

	问题	回答	代码
8	你多长时间以前停止每日吸烟?（只记录 1 项，不是 3 项都填）不记得，填 777	——年以前　　如果知道，跳转至 T9	T8a
		或——月以前　　如果知道，跳转至 T9	T8b
		或——周以前	T8c
9	你目前使用任何无烟烟草，如鼻烟、嚼烟和槟叶吗?	是　1　　否　2　若为否，跳转至 T12	T9
10	若为是，你目前每日都使用无烟的烟草制品吗?	是　1　　否　2　若为否，跳转至 T12	T10
11	你平均每日使用多少次……	用嘴吸 ——	T11a
		用鼻子吸 ——	T11b
		嚼烟 ——	T11c
	（记录每种类型）	槟叶，咀嚼物 ——	T11d
		其他 ——	T11e
	不记得，填 777	其他（具体说明）——　如为其他，跳转至 T11 其他	T11 其他
12	你过去曾经每日使用无烟烟草制品如鼻烟、嚼烟和槟叶吗?	是　1　　否　2	T12

内容：酒精的消费

下面是有关酒精消费的问题[饮酒量的评判标准是：1 标准杯等于 25g 白酒（40%，约半两），或 50g 低度白酒（约 1 两），或 75g 黄酒（约 1 两半），或 150g 葡萄酒（约 3 两），或 1 易拉罐啤酒。使用时可根据饮酒习惯，增加相应的酒类。]

	问题	回答	代码
1	你过去 12 个月以来曾经饮酒吗?（如啤酒、葡萄酒、烈性酒、发酵苹果汁）或[增加当地其他种类的酒为例子]（使用图示卡片或展示卡样品）	是　1　　否　2　若为否，跳转至 D1	A1

续表

问题	回答	代码
2 你过去12个月以来至少多长时间饮一次酒？（读出供选择的时间 使用图示卡片）	每日 1 每周5~6日 2 每周1~4日 3 每月1~3日 4 每月少于1日 5	A2
3 饮酒时，你平均1日饮多少杯酒？	数量 ____ 不知道，填写777	A3
4 过去30日以来，你曾经饮酒吗？（比如啤酒、葡萄酒、烈性酒、发酵苹果汁）或[增加当地其他种类的酒为例子]（使用图示卡片或展示样品）	是 1 否 2 若为否，跳转至A6	A4
5 过去7日以来，您每日饮用了多少标准杯任何含酒精的饮料？（使用图示卡片）不知道，填777	周一 ____ 周二 ____ 周三 ____ 周四 ____ 周五 ____ 周六 ____ 周日 ____	A5a A5b A5c A5d A5e A5f A5g
6 过去12个月以来，你1次最多饮用了多少标准杯的酒，将各种酒加起来计算。	最大数量 ____	A6
7 只问男性：过去12个月以来，你有多少日1日饮酒量达到5个或5个以上标准杯？	天数 ____	A7
8 只问女性：过去12个月以来，你有多少日1日饮酒量达到4个或4个以上标准杯？	天数 ____	A8

续表

内容：膳食

下面是有关你通常食用水果和蔬菜的问题。我这里有一张营养图片，上面是本地水果、蔬菜的一些样品。每张图片表示 1 份的重量大小，回答问题时，请您参考过去 1 年以来有代表性的一周的食用情况。

	问题	回答	代码
1	你通常每周有多少日吃水果？ （使用图示卡片）	日数 ——— 不知道，填 777　———　若为 0 日，跳转至 D3	D1
2	你通常每日吃多少份水果？（使用图示卡片）	份数 ——— 不知道，填 777	D2
3	你通常每周有多少日吃蔬菜？（使用图示卡片）	日数 ——— 不知道，填 777　———　若为 0 日，跳转至 D5	D3
4	你通常每日吃多少份蔬菜？ （使用图示卡片）	份数 ——— 不知道，填 777	D4
5	你家里备餐时最常使用哪种类型的食用油？ （使用图示卡只选 1 项）	植物油　　　　　　1 猪油或牛羊板油　　2 黄油或酥油　　　　3 人造黄油　　　　　4 其他　　　　　　　5　如果是其他，跳转至 D5 的其他 不特别用某种油　　6 不用油　　　　　　7 不知道　　　　　777 其他 ———	D5
			D5 其他

续表

核心内容：体力活动

下面我要询问你通常每周做各类体力活动所花费的时间。请回答下列问题（即使你认为自己不经常参加体力活动）。体力活动有多种，应包括工作、家务和园艺活动、来回走动（交通相关的）、休闲（自由支配的时间）锻炼或运动等活动类型。在开始询问前一定要向被调查者做上述陈述。

	问题	回答	代码
	工作时的体力活动		
1	你在工作中有剧烈活动引起呼吸和心跳显著增加（如搬运或举重物，挖掘或建筑工作）时间至少持续10分钟吗？[插入例子]（使用图示卡片）	是 1 否 2　若为否，跳转至 P4	P1
2	你在工作中通常每周有多少日会做剧烈活动？	日数	P2
3	你通常每日工作做多长时间的剧烈活动？	小时:分钟　小时（a）___ 分钟（b）___	P3 (a-b)
4	你的工作需要做引起呼吸和心跳轻度增加的中等强度活动，如快步走[搬运较轻的物品]并且时间至少持续10分钟吗？[插入例子]（使用图示卡片）	是 1 否 2　若为否，跳转至 P7	P4
5	你通常每周有多少日工作须做中等强度的活动？	天数	P5
6	你通常每日工作时做多长时间的中等强度活动？	小时:分钟　小时（a）___:分钟（b）___	P6 (a-b)
	交通时的体力活动		
	以下问题不包括上述工作时的体力活动。 现在我要询问你通常的交通方式。如去上班，去购物，去市场等[根据需要插入其他例子]。		
7	你去某个地方时步行或骑自行车持续10分钟以上吗？	是 1 否 2　若为否，跳转至 P10	P7
8	你通常每周有多少日从一个地点到另一地点步行或骑自行车持续10分钟以上？	天数	P8

续表

	问题	回答	代码
9	你通常每日在交通方面花多少时间？步行或骑自行车？	小时：分钟　小时(a)___ : 分钟(b)___	P9 (a-b)

娱乐性体力活动

以下问题不包括上述的工作和交通过程中的体力活动。
现在我询问你有关运动（休闲）的问题[插入人相关的例子]。

	问题	回答	代码
10	你曾经做过引起你呼吸和心跳显著增加的剧烈的运动、健身和娱乐性（休闲）体力活动并持续10分钟以上吗？[插入人例子]（使用图示卡片）	是　1　否　2　若为否，跳转至P13	P10
11	你通常每周有多少日进行剧烈的运动、健身和娱乐性（休闲）体力活动？	天数　___	P11
12	你通常每日花多长时间进行剧烈的运动、健身和娱乐性体力活动？	小时：分钟　小时(a)___ : 分钟(b)___	P12 (a-b)
13	你曾经做过引起你呼吸和心跳轻度增加的中等强度的运动、健身和娱乐性体力活动（休闲），如快步走（骑自行车、游泳、排球）持续10分钟或以上吗？[插入人例子]（使用图示卡片）	是　1　否　2　若为否，跳转至P16	P13
14	你通常每周有多少日进行中等强度的运动、健身和娱乐性（休闲）体力活动？	天数　___	P14
15	你通常每日花多少时间进行中等强度的运动、健身和娱乐性（休闲）体力活动？	小时：分钟　小时(a)___ : 分钟(b)___	P15 (a-b)

静态习惯

以下问题是关于你工作时、在家里、交通过程中、会朋友时坐着或靠着所花费的时间[包括坐在桌前、与朋友一起坐着、乘坐轿车、公共汽车、火车、阅读、打扑克或看着电视],但不包括睡觉的时间。
[插入人例子]（使用图示卡片）

	问题	回答	代码
16	你通常每日有多少时间坐着或靠着？	小时：分钟　小时(a)___ : 分钟(b)___	P16 (a-b)

注：* 引自WHO的《慢性病危险因素阶梯式监测（STEPS）问卷及调查指南》。

（5）记录表的核查：完成询问后初步核对所调查的结果，看是否有漏问、漏填的项目，以及填写位置是否正确等，如发现问题及时更正。

（6）结束调查和致谢：调查员在调查结束后要对调查对象表示感谢，并在调查信息表上签名、填写调查日期和联系电话等。

（7）资料的保存：当日收集的调查表做好当日的记录，然后上交管理者或保存在规定的地方。

二、老年人体格测量

体格测量指对人体整体及各部位的长度、宽度、围度、重量所进行的测量，是研究人体外部形态结构、生长发育和营养状况及体质水平的重要方法。

老年人的体格测量是评价老年人营养状况的综合观察指标，常用的指标有身高、体重、腰围与臀围、皮褶厚度、上臂围等，其中身高和体重最为重要，将测定值与人体相应正常值进行比较，可做出营养状况评价，即表 2-8，引自 WHO 的《慢性病危险因素阶梯式监测（STEPS）问卷及调查指南》。体格测量的指标是人体健康风险评估过程中最基础的指标。

表 2-8　体格测量记录表*

			结果		代码
1	测量员的身份编号				M1
2	身高体重测量仪的编号	身高仪			M2a
		体重仪			M2b
3	身高	cm	————		M3
4	体重　如果超过量程，记录 666.6	kg	————		M4
5	（问妇女）你怀孕了吗？	是	1		M5
		否	2	若为是，跳转至 M8	
腰围					
6	腰围测量尺的编号				M6
7	腰围	cm	————		M7
血压					
8	测量员的身份编号				M8
9	血压计的编号				M9
10	所使用的袖带大小	小号	1		M10
		中号	2		
		大号	3		
11	第 1 次读数	收缩压 /mmHg			M11a
		舒张压 /mmHg			M11b
12	第 2 次读数	收缩压 /mmHg			M12a
		舒张压 /mmHg			M12b
13	第 3 次读数	收缩压 /mmHg			M13a
		舒张压 /mmHg			M13b
14	在过去 2 周内，医生或其他医务人员曾经为你提供过针对高血压的药物治疗吗？	是	1		M14
		否	2		

续表

		结果		代码
臀围				
15 臀	cm		————	M15
心率（如果使用自动测量血压计，则记录心率）				
16 第1次读数	次/min			M16a
17 第2次读数	次/min			M16b
18 第3次读数	次/min			M16c

注：*引自WHO的《慢性病危险因素阶梯式监测（STEPS）问卷及调查指南》。

（一）身高与体重的测量

1. 身体质量指数（body mass index，BMI） 又称体质指数，是世界公认的用于评价成年人肥胖程度的指标，其计算方法比较简单，只需要身高与体重两个指标。公式为：

$$BMI= 体重（kg）/ 身高的平方（m^2）$$

不同国家和地区对BMI的分级有所不同（表2-9）。卫生部于2010年印发《营养改善工作管理办法》（[2010]73号），该文件对超重和肥胖进行了界定：体重超过了"健康体重"标准为超重；严重的超重，达到了肥胖的标准，为肥胖。超重和肥胖都是不健康的表现。

表2-9 BMI分级表　　　　　　　　　　　　　　　　单位 kg/m²

不同国家和地区	体重过轻	体重正常	超重	肥胖
中国	<18.5	18.5~23.9	24~27.9	≥28
WHO	<18.5	18.5~24.9	25~29.9	≥30
亚太地区	<18.5	18.5~22.9	23~24.9	≥25

BMI指标适用于老年人群，但对于身体虚弱、久坐不动及其他特殊疾病的老年人并不适用，同时需要注意的是老年人BMI会出现随年龄的增长自发减少的现象，因此控制体重应遵循避免肥胖、适度减肥的原则。

常规身高每年测量1次即可，常规体重则应坚持每周1次。成年人的体重比较稳定，无原因体重过快增加或减少都提示疾病风险，老年人尤其要注意无原因的体重突然减轻，很可能提示甲状腺功能亢进、胃肠道疾病、肝胆疾病、糖尿病及慢性消耗性疾病。

2. 身高的测量方法及注意事项

（1）测量工具：使用符合国家标准生产的电子身高计或机械式身高、坐高计，使用前应校对零点。

（2）测量方法：被测者空腹、赤足、着轻便装，背向立柱站立在身高计底板上，头部正直平视前方，躯干自然挺直，耳郭上缘与眼眶下缘最低点呈水平位。两肩胛中间、臀部和足跟尽量靠近立柱，上肢自然下垂，两腿伸直两足跟并拢，足尖分开约60°。测试者将水平压板下滑至被测者头顶，松紧适度与头顶接触，测试人员双眼与水平压板平面同高，读出数值。如是电子设备，等显示屏上显示的数值稳定后，记录显示的数值。

（3）注意事项：身高计应选择平坦地面放置，放在靠墙位置；测试时间一般统一安排在上午；每次测量身高最好连续测2次，间隔约30秒；记录一般以厘米为单位，精确到小数点后1位，测量误差不得超过0.5cm；对于身体畸形的老年人，如驼背等情况，不可强制其站直；计数完毕，测量结束后，立刻将水平板轻推至安全高度，以防损坏或伤人。

3. 体重的测量方法及注意事项　体重是反映人体横向生长，围宽、厚度及重量的整体指标。通过体重可以判断个体骨骼、肌肉、皮下脂肪以及脏器发育状况，进而反映人体的营养状况。连续观测和记录体重的变化，能有效地反映机体能量代谢和蛋白质的存储状况。

（1）测量工具：使用符合国家标准生产的电子体重计或杠杆体重秤，目前常用的是复合式的身高体重计。使用前应检验体重计的准确度和灵敏度。准确度误差不得超过 0.1kg,常用检验方法是用被检设备分别称量 10kg、20kg、30kg 的标准砝码,检查读数是否与标准砝码相同或误差在允许的范围。灵敏度检验则是置 100g 砝码于设备上,机械体重秤观察刻度尺抬高 3mm 或游标移动显示 0.1kg 位置,电子体重秤应显示 0.1kg。

（2）测量方法:被测者应空腹、脱鞋、着装轻便,立正姿势站在秤台中央,保持身体平稳,正常呼吸。测试者待被测者站稳、秤的指针或数字稳定后计数。

（3）注意事项:体重计应水平放置在平坦的硬地面上,最好在固定的位置使用;使用时一般连续测量 2 次,时间间隔 30 秒,误差应小于 0.1kg;被测者称重前不要大量喝水,也不要进行剧烈运动,使用体重计时应缓上缓下,避免损坏。

（二）腰围与臀围的测量

1. 腰臀比(waist-to-hip ratio, WHR) 也是世界公认的衡量肥胖程度的指标。与 BMI 相比,腰臀比更能反映个体内脏脂肪的积蓄情况,进而反映个体真实的肥胖情况。其计算公式为:

$$腰臀比 = 腰围（cm）/ 臀围（cm）$$

根据 WHO 对亚洲人群腰臀比的界定标准,亚洲男性平均为 0.81,亚洲女性平均为 0.73。男性 WHR 大于 0.9,女性大于 0.85 属于肥胖。直接测量腰围也可以衡量肥胖程度,男性腰围超过 90cm,女性超过 85cm,患糖尿病风险增加 3.6 倍(表 2-10)。

表 2-10 腰围与腰臀比分级表

项目	正常		中心性肥胖	
	男 /cm	女 /cm	男 /cm	女 /cm
腰围（WC）	≤90	≤85	>90	>85
腰臀比（WHR）	≤0.9	≤0.85	>0.9	>0.85

2. 腰围与臀围的测量方法 腰围(waist circumference, WC)指经脐部中心的水平围长,或肋最低点与髂嵴上缘两水平线间中点线的围长。需要注意的是前者大于后者,后者是我们日常所说的腰围,又称腰节围,近似于最小腰围。男性腰部最细处略高于肚脐,女性则高出更多。腰围常规测量可每 2~4 周 1 次。

臀围(hip circumference, HC):臀部向后最突出部位的水平围长。

（1）测量工具:腰围和臀围均用软尺测量。

（2）测量方法

1）腰围测量方法:测试者选被测者肋下缘最低部和髂嵴上缘两水平线间中点线,以此中点线将软尺水平围腰一周,紧贴而不压迫皮肤,观察软尺绕成的水平面是否与身体垂直,在被测者呼气末读数测得的长度,计数精确至 0.1cm。

2）臀围测量方法:被测者自然站立,放松臀部,平视前方。在被测者臀部向后最突出部位水平位置,测试者将软尺围臀部一周,注意观察尺围臀水平面是否与身体垂直,并读数和记录。

（3）注意事项

腰围测量注意事项:腰围不是腰的最细处,要严格按照定义测量;软尺绕成的水平面是否与身体垂直;要在呼气之末、吸气未开始时测量;注意松紧度;测量三次,误差不超过 1cm。

臀围测量注意事项:注意被测者要放松臀部,并保持自然呼吸;测量误差不超过 1cm。

（三）血压的测量

1. 血压 是血液在血管内流动时对血管壁产生的单位面积侧压,通常用毫米汞柱（mmHg）表示。我们通常所说的血压指动脉血压,分为收缩压和舒张压,收缩压和舒张压之差称为脉搏压。在生理状态下,人体的血压保持在一定的范围内,且个体之间会有差异。但每个个体的生理血压是相对稳定的,称之为正常血压。正常血压除了存在个体差异,还有性别和年龄的差异,一般来说,女性在更年期前,动脉血压比同龄男性低,更年期后动脉血压升高。男性和女性的血压都随年龄的增长而逐渐升高,收缩压的升高比舒张压的升高更为明显。正常血压也有季节波动性,冬季血压往往比夏季高。

一日中,上午 9:00~10:00 血压最高,然后逐渐下降,夜间睡眠中血压降到最低点,最大差值可达 40mmHg。这种昼夜血压波动,主要与人体血浆去甲肾上腺素水平的变动及压力感受器敏感性有关。血浆中去甲肾上腺素水平的波动与血压的波动是平行的,但当压力感受器敏感性高,神经抑制作用有效时,血压波动就小。老年人由于压力感受器敏感性降低,因此早晚血压波动比成年人大。

目前我国采用的血压水平分类源于《中国高血压防治指南(2018 年修订版)》,分类适用于 18 岁以上任何年龄的成年人。正常血压:收缩压 <120mmHg 和舒张压 <80mmHg;正常高值:收缩压 <120~139mmHg 和 / 或舒张压 <80~89mmHg;高血压:收缩压 ≥140mmHg 和 / 或舒张压 ≥90mmHg。老年人常规测量血压,应每周至少测量 1 日,早中晚各一次。若发现老年人出现不适感,尤其是患有高血压、糖尿病等慢性病的老年人,应立即测量血压,做到随时监测。

2. 血压的测量

(1)测量工具:目前血压计主要有两种,即水银血压计和电子血压计。现在的电子血压计安全方便,而且可以在身体的多个部位进行测量,几乎在居民家中普及。

(2)测量方法

1)被测者安静休息至少 5 分钟开始坐位测量上臂血压,上臂应置于心脏水平。

2)推荐使用经过验证的上臂式医用电子血压计,水银柱血压计将逐步被淘汰。

3)使用标准规格的袖带(气囊长 22~26cm、宽 12cm),肥胖者或臂围大者(>32cm)应使用大规格气囊袖带。

4)首诊时应测量两上臂血压,以血压读数较高的一侧作为测量的上臂。

5)测量血压时,应相隔 1~2 分钟重复测量,取 2 次读数的平均值记录。如果收缩压(SBP)或舒张压(DBP)的两次计数相差 5mmHg 以上,应再次测量,取 3 次计数的平均值记录。

6)加测站立位血压,站立位血压在卧位改为站立位后 1 分钟和 3 分钟时测量。

7)在测量血压的同时,测定脉率。

(3)注意事项

1)被测者测量前 1 小时内,应避免剧烈运动、进食、喝含咖啡的饮料,不吸烟、不服用影响血压的药物,并排空膀胱。

2)老年人要加测站立位血压。

3)袖带大小适合患者的上臂围。

4)如果 SBP 或 DBP 的两次计数相差 5mmHg 以上,应再次测量,取 3 次计数的平均值记录。

5)首次测血压应同时测双侧上肢,以后以血压偏高一侧为准。

三、不合逻辑健康信息记录的识别

不合逻辑健康信息记录的识别:指应用一般常识和医学常识对所收集的健康信息进行判断,发现违背常识的数据的过程。如所确定的调查对象的年龄范围在 60 周岁以上,但某一调查表中的年龄却出现 40 岁;某一调查表记录性别为女性,但在疾病史中却记录有前列腺癌手术史;如正常心率范围一般在 60~120 次 /min,但某一调查表中所记录的心率在 600 次 /min 等。

具体识别方法可分为以下几步:

1. 直接审阅所收集的健康记录表 如健康问卷调查的形式获得的数据,在数据收集的最后要进行第一次核查,发现问题马上与被调查者确认并更正。

2. 健康信息数据录入时,进行第二次核查 可在电脑建立数据库结构时对相应变量进行逻辑设计,包括设置合理的数据范围、逻辑跳转、自动编码、输入警告提示等。如利用 Epidata 进行数据录入时,用"Range legal"属性来限制数字输入范围,将年龄范围限制为 60~120,当误输入 200 时,将会提示出错,即"非法录入"。

3. 第三次核查 在数据录入完成后,应用计算机进行逻辑差错识别,或进行数据统计描述。可通过编写简单的计算机程序找出不合逻辑的变量值,或运行统计分析软件,进行统计描述,找出最大值与最小值,如果某变量的最大值或最小值不符合逻辑,说明数据有误。如年龄的最大值为 200,该数据一定有误。

4. 其他 对数据收集和录入人员进行有效的培训,以减少和避免数据收集和录入环节出现错误。

情景实践

信息数据录入

根据信息采集的要求,信息采集工作主要分为信息数据采集、信息数据录入、信息数据管理。某市民政局依托某公司提供的信息技术服务,对全市老年人基本信息进行登记和管理,即信息数据录入。社区统一使用小程序对老年人信息数据进行录入,提交后的老年人信息,进入"某市老年人信息采集系统",最后进行信息数据管理。各区督导街道每季度对老年人基本信息进行一次维护,对新增老年人进行补录,对去世及外迁老年人信息及时删除,对已录入的老年人信息进行更新,实现对全市老年人基本信息的动态管理。

老年人信息采集工作意义重大,影响深远,必将推动地区养老服务事业向智慧养老迈出坚实的一步,提高养老服务水平。

（王春鹏）

第三节　老年人健康信息管理

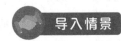

健康调查员小张,通过问卷调查法在某社区老年人中开展社区居民健康状况调查,并按照信息管理的相关要求,拟对所收集到的相关调查数据进行信息录入、清理与保存。

工作任务

1. 手工录入信息数据。

2. 完成信息数据的清理与保存。

一、信息录入、清理和传递

（一）信息管理概述

1. 信息　信息（information）,即有含义的数据。人们认知世界、改造世界的过程就是获取信息、使用信息和传递信息的过程。"信息"一词在我国古代称"消息"。20世纪40年代,信息论的奠基人香农认为,"信息是用来消除随机不确定性的东西",这一定义被人们看作是经典性定义并加以广泛应用。

信息的作用,在于消除观察者在相应认识上的不确定性,其数值则是用来消除不确定性的大小,或等效地以新增知识的多少来度量。在信息管理系统领域,普遍认为"信息是经过加工过的数据,它对接收者有用,对决策或行为有现实的、潜在的价值"。

2. 数据　是载荷或记录信息的,是对客观事物的真实反映,并按一定规则排列组合的物理符号。其形式可以是数字、文字、图像,也可以是计算机代码。

（1）按性质分类:定位数据,如各种坐标数据;定性数据,如表示事物属性的数据（居住地、性别、血型等）;定量数据,反映事物数量特征的数据,如长度、面积、体积等几何量或重量、速度等物理量;定时数据,反应事务时间特性的数据,如年、月、日、时、分、秒等。

（2）按表现形式分类:数字数据,如各种统计测量数据;模拟数据,由连续函数组成,又分为图形数据（如点、线、面）、符号数据、文字数据和图像数据等。

（3）按记录方式分类:地图、表格、影像、磁带、纸带。

（4）按数字化方式分类:矢量数据、格网数据等。

3. 健康信息　健康信息始于数据,是经过组织的健康数据。如患者的体温、血压等数值都是数据,当组织后的数据在某方面对信息接受者有意义时,健康数据就变成了健康信息。

健康信息是与人的健康相关的各类信息,包括人口学特征、健康体检、生活行为方式和医疗卫生服务等信息,是与健康管理相关的各种数据、指令和知识的总称。健康信息范围,既包括个别患者的健康信息,也可以是医生诊疗过程的概括,还可以是某个医生对他接诊的所有患者信息的集合,更进一步可以指某个地区所有医生和患者的相关信息。因此,健康信息的组成范围是从个别患者的医疗数据到整个国家的健康趋势。

4. 信息管理　信息管理分为狭义和广义两种基本理解。狭义的信息管理指对信息的管理,即对信息进行组织、规划、加工、控制等,并引向预定目标。广义的信息管理认为,信息管理不单单是对信息进行管理,还是对涉及信息活动的各种要素,如信息、人、设备、机构等进行合理组织与控制,以实现信息及相关资源的合理配置,从而有效地满足社会信息需求的过程。

5. 健康信息管理　同样也存在广义和狭义之分。狭义的健康信息管理,只是对健康信息的管理,广义的则是对健康信息资源的管理。健康信息资源指人类在卫生健康活动中所积累的与健康相关的信息为核心的各类信息活动要素的集合,既包括健康信息或数据,还包括各种各样的健康信息系统和平台,甚至包括健康信息生产者和管理人员、设备设施和资金等。具体包括个人健康信息管理、公共健康信息管理、医疗保障信息管理三个方面。

 知识链接

健康信息管理中的新技术

随着数据科学和人工智能的发展,健康信息管理过程中不断出现一些新的信息技术和研究内涵:

1. 健康大数据　健康大数据来源于基础健康数据,包括个人和群体的健康数据,同时经过大数据的处理和分析,又可以很好地用于个人健康管理和政府部门的决策过程中。

2. 智慧医疗　指通过医疗物联网、医疗云、移动互联网、大数据、可穿戴设备,将医疗设备和信息技术设施融合,跨越了原有医疗系统的时空和技术限制,实现患者、医疗设备与医务人员、医疗机构之间的互动,最终实现实时、自动化、互联互通、智能化的动态服务。

3. 智慧养老　健康管理对老年人尤其重要,通过互联网技术、物联网技术和医学的结合,对老年人的健康信息实现实时监测、上传和分析,可以使得养老助老互动更精准化、精细化,更高质量地实现老年人的健康信息管理。

（二）信息录入

信息录入指信息调查人员把收集到的相关信息录入到计算机里并加以保存,以便进一步开展信息数据的分析和使用的工作过程。一般情况下,在调查问卷设计阶段,就已经编写了调查问卷的编码（表2-11）,并在调查问卷中留出空格,要求调查者按照编码手册中不同变量所规定的编码填入相应的数值。

在信息录入阶段可按照完成问卷里填写的数字,使用提前设计好的数据库将调查问卷录入到计算机中。

信息录入要求包括:

（1）录入原则:录入数据时,应遵循便于录入,便于核查,便于分析的原则。

（2）录入方式:包括手工录入和/或从数据库导入两种方式,并对错误信息进行识别。责任单位采集、利用、管理人口健康信息,应当按照法律法规的规定,遵循医学伦理原则,保证信息安全,保护个人隐私。

（3）录入方法:信息录入的程序可用一般性的计算机软件,如 Excel、SPSS 软件进行数据录入。因此,信息录入人员需要具备一定的计算机应用能力。具体方法:①将所有的调查数据直接录入电子数据表,最好采用双份独立录入校对的方法,所谓"双份独立录入"指有两名录入员采用相同的数据库结构分别独立地录入同一份健康信息记录表,这样同一批资料得到两份数据库。②应用如 PAD 等

表 2-11　社区居民健康状况调查表

说明：本调查主要了解您的健康状况，为对您的健康进行有针对性的指导提供帮助，请您如实回答或填写。请先在回答的选项编号上打"√"，并在相应问题后面的方框内"□"填写编码。我们会对您的信息保密。

现住址：_____ 省 _____ 市 _____ 县（区）_____ 乡（街道）_____ 村（居委会）户籍地址：_____ 省 _____ 市 _____ 县（区）_____ 乡（街道）_____ 村（居委会）

A 基本情况

A0 姓名

A1 性别　（1）男　（2）女　　　　　　　　　　　　　　　　　　　□

A2 出生日期 _____ 年 _____ 月 _____ 日

A3 婚姻状况　（1）未婚　（2）已婚　（3）丧偶　（4）离婚　　　　□

A4 职业　（0）国家机关、党群组织、企事业单位负责人　（1）专业技术人员　（2）办事人员和有关人员　（3）商业、服务业人员　（4）农、林、牧、渔、水利业生产人员　（5）生产、运输设备操作人员及有关人员　（6）军人　（7）不便分类的其他从业人员　（8）其他职业　　　　　　　　　　　　　　　□

A5 体检日期 _____ 年 _____ 月 _____ 日

A6 既往病史（多选）（1）无　（2）高血压　（3）糖尿病　　　□□

B 体检信息

B1 身高 _____ cm　B2 体重 _____ kg

N1 调查员签名 _____ N2 调查日期 _____ 年 _____ 月 _____ 日

N3 审核员签名 _____ N4 审核日期 _____ 年 _____ 月 _____ 日

电脑终端，在调查时就将数据传入电脑主机，节省了由问卷到电脑的数据文件转换时间，并且现场直接录入，提高了调查双方的积极性。数据录入过程中，必须努力降低错误的发生率，条件许可时最好应用双录入法进行数据录入。

（4）录入员培训：在数据录入前，要对录入人员进行培训，掌握录入要求。培训内容，包括数据库结构、调查表的编码、逻辑差错的设置要求、数据库文件的保存等计算机操作技术。

（5）常见录入错误：信息录入是整个研究过程中最枯燥的一步，并且也是发生错误较多的一个环节。错误主要有读不懂手写文字、答案错误、编码错误、编码位置错误、数据遗漏、数据重复录入等。

（三）信息清理

信息来自各个方面，内容繁杂，信息清理的过程就是对信息组织的过程。通过信息整理，对数据进行分组、对数据质量进行检查，结合数据分布情况，检查异常值及数据是否符合特定的统计分析方法要求等，使信息从无序变为有序，成为便于分析和利用的形式。之后，为了保证健康信息录入的准确性，必须进行健康信息的鉴别与核实，也称数据核查。检查录入信息准确性的过程称为信息清理，包括信息整理和数据核查，其中数据核查包括检查核实数据编码是否正确、问题到编码的转换是否正确、录入是否正确等。

1. 信息整理　是将所获得的信息资料分门别类地加以归纳，并使之能说明事物的过程或整体，包括形式整理与内容整理两个方面。形式整理，基本上不涉及信息的具体内容，进行分门别类的整理便于检索，如资料按照某种顺序排序；内容整理，主要指根据研究目的将原始数据进行归纳分组或计算等，首先对信息进行编码便于信息录入，其次是对数据进行数据清理，也就是对数据进行重新审查和校验的过程，目的在于删除重复信息，纠正存在的错误，使数据保持一致性。信息整理的过程一般可分为三步：

第一步是进行信息分类。根据信息资料的性质、内容或特征进行分类，将相同或相近的资料合为一类，将相异的资料区别开来。

第二步是进行资料汇编。资料汇编就是按照研究目的和要求，对分类后的资料进行汇总和编辑，使之成为能反映研究对象客观情况的系统、完整、集中、简明的材料；汇编有三项工作要做：①审核资料是否真实、准确和全面，不真实的予以淘汰，不准确的予以核实准确，不全面的补全找齐；②根据研究目的要求和研究对象客观情况，确定合理的逻辑结构，对资料进行初步加工；③汇编好的资料要条例清楚、层次分明，能系统完整地反映研究对象的全貌，还要用简洁明了的文字说明研究对象的客观情况，并注明资料来源和出处。

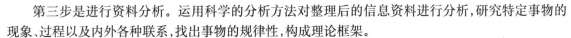

第三步是进行资料分析。运用科学的分析方法对整理后的信息资料进行分析,研究特定事物的现象、过程以及内外各种联系,找出事物的规律性,构成理论框架。

2. 数据核查 无论是机器录入还是手工录入,数据录入后,首要工作就是对录入的数据进行核查,以确保数据的质量。核查数据时,务必保证数据的有效性和准确性。数据的有效性,是确保数据有用性的基础,有效性与数据的取值范围一致性有关;而数据的准确性,是数据可用、有用的前提,如果健康信息中出现数据有误,如将患者姓名写错、药物剂量写错、药物名称写错,将会造成致命的危险。

核查数据分两步进行。第一步是核查数据的有效性,运用统计软件的基本统计量过程,列出每个变量的最大值和最小值,如果某变量的最大值或最小值不符合逻辑,说明数据有误。如年龄的最大值为 200 时,该组数据一定有错误,可利用统计软件的查找功能找到该数据。第二步是数据核对,该步骤确保数据的准确性,可将原始数据与录入的数据进行一一核对,并逐一更正错误信息,有时为了慎重起见,采用双录入方式,然后运用程序自动比较,不一致时一定是数据录入错误。采集的所有信息,均应严格实行信息复核程序,避免重复采集、多头采集。

3. 信息清理的方法

(1)双录入法:通过其他人重新录入数据库来检查错误的方法。当出现前后两次录入的数据不相符的情况时,应重新参考源文件及调查问卷,直至找到错误并更正为止。

(2)直接审阅数据库文件:通过专人目测检查数据库文件中的记录是否存在相同的格式、是否有空白数据。如果应用固定栏目格式,只要出现任何缩写形式的目录就会发现错误位置栏而发生的编码错误。当出现这种情况时,应该重新输入正确的数据。同时,对于数据中的缺失值已经进行编码(如缺失值编码为 777),如出现空白栏,则提示错误存在。

(3)计算机查错:①数据库设计合理编码。在健康信息录入前的数据库程序设计阶段,确定每一个变量特定范围内的编码来确认其属性,以规定所要接受的合理编码。在录入数据时,数据库程序会自动检查编码的正确性。如发生录入错误,就会出现"嘟嘟"的响声来提示录入人员及时更正。②逻辑差错。在数据录入完成后,应用逻辑检查的方法进行查错。它是在计算机上通过应用反证法的程序,检查对特定问题和其他问题的回答是否存在逻辑上的合理性。如前列腺增生的患者应该是男性,如果是女性,就是逻辑上的错误。

(四)信息传递

信息的管理人员完成信息录入、整理与分析后,应及时将结果按照规定的格式反馈给客户。信息的传递方法有:

1. 通知客户到健康管理中心 以面对面的方式将结果告诉客户。最好也同时打印一份结果交给客户,同时进行相应的解释。

2. 将打印的结果通过邮寄方式寄给客户 如果有一些特殊问题需要解释,应该在书面给予解释。如果需客户到健康管理中心进行复查后进一步诊断,则需要详细做出说明。

3. 以电子邮件的形式将结果发送给客户 要求与邮寄方法相同。

4. 电话通知客户 电话沟通比较直接,可以较为详细地解释一些结果。但是,电话方式往往由于语言表达等问题,造成客户的错误理解。如果可能的话,邮寄(含电子邮件)与电话方式相结合则有较好的效果,且也比较节省费用。

5. 短信通知客户 由于短信的描述比较简单,只能是一些不太重要的信息,或者紧急需要联系客户的情况下才使用。

无论何种方式,传递出去的健康信息必须要有客户收到的反馈。反馈的信息除了客户是否收到健康信息以外,还应该包括客户对所传递的信息是否能理解以及意见和建议。健康管理人员应将传递出去的信息和接受回来的反馈记录在案,并按照要求及时传递给相关人员。

二、健康信息的保存

健康信息的保存包括两部分,分别是调查问卷文件的保管与存放和计算机录入后数据库文件的存档。居民健康调查问卷等纸质资料的累积,形成了居民健康档案(纸质)。随着人口健康信息化建设的快速发展,数据库中的海量健康数据与资料,则形成了居民电子健康档案、电子病历等人口健康信息。

人口健康信息互联共享的范围越来越广,利用人口健康信息服务于群众健康的需求也越来越多。与此同时,人口健康信息面临的安全威胁也在不断增加,亟需借鉴国际上一些经验和做法,进一步加强人口健康信息管理,构建信息安全保障体系,保障人口健康信息安全,保护公民个人隐私。下面主要介绍居民健康档案(纸质)的保管与居民电子健康档案等人口健康信息的保存与安全。

（一）居民健康档案与电子健康档案的概念

居民健康档案是改善民生不可或缺的一部分,不仅体现了公共卫生服务的公平性,也是医疗卫生机构提高医疗卫生服务质量的有力保障,更是建立健全基本医疗卫生制度的重要举措,同时也是人口健康信息化的一个重要内容。

1. 居民健康档案的概念 2009 年卫生部《关于规范城乡居民健康档案管理的指导意见》指出,健康档案是医疗卫生机构为城乡居民提供医疗卫生服务过程中的规范记录,是以居民个人健康为核心、贯穿整个生命过程、涵盖各种健康相关因素的系统化文件记录。其主要内容包括个人健康档案、家庭健康档案和社区健康档案三方面。

2. 电子健康档案的概念 目前学术界,对电子健康档案还没有统一的定义,不同国家在卫生信息化建设中对电子健康档案也有着不同的理解。虽然各国具体定义存在差别,但是电子健康档案都包括两个基本要素:一是完整记录个人全生命周期的健康信息和医疗活动,二是能够被经授权的不同系统共享。结合我国实际情况,原卫生部明确界定了电子健康档案的内涵,由个人基本信息和主要卫生服务记录两部分组成。除了包括个人在社区卫生服务机构的健康资料以外,还将来自医院电子病历的摘要部分、疾病控制、妇幼保健、卫生监督等公共卫生服务记录纳入其中。

2009 年《健康档案基本架构与数据标准(试行)》和《基于健康档案的区域卫生信息平台建设指南(试行)》相继发布,力图在标准化居民健康档案的基础上,构建以电子健康档案为核心的区域卫生信息平台,其中关于电子健康档案的定义是以计算机可处理形式存储和管理的,有关个人全生命周期健康状态和医疗保健行为的信息资源库,这些信息可以在卫生系统各级机构之间安全地传输,各级授权用户均可访问。

（二）健康档案的保存

1. 健康档案的排列顺序 居民健康档案所包括的资料较多,个人健康档案的排列顺序一般为个人一般情况、主要健康问题目录、周期性检查记录、接诊记录、重点管理人群的随访记录、会诊和转诊记录、辅助检查资料等。

2. 健康档案的存放和保管 健康档案的存放和保管,可根据其规模、人员编制和人员素质情况而定,以确保健康档案的完整、安全、方便查阅。

（1）基层保管,利于更新:由于采集的居民健康档案信息是动态的信息,随着居民对健康需求的不断增加,居民健康档案内容也随之不断更新。因此,为方便辖区居民健康档案的更新与使用,健康档案的保管原则上由所分管居住辖区的基层卫生服务部门进行保管。

（2）统一编码,方便查阅:各保管单位,在放置调查问卷等纸质文件时,要考虑到便于利用,可采用16 位编码制进行统一编码,编制档案唯一编码,并按顺序放置;同时,要预留出足够的空间以备档案扩充。

（3）设施设备,保证安全:健康档案的保管要具有必需的档案保管设施与设备,按照防盗、防晒、防高温、防火、防潮、防尘、防鼠、防虫等要求妥善保管健康档案。

（4）专人管理,保守机密:档案库房实行专人负责管理,库房内悬挂档案管理相关规章制度,做好各种健康档案资料的接收、分类、编码、保管、借阅和利用工作,保证健康档案的完整与安全。遵守保密纪律,不得失密、泄密。

（三）电子健康档案等健康信息的保存与安全

我国新医改方案中提出,要逐步在全国建立统一的居民健康档案,并实施规范管理。电子健康档案作为健康管理体系的核心内容,可使居民的健康档案变得更加方便实用。健康档案的信息化平台建设也是健康档案实现无纸化管理的重要手段。

1. 电子健康档案的保存

（1）分级存储:国家要求人口健康信息实行分级存储,各个责任单位按照国家统一规划,负责存储、管理工作中产生的人口健康信息,应当具备符合国家有关规定要求的数据存储、容灾备份和管理条件,建立可靠的人口健康信息容灾备份工作机制,定期进行备份和恢复检测。确保数据能够及时、完整、准确恢复,实现长期保存和历史数据的归档管理。并要求,不得将人口健康信息在境外的服务器中存储,不得托管、租赁在境外的服务器进行健康信息储存。

（2）双备份:现代信息技术下,健康信息都需要存储在数据库中。数据库文件在录入和清理完成后要进行双备份,分别保存在不同的计算机相应文件夹里,并向上一级管理者报告。

2. 健康信息安全　在大数据、云计算、物联网、移动互联网等新兴技术的引领下,我国健康信息化建设快速发展。与此同时,信息安全风险也在不断增加,信息泄露、勒索病毒等各种信息安全不良事件偶有发生。因此,保障健康信息安全事关重大,信息安全保障体系的建立尤为重要。健康信息安全保障体系主要包括安全技术、安全服务和安全管理三个方面,三者相辅相成、互为关联,成为一个整体,发挥着共同作用,保证健康信息处于较高的安全水平和稳定的安全状态,最终实现助力诊疗、确保健康信息安全。

三、老年人健康信息的录入和保存

（一）老年人健康信息的录入

老年人健康信息,主要来源于各类卫生服务记录、健康体检记录以及专项健康检查或疾病调查记录等。在完成老年人健康资料收集后,需及时、准确地开展信息录入工作,以利于后期健康数据的分析与利用。

老年人健康信息的录入,同样可使用一般性的计算机软件,如 Excel、SPSS、EpiData 等软件进行数据录入。录入方式可以是手工录入,也可以从数据库导入,可根据实际需要进行选择。无论选择何种录入方式,数据录入时最好应用双录入法,努力降低错误的发生率。

以 SPSS 23.0 中文版为例,介绍老年人健康信息录入方法。SPSS 即 Statistical Product and Service Solutions 的缩写,为"统计产品与服务解决方案"软件,应用于调查统计、市场研究、医学统计、政府和企业的数据分析等自然科学、社会科学的各个领域。

1. SPSS 常用窗口　包括数据编辑窗口（Date Editor）、输出窗口（Viewer）以及语法编辑窗口（Syntax Editor）,另外还有图形编辑窗口（Chart Editor）等。每个窗口中会有自己的一组菜单用于该窗口进行操作。启动 SPSS 后首先进入"数据编辑窗口"（Date Editor）,用来建立数据文件。与 Windows 其他窗口一样,有标题栏、菜单栏、工具栏、数据编辑区以及窗口底部的系统状态栏（显示系统当前的工作状态）等。可通过"文件 > 新建"（File>New）命令建立数据文件,可同时创建或编辑两个以上的编辑窗口如图 2-1 所示。

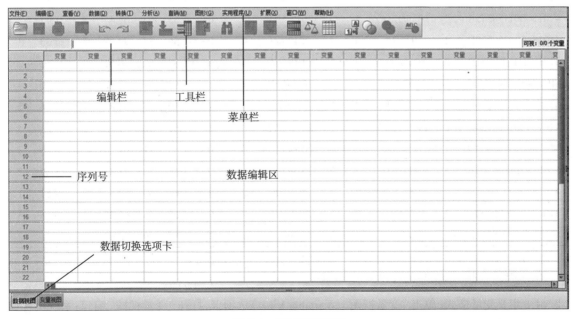

图 2-1　数据编辑窗口

2. 数据文件的建立方法 SPSS 建立数据文件有两种方法:一是由 SPSS 系统建立数据文件;二是从其他系统导入数据。

（1）由系统建立数据文件:在 SPSS 中建立数据文件分两步,一是在数据编辑窗口的变量视图（Variable View）中定义变量的属性（定义变量名、类型、宽度等）;另一个是在数据视图（Data View）中,向建立好格式的数据文件中输入数据。根据《社区居民健康状况调查表》,见表 2-11,收集得到老年人健康档案数据（表 2-12）。表中 N0、A1、A2、A5、A6、B1、B2 为调查所得原有值。A601、A602、Q1~Q4 由计算得到,不需要事先建立。

表 2-12 老年人健康档案数据

N0	A1	A2	A3	A4	A5	A601	A602	B1	B2	Q1	Q2	Q3	Q4
410184007150226D	1	1946/9/20	3	0	2019/6/21	0	0	1.75	66	70.75	3	25.66	3
410184001210096A	1	1941/10/28	2	4	2019/6/21	1	0	1.71	66	75.47	4	21.03	2
410184004050268A	1	1939/12/20	2	1	2019/4/17	0	0	1.62	55	77.77	4	23.43	2
410184005130019A	1	1944/8/10	2	3	2019/9/27	1	1	1.72	62	72.88	3	28.58	4
410184001414038A	1	1945/1/12	2	6	2019/6/26	1	1	1.64	75	72.53	3	20.82	2
410184009160053A	1	1955/2/18	2	4	2019/7/24	1	1	1.64	56	62.57	2	18.22	1
410184007020443A	1	1945/1/14	2	4	2019/9/13	1	1	1.66	49	72.42	3	30.12	4
410184007020833A	1	1949/1/21	2	2	2019/6/17	0	0	1.66	83	68.44	2	25.40	3
410184001210917A	1	1950/7/13	2	4	2019/7/1	0	0	1.67	70	66.76	2	25.10	3
410184010030533A	1	1936/3/9	3	5	2019/7/14	0	0	1.68	70	81.11	5	23.03	2
41018401410C280A	1	1953/9/15	4	2	2019/4/20	0	1	1.68	65	63.73	2	26.57	3
410184010010447A	1	1946/4/4	2	4	2019/6/10	0	0	1.69	75	71.06	3	20.31	2
410184005050298A	1	1951/4/27	2	4	2019/4/24	0	0	1.70	58	66.08	2	24.57	3
410184010080646A	1	1949/9/19	2	4	2019/5/25	0	0	1.73	71	67.60	2	25.06	3
410184005150009A	2	1926/4/23	1	5	2019/4/25	0	0	1.42	75	91.04	7	25.12	3
410184006020484B	2	1950/9/23	2	2	2019/5/8	0	1	1.50	50	66.54	2	21.78	2
410184016040658B	2	1930/8/29	2	1	2019/4/6	0	0	1.51	49	86.81	6	24.56	3
410184006030291A	2	1934/2/15	3	4	2019/6/22	1	0	1.54	56	83.14	5	24.88	3
410184009220212D	2	1949/12/5	2	4	2019/4/7	0	0	1.54	59	61.45	2	27.41	3
410184001170245B	2	1949/12/30	2	4	2019/5/18	0	0	1.55	65	67.44	2	23.73	2
410184004220009D	2	1944/7/6	3	4	2019/6/7	0	0	1.56	57	72.99	3	27.33	3
410184005080051B	2	1947/3/20	2	4	2019/7/4	1	0	1.57	67	70.62	3	23.12	2
410184014X02K119	2	1955/3/16	4	4	2019/11/2	1	1	1.60	57	62.32	1	29.30	4
410184006270186B	2	1955/6/12	2	2	2019/7/10	1	0	1.60	75	61.83	1	22.66	2
410184001050134B	2	1949/12/13	2	4	2019/4/12	0	1	1.61	58	67.35	2	27.31	3
410184006100008A	2	1956/1/1	2	2	2019/4/21	0	0	1.63	71	61.33	2	26.99	3
41018401410N107B	2	1945/7/16	2	2	2019/4/29	1	0	1.64	72	71.81	1	18.59	2
410184002270835B	2	1953/10/6	2	2	2019/5/6	1	0	1.64	50	63.50	3	17.81	1
410184002020300A	2	1951/3/30	2	2	2019/4/6	0	0	1.65	48	66.26	1	29.05	4
410184001210723B	2	1948/9/3	2	2	2019/7/3	1	0	1.57	79	68.69	2	21.51	2

注:Q1 计算年龄[从出生 A2 到体检日期 A5 之间的年龄,Q1=（A5−A2）/60/60/24/365.25];Q2 年龄组（按每 5 岁一组）;Q3,身体质量指数（BMI 即 Q3=B2/B1^2）;Q4 是 BMI 分类。

1）定义变量格式:单击"变量视图"（Variable View）选项卡,打开"变量视图"窗口,系统出现如下定义变量选项:

名称（Name）：在该栏输入变量名,变量名以字母和汉字开头,长度不超过 64 个字符,但一般不超过 8 个字符或 4 个汉字,可以将调查表设计时的变量汉字名称前面的字母作为变量名。

类型（Type）：SPSS 提供变量类型有 9 种,如图 2-2 所示,最常用的变量类型有 3 种。①数字型（Numeric）：可以同时定义变量取值的宽度（Width）和小数位数（Decimal Places）,默认为 8 位宽度,2 位小数。变量的宽度和小数位数都是根据变量取值的实际情况确定的。②日期型（Date）：可从系统提供的日期格式中选择自己需要的。如选择 yy/mm/dd,则录入数据时,必须按照该格式,如录入 1990 年 6 月 12 日需要输入 90/06/12,显示时也是这个格式。当然,各种日期格式可以自动转换,只需对日期型变量重新选择一个新格式,则以前的日期格式可以自动转换成新格式,新录日期数据时应该按新的格式输入。一般选用"YYYY/MM/DD"形式。③字符串（String）：可以定义字符长度以便输入字符。

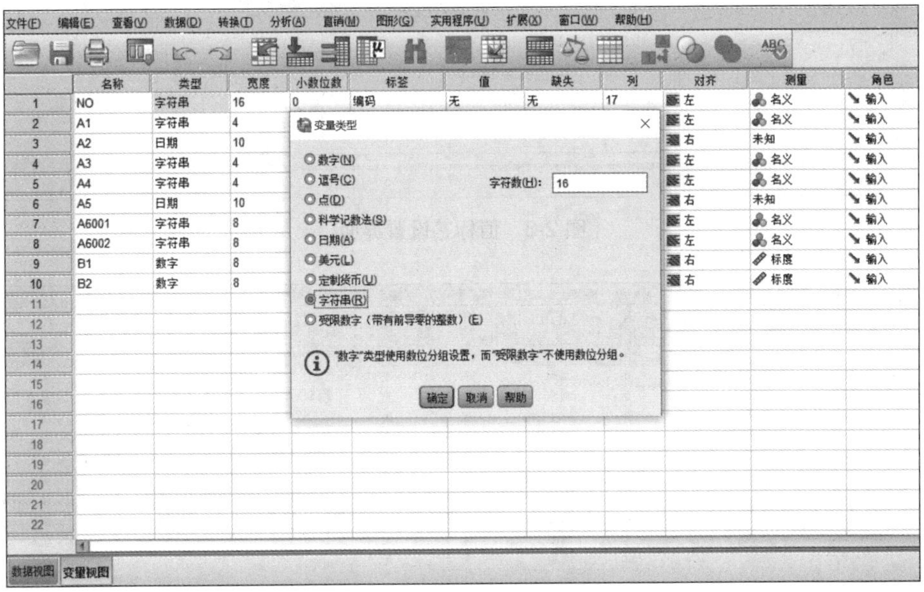

图 2-2　变量类型设置界面

其他几种类型,实质上都属于数值型,只不过显示的格式不同。①逗号（Comma）：是整数部分自右向左每 3 位用逗号作分隔符。②点（Dot）：则是每 3 位用圆点作分隔符。③科学记数法（Scientific Notation）：可以把一个数值用一位整数和若干位小数表示,如 12345 可显示为 1.2345E+04。④美元（Dollar）：主要用来表示货币数据,默认值在显示时有效数字前有"＄"。定制货币（Custom Currency）可自行设置 CCA 到 CCE 共五种货币格式。⑤受限数字（Restricted Numeric）（带有前导零的指数）。

标签（Label）：变量名一般没有完全表达变量内容信息,为了便于标示变量,对变量的含义可用汉字进一步说明。其最大长度为 255 个字符（含空格）。

值（Values）：变量值标签是对变量的可能取值做进一步说明。一般当变量取值是多项选择时,常要设置值标签,以减少录入数据时出错的概率及方便数据的检查和纠错,同时在结果表格中变量取值也将会显示值标签。这也是直接利用 SPSS 录入数据相较导入其他格式数据的优势之一。如性别采用代码 1 和 2 输入,数值标签（Value Label）中定义其含义。"1"为"男","2"为"女"。值标签设置界面如图 2-3 所示。

缺失（Missing）：分为系统缺失值和用户定义缺失值。用户定义缺失值由用户自行定义。如身高误写为 250cm,不符合逻辑。可以将它定义为缺失值,可用 −1 表示,对数据进行分析时,系统将不分析这些数据,使该项其他数据有效。缺失值可以是一个范围。系统缺失值不需定义,数据输入该项为空,数值型数据显示为"."字符型显示为"空"。缺失值设置界面如图 2-4 所示。

测量（Measure）：也称测度,根据统计数据的类型定义度量尺度。有三种类型选择：标度型（Scale）也称刻度型,为定量变量,如身高、体重等。有序型（Ordinal）用于表示有顺序的等级变量,如文化程度,职称等有序变量。名义型（Nominal）定性变量,如性别、宗教信仰、党派等,没有顺序大小之分。字符型变量默认为名义型。

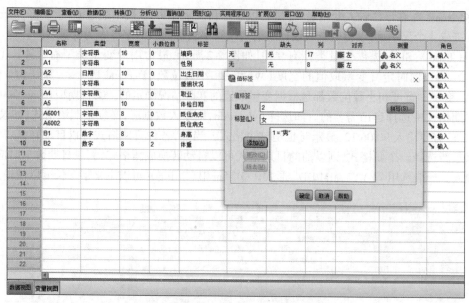

图 2-3 值标签设置界面

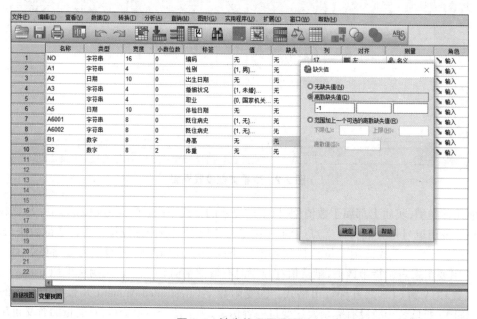

图 2-4 缺失值设置界面

 情景实践

SPSS 操作方法

按表 2-12 编制的"老年人健康档案数据"编码方案进行变量定义,理解各种问题类型及其数据编码,掌握各种类型变量定义的 SPSS 操作方法。

一、操作步骤

界面选择:SPSS 主界面→变量视图(Variable View)。

界面操作:按上面介绍的方法,依次在各行分别输入变量名称;然后设置变量类型及宽度,数值型变量还要设置小数位数;若变量取值是多项选择,一般要设置值标签;数值型变量若有缺失值,可以设置缺失值。

二、主要结果与分析

变量定义结果如图 2-5 所示。

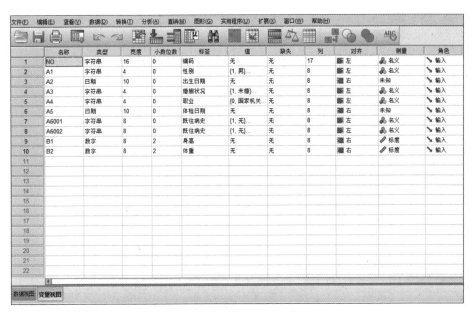

图 2-5　老年人健康档案数据变量定义结果

2）数据录入：变量格式定义完毕，单击数据编辑窗口下端的"数据视图"（Data View）标签，可录入数据。一个变量名和一个案例序号（Case Number）就对应栏里二维表格中的一个单元格。将表2-11 数据录入，输入完后，单击"文件"（File）的菜单中的"保存"（Save）命令或工具栏上的"保存"按钮，保存文件，扩展名为 .SAV。这里保存为"老年人健康档案 .SAV"。也可以保存为文本文件格式（.dat、.csv）、Excel 格式（.xls、.xlsx）、dBASE 格式（.dbf）、SAS 格式（.sd2、.sd7、.sas7bdat）、stata（.dta）格式等。变量赋值录入结果如图 2-6 所示。

（2）由其他文件建立数据文件：如数据已经在其他软件中输入，可执行"文件 > 打开"（File>Open）命令，选择"数据"（Data）选项，出现"数据文件"（Open File）对话框，选择打开的文件类型，如 Excel 文件。目前很多信息系统数据可以导出为 GSV 格式（第一行为变量名，下面每一行为变量内容，中间用逗号","分隔）的文本文件，可以将数据读取到 SPSS 系统中。如可以将电子健康档案数据库文件中对老年人每年一次进行的健康体检档案信息导出为 Excel 文件格式（.xls）或 csv（逗号分隔值）格式。选择第一行为变量名，根据向导提示，将其他数据格式文件导入到 SPSS 中如图 2-7 所示。

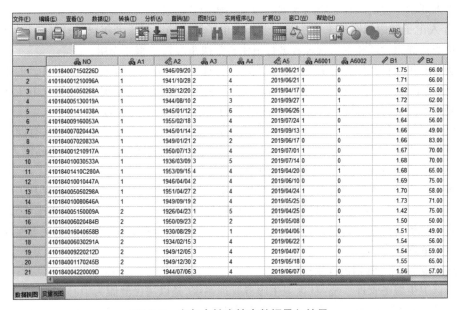

图 2-6　老年人健康档案数据录入结果

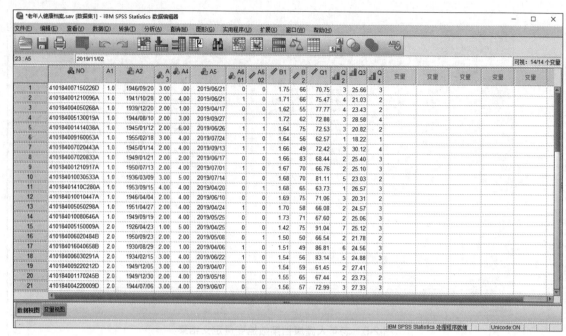

图 2-7 健康数据导入 SPSS 中

（二）老年人健康信息的保存

老年人健康档案,是老年人健康管理中不可缺少的工具,通过建立老年人健康档案,能够了解和掌握老年人的健康状况和疾病构成,了解老年人主要卫生健康问题的流行特征,为筛选高危人群,开展健康管理,采取针对性预防措施奠定基础。

在人口健康信息化发展的推动下,老年人电子健康档案则逐步发展成为老年人健康信息保存的重要形式与载体。

1. 老年人电子健康档案的信息来源 老年人电子健康档案,信息量大、来源广且具有时效性。其信息收集应融入医疗卫生机构的日常服务工作中,随时产生、主动推送、一方采集、多方共享,实现日常卫生服务记录与电子健康档案之间的动态数据交换和共享利用,避免成为“死档”,减轻基层医疗卫生人员的负担。

由于老年人的主要健康和疾病问题,一般是在接受相关医疗卫生服务,如预防、保健、医疗、康复等过程中被发现和记录,所以老年人电子健康档案的信息内容主要来源于各类卫生服务记录。其次,来源于老年人健康体检记录和老年人专项健康或疾病调查记录。

2. 老年人电子健康档案的主要功能 老年人电子健康档案对于老年居民开展自我保健、医疗服务技术人员实施健康管理和卫生管理者进行卫生科学决策发挥了重要作用。

（1）满足老年人自我保健的需求:老年居民可以通过身份安全认证授权,查阅自己的电子健康档案,系统完整地了解自己不同生命阶段的健康状况和利用卫生服务的情况,接受医疗卫生服务机构的健康咨询和指导,提高自我预防保健意识和主动识别健康危险因素的能力。

（2）满足老年人健康管理的需要:持续积累、动态更新的老年人电子健康档案,有助于卫生服务提供者系统地掌握老年服务对象的健康状况,及时发现重要疾病或健康问题,筛选高危人群,并实施有针对性的防治措施,从而达到预防为主和健康促进的目的。

（3）满足卫生管理决策的需求:完整的老年人电子健康档案能及时、有效地提供基于个案的各类卫生统计信息,帮助卫生管理者客观地评价老年居民健康水平、卫生费用负担、卫生服务质量、卫生服务可及性和卫生资源配置等情况,为区域卫生规划、卫生政策制订以及突发公共卫生事件的应急指挥提供科学决策依据。

3. 老年人健康信息常用保存系统

（1）社区卫生服务管理系统:社区卫生服务管理系统,是以居民健康为中心、以人群为服务对象、以社区家庭为单位提供综合性服务的信息管理系统。在社区居民健康档案建立后,以妇女、儿童、老

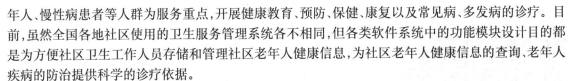

年人、慢性病患者等人群为服务重点,开展健康教育、预防、保健、康复以及常见病、多发病的诊疗。目前,虽然全国各地社区使用的卫生服务管理系统各不相同,但各类软件系统中的功能模块设计目的都是为方便社区卫生工作人员存储和管理社区老年人健康信息,为社区老年人健康信息的查询、老年人疾病的防治提供科学的诊疗依据。

（2）养老机构老年人健康信息管理系统:养老机构老年人健康信息管理系统,是利用计算机网络技术、数据库技术、云计算等先进技术,综合国内目前养老机构的管理模式,由各个电子科技公司设计开发的管理软件系统。各个养老机构根据机构规模和设置的不同,其运行系统功能也各有不同。管理系统可以帮助养老机构实现接待管理、老年人健康档案管理、服务管理等相关内容和过程的信息化,提高养老机构管理效率和服务质量,降低护理人员的工作强度,提高老年人的满意度和舒适度。其中,老年人健康档案中包括老年人基本信息、体检记录、病情记录、用药情况、老年医疗服务等情况,方便养老机构对老年人进行医养照护工作的开展。

（3）医院信息系统:医院信息系统,是利用电子计算机和通信设备,为医院所属各部门提供患者（含老年患者）诊疗信息和行政管理信息的收集、存储、处理、提取和数据交换并满足授权用户的功能需求的平台。其主要包括管理信息系统、临床医疗信息系统、医院信息系统的高级应用三大板块。

（4）中国疾病预防控制信息系统:2000年2月,我国疾病预防控制信息网络开始建设。2003年12月,中国疾病预防控制信息系统开始启动和运行。按照业务类型划分为6个子系统:①传染病报告、突发公共卫生事件报告和基本信息等子系统;②结核病信息管理子系统;③流行性感冒监测信息子系统;④传染病预警和寄生虫防治等子系统;⑤出生登记和人口死亡登记等子系统;⑥艾滋病防治系统。

（5）国家人口与健康科学数据共享服务平台:国家人口与健康科学数据共享服务平台,承担着国家科技重大专项、科技计划、重大公益专项等人口健康领域科学数据汇交、数据加工、数据存储、数据挖掘和数据共享服务的任务。该平台包括六个数据中心:基础医学、临床医学、公共卫生、中医药学、药学、人口与生殖健康。其中,公共卫生数据中心利用全国老年人口健康状态调查项目（又名中国老人健康长寿影响因素研究）建立了中国老年人口健康状况调查数据库,旨在更好地了解影响老龄健康的社会、行为、环境与生物学因素,减少老年带病生存期比例,增加老年健康生存期比例,提高老中青生活质量,为科学研究、老龄工作与卫生健康政策信息提供依据。

（6）慢性病管理信息系统:是采用计算机硬件技术和网络通信技术相结合的模式搭建的管理信息系统。该系统主要由服务对象管理、人群干预、个体追踪管理、效果评价等若干有机结合的功能组成,系统可以通过个案发现或人群筛查后自动建立慢性病专案,对专案对象进行诊疗、健康教育、追踪管理。该系统体现生物 - 心理 - 社会三个层次干预措施数码化和实用化,有利于达到降低病残率和并发症、降低病死率以及提高慢性病患者生活质量的慢性病管理目标。系统主要适用于开展老年人慢性非传染性疾病管理全部或部分业务的地段医院、防保科、门诊部、社区卫生服务机构和慢性病院 / 站等。

近年来,我国越来越重视医疗网络与信息系统的安全问题,在诸多文件中都将安全问题作为技术规范和管理工作中重要的一环。因此,老年人健康信息管理相关系统,也要多措并举确保老年健康信息安全,做好信息的保密性、信息的真实性、信息的完整性、拷贝的安全性以及所寄生系统的安全性等系列工作。

（骆焕丽）

老年人健康风险评估与分析

第三章
数字内容

 学习目标

1. 掌握老年人健康风险评估方法,分析并解释评估报告。
2. 熟悉老年人健康风险评估的原理和健康风险评估工具。
3. 了解健康风险评估指标的关系以及健康风险的表示方法。
4. 学会为老年人进行健康风险评估,并解读评估报告。
5. 具有严谨的科学态度和爱老、敬老的职业素养。

随着物质生活水平的提高,老年人群对健康的需求也日益增加,健康已经成为大家关注的重要主题。越来越多的老年人开始更加注重生命的质量,希望能尽可能延长生活自理期、延缓发生失能的时间和延长健康预期寿命。因此,健康老龄化也越来越被大家所关注和重视,而慢性病则是影响老年人生存质量的重要因素。众所周知,慢性病是多因素长期作用的结果,主要是由不健康的生活方式造成的,而当今社会的高速发展,使得人们的生活越来越智能化和机械化,身体活动的减少,加上高热量、高胆固醇的便利食品充斥着我们的生活,导致肥胖、高胆固醇血症等的发病率越来越高,而这些也是导致心脑血管疾病的重要危险因素。健康管理就是在这种严峻的慢性病发展形势下产生的。

健康管理是一种主动维护健康的方法,健康管理的步骤主要包括收集服务个体和群体的健康信息、健康风险评估和分析、健康危险因素干预及效果评价。可以说,健康管理最重要的内容就是针对个体和群体的健康危险因素进行个性化的干预和管理,而通过体检、健康问卷调查等方式收集准确的健康信息,使用一系列健康风险评估模型对个体未来的患病风险进行评价,则是开展健康管理的基础和重要步骤。本章主要针对如何进行健康风险的评估及分析展开阐述。

第一节 老年人健康风险的识别

 导入情景

王大爷,65岁,身高170cm,体重90kg,喜欢吃腌制食物,不吸烟但爱喝酒,因忙于家里的餐馆生意,一直未定期进行健康体检,前几年曾出现头晕、头痛后就医,确诊为高血压,平时未能按时吃药。前几天王大爷的一个好友因突发脑出血去世,这一突发事件让王大爷对自身健康引起了重视,遂来到健康体检中心进行健康体检,面对各项检查结果,王大爷希望能对自己的健康状况进行管理,以降低未来的患病风险。

工作任务

1. 分析王大爷的健康危险因素。
2. 针对王大爷的健康进行风险评估。
3. 针对王大爷的具体情况给出评估报告。

通过有效的健康管理,运用现代的健康风险评估技术,及时发现个人和群体中的健康危险因素,对个人或群体采取有针对性的干预措施,促进人们的健康,真正做到疾病的"三级预防",充分利用有限的资源来实现最大的健康收益,从而实现"人人享有健康"的目的,而健康风险的识别则是健康风险评估与分析步骤中的基础环节。

一、老年人的健康危险因素

(一)健康危险因素的概念和特点

1. 健康危险因素的概念　健康危险因素也称之为健康相关危险因素,指机体内外环境中存在使疾病的发生和死亡概率增加的各种诱发因素,包括个人特征、环境因素、行为因素、生物遗传因素等。近年来,我国人口老龄化日趋严重,各类老年疾病的发病率不断攀升。在老年疾病进展期间,多以慢性非传染性疾病为主,可以说慢性病已经成为危害人类健康的主要疾病,而慢性病与许多健康危险因素有一定程度的关联,因此,了解健康危险因素对健康的影响程度和特点,有助于预防和控制慢性非传染性疾病的发生和发展。

2. 健康危险因素的特点

(1)潜伏期长:人们在长期、反复接触危险因素之后才有可能出现症状或发生疾病,而潜伏期又受到诸多因素的影响,而不容易确定。如长期不良生活行为方式(高盐、高脂饮食、缺乏运动等)有可能导致心脑血管疾病的发生;又如吸烟是导致肺癌的危险因素之一,肺癌患者吸烟史往往长达数十年,才会出现临床症状。由于健康危险因素潜伏期长这一特点,所以往往容易忽视危险因素与疾病之间的因果联系,也为疾病的有效预防带来一定的困难。正是如此,才有足够的时间对健康危险因素进行干预,以阻止或延缓疾病的发生。

(2)联合作用明显:在人们的日常生活与生产环境中,存在种类繁多的危险因素,多种危险因素同时存在并协同作用时,对健康的威胁性就更大,致病的危险性更强,具有明显的联合作用。如高胆固醇血症、高血压、糖尿病、糖耐量异常和吸烟等是冠心病发病的危险因素,同时具备这些危险因素的人群,其患冠心病的概率要远远高于单纯吸烟人群,而长期吸烟者如果又长期处于有害粉尘的工作环境中,则其患肺癌的概率也会远远高于单纯吸烟者。因此,在对危险因素进行干预时,不应该只考虑危险程度高的危险因素,而应该综合考虑,对多个危险因素同时进行干预和控制,才会取得更好的效果。

(3)特异性弱:慢性病的病因学研究发现,疾病的发生与危险因素之间往往存在一因多果、多因一果或多因多果的关系。也就是说多种危险因素可能引起一种疾病或者是一种危险因素可能引起多种疾病,如吸烟可引起支气管炎、肺癌、心脑血管疾病和胃溃疡等多种疾病,而2型糖尿病则与肥胖或超重、膳食不平衡、体力活动不足、遗传因素等健康危险因素有关。正是由于各种危险因素相互之间的混杂作用,所以在一定程度上具有弱特异性。因此,这一特点容易让人们忽视其对健康危害性的认识。

(4)广泛存在:危险因素广泛存在于人们的日常生活之中,其对健康的危害作用往往是潜在的、循序渐进的、不明显的和持久的。人们已经逐渐习惯并接受了这些不良的行为生活方式,对于健康危险因素危害性的认知存在很大的障碍。因此只有深入、持久地开展健康教育和健康促进活动,才能更好地、有效地控制和干预健康危险因素,从而提高人群的健康预期寿命。

(二)健康危险因素的分类

健康危险因素的种类繁多,可以从不同的角度来对其分类。如根据危险因素对健康影响的对象,分为个体健康危险因素和群体健康危险因素;根据危险因素对健康影响的因果关系,分为直接健康危险因素和间接健康危险因素;根据危险因素是否可以改善或纠正,分为不可改变危险因素和可改变危险因素。也可以根据危险因素的来源,分为环境危险因素、行为与生活方式危险因素、生物危险因素和医疗卫生服务的危险因素四类。

1. 环境危险因素　环境是人类社会赖以生存的重要条件,环境与人类健康息息相关,疾病往往就是人类机体与环境因素复杂作用后所产生的,因此,环境质量的好坏直接影响人类的健康。环境危险因素包括自然环境危险因素和社会环境危险因素。

（1）自然环境危险因素:主要包括生物性危险因素、物理性危险因素和化学性危险因素。

1）生物性危险因素:主要包括细菌、病毒、寄生虫等,这些因素往往是传染病、寄生虫病和自然疫源性疾病的直接致病源。

2）物理性危险因素:常见的有噪声、振动、电离辐射、电磁辐射等。

3）化学性危险因素:常见的有化学毒物、粉尘、农药、工业废水及汽车尾气等。

（2）社会环境危险因素:随着社会经济的发展,人类生活发生了翻天覆地的变化。人们的生活条件得到了改善,健康医疗水平得到了较大的提高,生活方式也发生了改变,但乱砍滥伐森林却导致水土流失、土地沙漠化,排放工业废水和废气,破坏和污染了人类赖以生存的生态环境,加上生存压力、就业压力、家庭矛盾等因素,这些社会环境危险因素相互叠加、相互影响,对人类健康的影响也越来越大,致使人们患高血压、糖尿病、肥胖等慢性病的发病率也在不断增加,尤其是老年人,随着慢性病发病率的增加,已经严重影响到老年人群的生活质量。

2. 行为与生活方式危险因素　行为与生活方式是人们在日常生活过程中逐渐形成的行为倾向或行为模式,包括风俗习惯、体育运动、吸烟酗酒的嗜好、饮食习惯等。行为与生活方式危险因素则是由人类不良的生活方式或行为而产生的健康危险因素,亦称为自创性危险因素。如吸烟、酗酒、滥用药物、不良饮食习惯、缺乏体力活动、特殊嗜好及不洁性行为等。

2002 年,WHO 在其报告中指出,影响全球的十大健康危险因素是营养不良、不安全性行为、高血压、吸烟、酗酒、不安全饮用水及不良卫生设施和卫生习惯、铁缺乏、室内烟尘污染、高胆固醇、肥胖。在《2017 年世界卫生统计报告》中公布了:全球 70% 死亡与慢性非传染性疾病有关,在死亡事件中,前四位死因为心血管疾病、癌症、慢性呼吸系统疾病和糖尿病。2018 年,WHO 报道提出了烟草使用、缺乏运动、不健康饮食以及有害使用酒精等会增加患非传染性疾病的风险。由此可见,不健康的行为、生活方式与慢性病的发生、发展有着密切关系,甚至是起到了决定性的作用。因此,对各种不良的行为与生活方式进行干预,就显得尤为重要。

3. 生物危险因素　生物危险因素包括心理因素和遗传因素。

（1）心理因素与疾病的产生和发展有着极为密切的关系,与人类健康相关联则主要表现在情绪、人格特征等方面。

（2）随着分子生物学的发展和遗传基因研究的进展,部分疾病已经找到了其发病的遗传学依据,如单基因遗传病（血友病、蚕豆病等）的生物遗传因素,遗传因素与环境协同作用后导致疾病（高血压、糖尿病等多基因遗传病）的多基因生物遗传因素。

4. 医疗卫生服务的危险因素　指在医疗卫生服务系统中存在的各种不利于保护并增进健康的因素。如卫生资源配置不合理、各级卫生人力资源配置悬殊较大、公共卫生体系和服务网络不健全、医疗质量低、误诊、漏诊、滥用抗生素和激素、院内交叉感染、诱导不必要的医疗消费等都会直接或间接危害人群健康。

（三）老年人的健康危险因素

《中华人民共和国老年人权益保障法》第二条指出老年人为 60 周岁以上的公民。而目前社会对老年的定义则普遍指 60 岁或 65 岁及以上的人口,这一标准源于联合国。按照人类生命周期进程来分,通常将 45~59 岁的人群称为老年前期（中年人）,60~89 岁为老年期（老年人）,90 岁及以上的称为长寿期。根据国家统计局第七次全国人口普查数据显示,我国 60 岁及以上人口占比为 18.70%,65 岁及以上人口占比为 13.50%。

当一个国家或地区 60 周岁以上老年人口占人口总数的 10%,或 65 周岁以上老年人口占人口总数的 7%,即意味着这个国家或地区处于老龄化社会。我国自 1999 年进入老龄化社会以来,老龄化水平发展迅速。随着老年人口数的快速增长,老年人的健康状况也越来越被关注。由于机体功能由盛转衰,在逐渐衰退的过程中,老年人的心脑血管系统、呼吸系统、骨关节等方面的疾病及恶性肿瘤的发病率均有所增加。因此,加强对老年人群的健康管理对于改善其健康状况和生命质量,缓解医疗资源的紧张和压力是非常有必要的。老年人由于机体生理的特殊性,其危险因素与其他人群也有一定的差异。

1. 年龄　随着年龄的增长,老年人的身体功能在不断退化。随着老年人机体成分的变化,容易出现腹部脂肪堆积。肝功能和肾功能减退,会导致排泄减慢。骨量和骨密度逐渐下降,尤其是女性在绝经期后下降的速度加快,会导致骨骼的强度降低,脆性增加,这也大大地增加了老年人因轻微的外伤就导致骨折的可能性。因此,老年人随着年龄的增长,机体老化及老化的程度均与健康息息相关。

2. 吸烟　根据 WHO 的统计数据显示,目前全球范围内约有 11 亿烟民,每年大约有 600 万人死于与吸烟相关的疾病。预计到 2030 年,在全世界范围内,因吸烟导致的死亡人数将会上升至 800 万人。中国疾病预防控制中心发布的《2018 年中国成人烟草调查》显示,我国 15 岁及以上人群吸烟率为 26.6%,烟民超过 3.5 亿。吸烟对人的危害已是众所周知,在吸烟引发的疾病中,肺癌是医学上最早得到证实的,约 90% 男性肺癌和 80% 女性肺癌都与吸烟有关。开始吸烟的年龄越早、年限越长、数量越多,肺癌的发生率就越高。长期吸烟者肺癌的发病率比不吸烟者高 10~20 倍,尤其是每日吸烟量在 35 支以上的重度吸烟者发生肺癌风险比不吸烟者大 45 倍。无论是"一手烟"(主动吸烟)还是"二手烟"(被动吸烟),其危害性都是不容忽视的。众多研究调查均显示,绝大多数老年人对吸烟的危害性认识不到位。香烟的烟雾中至少含有四十多种已知致癌物,如尼古丁生物碱、苯并芘、多环芳烃类化合物、焦油、丙烯、亚硝基化合物、一氧化碳、重金属元素等。烟草中的尼古丁具有高度的成瘾性,能够增加心血管系统疾病危险性,容易引发心脏病、脑卒中等,而且它还能使人食欲减退,特别是吸烟量大的中老年男性群体,容易导致营养不足或者营养失衡。此外烟草中的苯并芘是导致吸烟者发生肺癌的主要有害物质。

3. 过量饮酒　WHO 相关数据显示,全球每年大约有 330 万人是由于过量饮酒而死亡,过量饮酒也是导致心脑血管疾病、癌症、胃肠道疾病以及肝硬化的主要原因之一。饮酒是老年人慢性病发病的重要危险因素之一,严重影响老年人的生活和健康状况。在 2012 年,WHO 就将乙醇(酒精)及其初级代谢产物乙醛一起归类为 I 类致癌物,它在人体和动物中都有最高等级的致癌证据。肝脏作为乙醇的主要代谢器官,长期大量饮酒会增加其负担,损伤肝脏功能,严重时会造成肝硬化,甚至最终发展为肝癌。尽管有研究表明少量饮酒可以减少冠心病发病的危险,但是饮酒和血压是呈线性关系的,大量饮酒会导致血压升高,并诱发心脑血管疾病,因此不提倡少量饮酒预防冠心病,一般建议血压正常男性,饮酒量也要控制在 30ml/d,大约相当于 25g 酒精,啤酒 250~500ml 或者 40° 白酒 25~50g,女性则减半。与男性相比,女性酗酒后更容易出现机体功能损伤或者疾病,如肝硬化、心肌病和神经疾病。

4. 膳食不合理　合理膳食是维持机体健康的物质基础,与人类的生存、发展和健康都有着密切的关系。WHO 指出行为危险因素占慢性病死因的 60%,其中不合理膳食(高脂、高糖、高盐)所致死亡占慢性病死因的 40%。目前,国内外研究均表明健康膳食可作为防治某些慢性病的重要手段,是慢性病一级预防中的重要措施,而且简单易行且能取得显著的效果。

近些年来随着生活水平的提高,我国居民的膳食状况得到明显改善,营养不良的患病率显著下降,但居民的膳食结构依然不尽合理,导致与之相关的慢性病患病率明显增加,成为威胁居民健康的突出问题。《中国居民膳食指南(2022)》中健康膳食主要为 5 个方面:①食物多样,合理搭配;②吃动平衡,健康体重;③多吃蔬果、奶类、全谷、大豆;④适量吃鱼、禽、蛋、瘦肉;⑤少盐少油,控糖限酒。它同时对孕妇、婴幼儿、老年人、素食人群等特殊人群进行了膳食指导。而中国居民营养与健康状况调查监测的数据显示,我国居民奶类、豆类和水果的摄入量一直不足,人均奶类摄入量仅为 38g/d,大豆及其制品摄入量为 12g/d,水果摄入量为 49g/d,远低于《中国居民膳食指南(2022)》推荐的 300~500g/d、25~35g/d 和 200~350g/d 的水平。

对于我国老年人来说,膳食不合理不仅仅是蔬菜和水果的摄入不足,还存在一些不良的饮食习惯,如不舍得丢弃霉变的食物、喜食腌制的食物、喜食温度过高的食物、喜食含糖量高而蛋白质低的食物以及食盐摄入过多等,而霉变食物中含有大量的黄曲霉毒素、腌制的食物中会产生亚硝酸盐、温度过高宜损伤食管等,往往都增加了罹患各种慢性病和恶性肿瘤的风险。

5. 运动缺乏 随着社会经济的快速发展,交通越来越便利,生活节奏加快,工作压力增大,越来越多的人形成了久坐的工作方式和懒于运动的不良生活习惯。WHO 指出,成人每周进行至少 150 分钟中等强度的体育锻炼将会降低患心脑血管疾病、糖尿病和癌症以及死亡的风险。相比较其他人群,老年人更容易出现运动缺乏,因为随着年龄的增长,老年人群的多种生理功能逐渐减退,体力和健康状况导致他们无法从事足够的体育锻炼;另外,缺乏活动场地和体育设施、缺乏体育健身活动组织等也是导致老年人群运动缺乏的原因。虽然规律的体力活动并不能绝对避免出现健康问题,但是体力活动是人们预防高血压、心脏病、糖尿病等疾病的有效方法之一。老年人定期进行适宜的体力活动不仅可以有效防止骨质疏松症,防止骨质流失过快,增强骨密度及骨硬度,降低肌肉黏滞性,还能改善各种生理功能,提高平衡性,增强老年人的体质,改善健康状况,进而提高老年人的生活质量。

6. 睡眠障碍 指一段时间内对睡眠的质和量不满意的状况,包括嗜睡、失眠、昼夜睡眠节律紊乱等。随着年龄的增长,老年人睡眠障碍主要表现在:①睡眠时间缩短,多数老年人睡眠时间 <5 小时;②睡眠昼夜节律改变;③睡眠易受干扰,尤其是夜间,觉醒次数频繁;④浅睡眠期增多,深睡眠持续的时间减少;⑤入睡难;⑥易早醒;⑦睡眠片段化等。

相关研究表明睡眠障碍不仅会引起老年人活动能力下降、记忆力减退、免疫功能失调等问题,还会增加焦虑、抑郁、精神分裂症、认知功能障碍、行为失常等心理和精神问题,甚至可能诱发糖尿病、心脑血管疾病、恶性肿瘤等慢性病,因此,睡眠障碍已经成为威胁老年人身心健康的重要危险因素。

7. 肥胖 近年来,随着社会快速发展,人们的膳食结构发生了显著改变,加之体力活动逐渐减少,超重和肥胖的患病率在中国范围内呈现快速增长的趋势。肥胖指一定程度的明显超重与脂肪层过厚,是体内脂肪,尤其是甘油三酯积聚过多而导致的一种状态。它不是单纯的体重增加,而是体内脂肪组织积蓄过剩的状态。肥胖对人体各个系统都会造成危害,如对呼吸系统来说脂肪组织堆积于腹部,会使膈肌上抬,肺容量降低,严重时导致肺通气量下降,甚至出现低氧血症;对于心血管系统来说,肥胖易导致高血压、高血糖、高血脂等心血管疾病;对于骨关节,肥胖患者容易出现骨关节炎等。相较其他人群,老年人群更容易发生肥胖。而老年人群肥胖率增加的主要原因则是进食过多、体力活动减少和代谢率降低,其中体力活动少则被认为是老年人肥胖的主要原因之一,反之,超重或肥胖又会加重人体发生躯体运动障碍和日常生活活动减少的情况,从而形成一种恶性循环。

8. 高血压 高血压是老年人最常见的慢性病,也是心脑血管病最主要的危险因素,脑卒中、心肌梗死、心力衰竭及慢性肾脏病等主要并发症不仅致残、致死率高,严重影响老年人的生活质量,而且消耗医疗和社会资源,给家庭和国家造成沉重负担。国内外的实践证明,高血压是可以预防和控制的疾病,通过健康管理,降低高血压患者的血压水平,可明显减少脑卒中及心脏病事件,显著改善患者的生存质量,有效降低疾病负担。我国有上亿高血压患者,近 20 年来,我国高血压患者的检出、治疗和控制都取得了显著的进步。但是人群高血压患者的知晓率、治疗率和控制率仍低,目前我国约有 1.3 亿高血压患者不知道自己患有高血压,在已知自己患有高血压的人群中,也有约三千万人没有治疗。在接受降压治疗的患者中,有 75% 血压没有达到目标水平。高血压健康管理任务仍十分艰巨。

高血压的主要危险因素:①高钠低钾的膳食。《中国居民膳食指南(2022)》推荐成人每日食盐摄入量不超过 5g,而我国居民普遍吃盐较多,很多居民食盐的摄入量都显著高于标准,因为地域的原因或者是风俗习惯,很多老年人喜食腌制的食品。②超重和肥胖是高血压的重要危险因素。超重和肥胖人群患高血压的危险是体重正常人群的 3~4 倍。③过量饮酒。长期大量饮酒也是高血压的重要危险因素。④遗传因素。高血压患者多有家族史,双亲均有高血压的子女发生高血压的危险性是双亲正常者的 5 倍。

9. 其他 除了以上所列举的危险因素外,还有心理因素、社会经济状况、婚姻状况、不洁性生活等。

人们在日常生活中,经常会受到社会心理因素的影响,产生心理应激,而长期的心理应激会导致各种疾病的发生,老年人也不例外,老年人随着年龄的增长和机体功能的退化,家庭氛围、亲子关系、

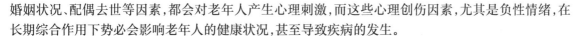

婚姻状况、配偶去世等因素,都会对老年人产生心理刺激,而这些心理创伤因素,尤其是负性情绪,在长期综合作用下势必会影响老年人的健康状况,甚至导致疾病的发生。

经济收入从某种程度可以反映一个人的消费能力、居住条件、营养状况和医疗保健状况等。有研究表明:"人们的社会经济地位与他们的健康状况之间存在稳健和持续的关系,这种关系并未随时间和空间的变化而改变"。国外也有研究显示:经济收入较低者患心血管疾病风险较高,经济收入较高者发病率略低。

二、老年人体检中常见的健康风险评估指标

(一)健康体检的概念

1861 年,英国的 Dr. Horsce Dobell 提出定期做身体综合性检查,可以降低个体患病及死亡的风险,他指出对于没有明显疾病症状的个体,由专业的医生们对身体器官的状态、功能及体液和分泌物等做显微镜的检查,并将检查结果以报告书的形式通知该个体,同时给予必要的建议,有益于其健康情况。在我国原卫生部印发的《健康体检管理暂行规定》(卫医政发[2009]77 号)中指出:健康体检指通过医学手段和方法对受检者进行身体检查,了解受检者健康状况、早期发现疾病线索和健康隐患的诊疗行为。

从概念中可以看出健康体检是面向所有受检者,而不是只针对已经出现症状的人群,它是以了解受检者健康状况,明确受检者是否存在健康问题,最终达到有病早治疗、无病早预防的目的,而"诊疗性体检"则是以疾病诊治为目的的体检,这也是两者之间最大的区别。

随着年龄的增长,老年人抵抗力逐渐减弱,各项生理功能也都在逐渐退化,存在较大的健康隐患,针对无症状的老年个体和群体的健康状况定期进行健康检查与评价,不仅仅有利于老年常见慢性病风险因素的筛查与风险评估,也有助于老年人疾病线索和异常指标的检出,以便于疾病的早发现、早预防、早诊断和早治疗,定期健康体检也可以大大地降低医疗费用的支出。

(二)老年人健康体检的意义

1. 健康体检是收集个体健康信息的重要途径　在进行健康管理的步骤中,第一步就是收集个体或者群体的健康信息。个人健康信息主要包括个人的一般情况(如性别、年龄等)、家族史、既往史、健康体检的各项指标(血压、血脂、血糖、超声检查、X 线检查等)和生活方式(吸烟、饮酒情况、体力活动、膳食状况等),因此健康体检是为健康管理提供准确信息的重要途径,也为后面进行健康评估奠定基础,使健康管理有据可依,以便于为老年人制订有针对性的干预措施。

2. 健康体检是进行健康宣教的最佳时机　从接到体检通知到检后阅读体检报告,这段时间称之为围体检期。老年受检者在围体检期这段时间内往往是最为关注自己健康状况的,在此期间,他们不仅关注自己和同伴健康状况的比较,还会关注如何纠正不良的生活习惯以及不良的生活习惯带来的隐患,因此,围体检期是最适合对老年人开展健康宣教的时机,通过恰当的、科学的、通俗易懂的健康宣教,使得老年受检者对健康知识有所了解和掌握,将这些知识转化为自己的信念并内化为自己的行为。

3. 健康体检有利于健康管理的发展　随着人们生活水平的提高,越来越多的老年人们更关注自己的健康状况,他们不仅仅希望通过健康体检了解自身的健康状况,更希望了解如何改善自身健康状况,尽可能地避免或延缓疾病的发生,从而延长健康寿命提高生活质量,而这也正是体现了健康管理的市场需求。

尽管目前已经有越来越多的老年人开始关注自己的健康状况,希望通过多种途径和方法来提高自己的健康寿命、改善生活质量,但仍存在部分老年人对健康体检有错误的理解和认识,如"没有不舒服,完全没必要去医院检查""以前检查过,不要乱花钱""查了也没用"。面对这些错误的观念,我们应该采取多种易于被老年人接受和喜爱的活动形式,对健康体检的重要性和意义进行健康宣教,帮助老年人树立正确的健康管理观念,让老年人能够深刻地认识到定期健康体检和周期性健康筛查,能够及时了解自身的健康状况,尽早发现一些平时往往被忽视的健康危险因素和早期疾病,从而做到早预防、早治疗,并最终降低疾病的发生率、致残率和死亡率。

（三）老年人健康体检套餐设计原则

健康体检套餐项目的设计与选择除了需要从健康管理的基本原理和方法的角度出发以外，还需要结合受检者的性别、年龄、职业、体检目的、既往史等因素。目前国内的体检机构往往会提供不同的体检项目来供受检者选择，包括根据受检者体检需求设计的一系列套餐，如招工体检、入职体检、婚前体检、孕前体检等，体检费用也因体检项目的不同而价格不等。一般针对老年人健康体检套餐的设计应该遵循科学性、实用性的原则，既要以老年人健康评价和风险筛查为目的，又要充分考虑最佳成本效益原则，因此，我们往往会按照以下步骤来进行：

1. 选择固定的基础体检项目　固定的基础体检项目即必选项目，一般指老年人健康体检套餐中最基本的检查项目。这些检查所得出的信息能够反映受检者基本健康状况，如老年人健康体检自测问卷，一般体格检查（身高、体重、腹围、臀围等），内科、外科、妇科、眼科、耳鼻喉科、口腔科检查，血常规、尿常规、粪便常规等化验检查，胸部正位 X 线检查、超声检查（肝、胆、胰、脾、肾）、心电图等检查。

2. 根据老年人的既往史和性别等增加的体检项目　如血生化（肝功能检查、肾功能检查、血脂、血糖等）、超声检查（甲状腺、前列腺、乳腺、子宫和子宫附件等）。

3. 以疾病筛查为目的的项目　受检者可以根据健康体检的历史数据和对自身健康的自感状态选择具有针对性的检查项目，往往是针对特定疾病或者器官进行的检查，这类检查特点是针对性更强，相应的检查价格也比较高。如肿瘤标记物的检查，甲状腺功能的检查、胃镜、肠镜、CT、MRI 等。

需要注意的是在为老年人制订体检套餐的时候，也要考虑老年人的经济条件，在其经济状况允许的范围内，从老年人的实际需求出发，来选择适合不同个体的体检项目。如胃肠镜的检查，如果经济条件允许，可以选择全身麻醉下的无痛胃肠镜或胶囊胃肠镜检查，以减轻受检者的痛苦。

（四）老年人体检中常见的健康风险评估指标

组织老年人定期进行健康体检，有利于日常监测老年人的健康指标，对早期发现疾病、提高老年人的健康水平和生活质量、加强健康管理有重要的意义。老年人健康体检项目的选择则需要结合老年人常见的慢性疾病而定，如高血压、冠心病、脂肪肝、高血脂、糖尿病、呼吸系统疾病、恶性肿瘤等，因此，针对老年人的健康体检项目常包括一般体格检查、血压、血糖、血脂、血常规、尿常规、心电图、腹部彩超检查、影像学检查、肿瘤筛查等，通过这些项目的检测，可以得到健康风险评估所需要的相应指标。老年人体检中常见的健康风险评估指标：

1. 身高、体重、腹围、臀围等数值　通过一般情况的体格检查即可得到，根据相应数值即可计算出身体质量指数，并以此判断老年人是正常、超重还是肥胖。

2. 家族史、既往疾病史和日常生活行为方式　通过健康体检时的问卷调查可以了解到相关的详细信息，如直系亲属的患病情况、本人曾患疾病情况、是否吸烟、是否缺乏运动、膳食的摄入是否均衡等。

3. 血压　内科检查时使用血压计对老年人的血压进行测量，即可得到收缩压和舒张压。

4. 心脏杂音和肺部异常呼吸音　通过内科检查时对老年人相应部位进行听诊即可了解。

5. 血糖、血脂　通过血生化检查即可得到血糖和血脂的数值，需要注意的是血糖的诊断标准是采用空腹静脉血糖或口服葡萄糖耐量试验（OGTT）2 小时血糖检测，空腹血糖≥7.0mmol/L 或 OGTT 2 小时血糖≥11.1mmol/L。血脂的诊断标准是血总胆固醇超过 5.7mmol/L 或血甘油三酯超过 1.7mmol/L，满足其中一种条件即为血脂异常。

6. 肝功能、肾功能相关指标　通过血生化和 B 超等影像学检查即可得到相关数据，例如血清谷草转氨酶、血清谷丙转氨酶、总胆红素、血清肌酐和血尿素氮等。

7. 心脏功能相关指标　通过常规心电图和动态心电图检查得出是否存在 ST 改变、传导阻滞、束支阻滞、T 波低平或倒置等。

8. 恶性肿瘤　可通过低剂量螺旋 CT、MRI、乳腺钼靶 X 线等影像学检查以及胃镜、肠镜等仪器检查得到相关信息。

三、健康危险因素与健康风险评估指标的关系

慢性病在世界各国都是最常见的健康问题，而慢性病的治疗费用昂贵，对政府和个人都是巨大

的负担。WHO 指出,高血压、高血脂、超重及肥胖、缺乏体力活动、蔬菜和水果摄入量不足以及吸烟,是引起慢性病的重要危险因素。这些危险因素都和人们的生活方式密切相关。这些慢性病在目前医学发展的情况下是无法治愈的,但引起这些慢性病的危险因素却是可以预防和控制的。尤其是早期的预防,可极大减少慢性病的发生和死亡。慢性病的主要风险因素是不健康的生活习惯,如不健康的饮食、缺乏运动和体力活动、吸烟和无节制饮酒等。根据 WHO 推测,如果消灭了上述这些健康风险因素,心脏病的发病可以减少 80%,同时可以预防脑卒中和 2 型糖尿病,并且减少 40% 癌症的发生。

由此可见,预防慢性病的最好方法是改善生活方式,减少导致这些慢性病的危险因素。健康教育和健康管理都是帮助人群进行健康改善的重要手段。然而,要想有效地控制和改善慢性病的危险因素,首先应识别这些个体及人群的危险因素。在现实生活中,由于受到各种不确定因素的影响,风险是存在且必然发生的,风险不仅存在于人们所有的社会生产和生活活动中,也存在于人类自身的生、老、病、死过程中,风险一旦发生,势必会给个人、家庭和社会带来不同程度的损失。作为风险中的健康风险,尤其需要积极地管理和应对,以降低或控制危险因素,减少人们患病概率,而健康风险评估则是进行健康风险管理的基础和关键。

健康相关危险因素也称健康危险因素,是机体内外存在使疾病发生和死亡增加的诱发因素,包括个人特征(包括不良行为,如吸烟、酗酒、运动不足、膳食不平衡、吸毒等)、环境因素(生产、生活和社会环境)、生理参数(有关实验室检查结果,如血脂、血糖等)、疾病或亚临床疾病状态。健康风险评估的方法就是对慢性病危险因素的识别,以便于有针对性地进行干预和管理。健康风险评估就是在这样的背景下应运而生的,可以说健康危险因素是健康风险评估的依据。

在进行健康风险评估时,首先需要建立健康风险评价指标体系,而与健康风险评价指标相对应的正是影响健康的相关危险因素,因此,健康危险因素的危险程度恰恰决定了健康风险评价指标的高低程度。目前,健康管理范畴中所提及的健康风险指标一般包含影响人类健康的生物、社会和自然因素以及不良的心理和行为等因素。如慢性病风险评价指标包括可改变和不可改变的危险因素。可改变危险因素主要包括不良的生活方式(吸烟、过量饮酒、运动不足、膳食不均衡等)、肥胖、心理不健康等;不可改变的危险因素主要包括年龄、性别、家族遗传史、既往史等。

四、老年人健康危险因素信息采集的常用方式

健康信息的采集可以通过多种方式和渠道进行,如医疗机构的信息管理系统等。通常针对老年人健康危险因素的信息采集,常用方式主要为以下三种:

(一)问卷采集

调查问卷是最常用的一种健康信息收集方法,通过自测问卷可以收集大量的个人健康信息,如个人健康史、疾病家族史、生活方式等。但是对于老年人来说,随着年龄的增长,可能会存在视物模糊、理解能力下降、书写困难等情况,因此在使用调查问卷的时候建议由相关调查人员对问卷的相关内容进行解释并辅助老年人填写,以确保问卷的有效性。

(二)访谈采集

访谈法是健康管理人员或相关工作人员以交谈的方式来了解老年人相关健康信息的一种方法。这种交谈可以通过面对面、现代通信工具(网络、电话)、信件等方式进行。采用该方法采集老年人相关健康信息时尤其要注意访谈技巧,如面对面访谈时要多观察老年人的表情、神态和肢体语言,多关注老年人的精神状态,多倾听,必要时可适当引导,但要避免诱导。

(三)健康体检

健康体检是为健康管理提供准确信息的重要途径,也是老年人健康危险因素信息采集最常用和重要的方式,由于健康体检是以服务对象的健康需求为基础的,因此体检项目的选择不仅仅是一般体格检查,还会依据服务对象的实际需求,增加相应具有针对性的检查项目,以便得到更多精准的指标和数据,从而更加准确地了解老年人的健康状况。通过健康体检,为后期进行健康风险评估,制订有针对性的干预措施奠定基础。

(刘 岩)

第二节 老年人健康风险评估的一般原理

一、健康风险评估的定义及原理

（一）健康风险评估的定义

健康风险评估（health risk appraisal，HRA）又被称为健康危险因素评估，是一种分析方法或工具，用于描述和评估某个体未来发生某种特定疾病或因为某种特定的疾病导致死亡的可能性。因 HRA 是预测某一群体在某一阶段可能的健康状况，因此被作为制订健康教育和健康促进目标及计划的基础。这种分析过程的目的在于估计特定事件发生的可能性，而不在于做出明确的诊断。通过对前期所采集的各项与健康相关联的数据进行分析，根据个人的生活方式、生理特点、心理素质、社会环境、遗传因素与健康状况，预测个人的寿命与其常见病、慢性病的发生率或死亡率，通过数理模型，对上述可变因素做出定量调整，从而重新估测人的寿命与发病率。因此，健康风险评估是对个人的健康状况及未来患病/死亡危险性做出量化评估的一个过程，是将某一个体所采集的健康数据转变为与该个体的健康有关的信息，即健康信息，而健康信息就是与人的健康相关的各类信息，包括人口学特征、健康体检、生活行为方式和医疗卫生服务等信息，是与健康管理相关的各种数据、指令和知识的总称。健康风险评估是健康管理过程中的核心技术部分，建立针对中国人群健康危险因素评估方法至关重要。

健康风险评估的研究不仅仅是针对患有慢性病的人群，同样适用于目前看起来健康没有任何疾病症状的人群，它可以帮助我们识别导致健康风险的危险因素，控制或减少这些可改变的危险因素，最终达到预防疾病、延缓疾病发生的作用。

知识链接

健康风险评估的起源

20 世纪 40 年代，美国医生 Lewis C. Robbins 在 Framingham 进行大量子宫颈癌和心脏疾病研究时受到启发开展研究，他认为某些行为或危害会增加疾病的危险性，而医生应该记录患者的健康风险，以便于能更有效地指导和开展疾病预防工作。1950 年，Robbins 主持制订了《十年期死亡率风险表格》（tables of 10-year mortality risk），在许多小型的示范教学项目中，将健康风险评估作为医学课程教材及运用的模式。20 世纪 70 年代 Robbins 医生和 Jack. Hall 医生共同编写了《怎样从事未来医学》（How to Practice Prospective Medicine）一书，该书系统论述了定量研究危险因素的原理和方法。阐述了健康危险因素与未来健康状态之间的量化关系，并提供了完整的健康风险评估工具包，包括问卷表、健康风险计算以及反馈沟通的方法等。随后，健康风险评估被视为增进健康意识和促进行为改善的必要工具，在美国及其他西方国家得到极大的重视并推广。

（二）健康风险评估的内容

健康风险评估的基本原理：健康风险评估主要包括个人健康信息收集（问卷调查、健康体检等）、危险度计算、评估报告三个基本模块。

（1）个人健康信息的收集：是进行健康风险评估的基础，主要包括问卷调查、健康体检等。健康体检主要包括身高、体重、腹围、臀围、血压、血脂、血糖等。问卷调查主要包括：①一般情况调查，性别、年龄、职业、婚姻状况、文化程度、生活环境等；②生活方式调查，主要包括吸烟、饮酒状况、身体运动状况、膳食习惯及营养状况等；③目前健康状况、个人既往史、家族疾病史等；④其他危险因素，如精神心理压力等。

（2）危险度计算：完成之前的数据收集后，就需要对数据进行分析，一般需要对所收集的数据先进行描述性统计分析，如编制统计表、绘制统计图、计算统计量等，通过分析发现其规律。常见的健康风险预测模型，即危险度的计算往往是以死亡为结果的，随着技术的不断发展以及健康管理需求的改

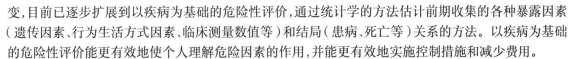

变,目前已逐步扩展到以疾病为基础的危险性评价,通过统计学的方法估计前期收集的各种暴露因素(遗传因素、行为生活方式因素、临床测量数值等)和结局(患病、死亡等)关系的方法。以疾病为基础的危险性评价能更有效地使个人理解危险因素的作用,并能更有效地实施控制措施和减少费用。

危险度的计算主要有两种方法:第一种是建立在单一危险因素与发病率基础上的单因素加权法,即将这些单一因素与发病率的关系以相对危险性表示其强度,得出的各相关因素的加权分数即为患病的危险性。由于这种方法简单实用,不需要大量的数据分析,是健康管理发展早期的主要危险性评价方法,目前也仍被很多健康管理项目所使用。其包括哈佛癌症风险指数(Havard cancer risk index)、Carter Center危险度评估模型、密歇根大学健康风险评估系统等。第二种方法是建立在多因素数理分析基础上的多因素模型法,即采用统计学概率理论的方法得出患病危险性与危险因素之间的关系模型。所采用的数理方法,除了常见的传统方法,如多元回归分析(logistic回归和Cox回归)外,基于模糊数学的神经网络方法、基于Monte Carlo的模型等也逐渐被应用于健康风险评估领域。这类方法的典型代表是Framingham的冠心病模型,它是在前瞻性队列研究的基础上建立的。该模型也被很多机构作为构建其他模型的基础,并由此演化出适合自己国家、地区的评价模型。

风险评估或预测的结果主要用绝对危险性和相对危险性来表示,绝对危险性评估是基于队列研究构建的,它是估计未来若干年内患某种疾病的可能性,用以估计多个危险因素对疾病的效应。如5年患病的绝对危险性为10%,表示5年内将发生被评估疾病的概率为10%。评估疾病绝对危险性的主要目的在于确定干预措施的绝对效果。相对危险性是暴露于某因素某事件的发生率(危险度)与未暴露该因素同样事件发生率(危险度)的比值,反映的是相对于一般人群危险度的增减量。一般人群的危险度是按人口的同年龄、同性别死亡率计算的。如果把一般人群的相对危险性定为1,那么其他的相对危险性就是大于1或小于1的值。

(3)评估报告:健康风险评估报告的种类繁多,各种报告的组合也千差万别,一份较为完善的评估报告应该包括一份给受评估者个人的报告和一份总结了所有受评估者情况的人群报告。无论是个体评估报告还是群体评估报告都应与健康风险评估目的相对应。具体来说,个体健康风险评估报告主要内容包括:①健康状况的基本信息如血压值、血糖值、身体质量指数及有无肥胖等;②健康危险因素信息如体力活动水平、膳食不合理、吸烟、酗酒、心理压力大等;③患病风险的大小、降低或消除健康危险因素有可能改善的健康状况,如高血压的危险因素包括高钠低钾的饮食、高血脂、肥胖等,如果控制体重、改善饮食习惯则可能提高健康状况等;④制订健康干预计划,如制订合理的膳食计划、开展针对健康生活方式的健康教育、提供戒烟的相关措施、安排定期的随访等。群体健康风险评估报告主要包括受评群体的人口学特征、患病状况、健康危险因素总结、建议的人群干预措施和方法等(图3-1)。

评估结果是健康风险评估报告的主要内容,其表达方式及表达形式均可以是多种多样的,可结合具体情况采取不同的方式,如传统纸质方式、网络方式等,这样也有利于和受评估者之间的沟通。另外,为了方便个人理解,评估提供者一般都会辅之以报告的简要解释和医生的详细解读,并依据个人的评估结果有针对性地给出健康教育信息。

完成评估报告后,一个非常重要的环节即为风险沟通。风险沟通是个体、群体及机构之间交换信息和看法的双通道的互动过程,是一个收集信息、组织信息、再现和提炼信息并为决策服务的过程。风险沟通贯穿风险管理的全程,起到互动和交流信息的作用,是风险管理的最重要的途径之一。因此在疾病的风险管理中,一份全面的、准确的评估报告,通过恰当的风险沟通方法,将有助于临床医生、全科医生和患者更好地理解疾病绝对风险概念。

二、健康风险评估的分类与应用

(一)健康风险评估的分类

由于所评估的对象、范围以及目的的不同,健康风险评估有多种分类方法。往往分为广义和狭义的健康风险评估,本文中我们主要是针对狭义的健康风险评估展开介绍。狭义的健康风险评估可分为一般健康风险评估、生命质量评估、疾病风险评估、行为方式评估、体力活动评估、膳食评估和精神压力评估。

肺癌风险评估报告

姓名	性别	年龄	编码
张某某	男	60	109679

1. 您未来 10 年肺癌的发病风险等级：**极高风险**

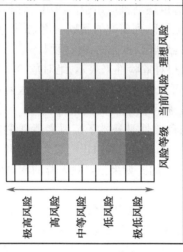

极高风险 高风险 中等风险 低风险 极低风险
风险等级　当前风险　理想风险

您患肺癌的风险等级：根据您提供的有关信息及临床检查结果，我们对您的肺癌发病风险进行了评估，从左图可以看出，您的风险等级为极高风险。
当前风险：按照您现有的危险因素水平，未来 10 年内，您的肺癌发病风险为 1 546.3/10 万，即未来 10 年内，有 1 546.3 人可能患肺癌。
理想风险：将所有可改变的危险因素控制在理想水平时的发病风险。也就是说如果您将现有可改变的危险因素控制到理想水平，您的发病风险可降至 551.4/10 万。

2. 危险因素状况：下表中列出了与肺癌发病相关的危险因素

危险因素	本次结果（2010-01-09）	上次结果（2009-09-09）	变化情况	参考值
肺癌家族史	无	无	—	无
慢性支气管炎肺气肿病史	无	无	—	无
吸烟状况	已戒烟	吸烟	↓	不吸烟
被动吸烟	有	有	—	无
烹调习惯	差	差	—	健康烹调习惯
居住地空气污染	有	有	—	低度
蔬菜水果摄入	不足	不足	—	≥560 克 / 天

3. 您可以改善以下因素降低您的肺癌发病风险
√避免被动吸烟 √请改善烹调习惯 √增加蔬菜水果摄入

缺血性心血管病风险评估报告

姓名	性别	年龄	编码
张某某	男	60	109679

1. 您未来 10 年缺血性心血管病的发病风险等级：**高风险**

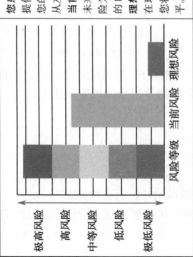

极高风险 高风险 中等风险 低风险 理想风险
风险等级　当前风险　理想风险

您患缺血性心血管病的风险等级：根据您提供的有关信息及临床检查结果，我们对您的缺血性心血管病发病风险进行了评估，您的风险等级为高风险。
当前风险：按照您现有的危险因素水平，未来 10 年内，您的缺血性心血管病发病风险为 4.3%，即未来 10 年内，有 4.3 人可能患缺血性心血管病。
理想风险：将所有可改变的危险因素控制在理想水平时的发病风险。也就是说如果您将现有可改变的危险因素控制到理想水平，您的发病风险可降至 1.4%。

2. 危险因素状况：下表中列出了与缺血性心血管病发病相关的危险因素

危险因素	本次结果（2010-01-09）	上次结果（2009-09-09）	变化情况	参考值
年龄	60	59	—	随年龄增加风险升高
个人糖尿病史	无	无	—	无
体重指数（BMI）	25.9	26.2	↓	18.5≤BMI<24
总胆固醇	5.7	5.7	—	<5.15mmol/L
收缩压	122	135	↓	<120mmHg
吸烟状况	已戒烟	吸烟	↓	不吸烟

3. 您可以改善以下因素降低您的缺血性心血管病发病风险
√控制体重 √控制血脂水平 √控制血压水平

图 3-1　风险评估报告

1. 一般健康风险评估　健康风险评估主要是阐明健康危险因素与疾病发病率或死亡率之间的数量关系,在进行评估之前,对评估对象的疾病及危险因素的选择非常重要,一般选择影响当地目标人群最重要的且具有明确危险因素的前 10 种疾病作为评估的病种,导致这些疾病的危险因素需要具有可定量的评价方法,方可作为研究对象进行评估。

（1）资料收集:健康风险评估所需收集的资料主要包括当地目标人群的危险因素、个人健康危险因素和危险分数资料。

1）当地目标人群的危险因素:收集当地人群性别、年龄和疾病的死亡专率资料,这类资料可以通过死因登记报告、疾病检测资料、居民健康档案等途径获得,也可以通过回顾性的社区居民健康询问抽样调查获得。这部分资料主要用于计算性别、年龄的死亡专率的平均水平,在评价时作为比较的标准。但在使用时需换算为 10 年的死亡概率,以提高评估的稳定性。

2）个人健康危险因素:在收集评估对象的行为生活方式、环境、医疗卫生服务中的危险因素时,往往会采用询问调查或自填式问卷的方式收集相关信息,同时,通过体格检查、询问个体的疾病史和实验室检查也能够为后期的分析评估提供重要资料。个人健康危险因素包括个人行为生活方式（吸烟、酗酒、膳食不均衡、体力活动不足等）、环境因素（经济收入、居住条件、家庭关系、是否丧偶等）、生物遗传因素（年龄、性别、种族、疾病遗传史）、医疗卫生服务（是否定期体格检查、相关实验室检查等）、既往疾病史和家族疾病史等。老年人作为健康风险评估的对象具有一定的特殊性,在采集信息时需要考虑老年人的具体情况,尤其是对于语言表达有障碍的老年人,可以通过其照料者、亲属、医生等相关人员进行采集,以确保信息的准确性。

3）危险分数资料收集:危险因素与死亡率之间的数量关系是通过危险因素转换为危险分数这个关键环节来实现的。危险分数是根据人群的流行病学调查资料,经过一定的数理统计模型,如 logistic 回归模型、Cox 回归模型等计算得到。流行病学调查资料有各危险因素的相对危险度（RR）和各个危险因素在人群的发生率（P）等。

早在 20 世纪 70 年代中期,美国生物统计学家 Geller 和健康保险学家 Gesner 根据美国中产阶层白人的死亡率和流行病学资料制订了分年龄的危险分数转换表（简称 Geller-Gesner 表）,该危险分数转换表以 5 岁为 1 个年龄组（详见附录一）。该转换表被普遍应用于对慢性病的评价、人群健康管理、疾病预测、医疗费用的控制等领域。在我国,20 世纪 80 年代初期,上海医科大学的龚幼龙教授将健康危险因素评价方法引入我国,国内一些医学院校开始将其纳入教学内容,部分学者也开展了一些应用研究,并结合国内流行病学调查资料和全国卫生服务调查资料,使用该危险因素转换表,对我国部分地区的部分年龄段人群进行健康危险因素调查及评价,但是由于 Geller-Gesner 危险分数转换表主要是根据美国中产阶层白人的死亡率资料和流行病学资料而制订,而美国各年龄组人群的主要死亡原因、危险分数与我国的具体情况存在一定的差异,可能会过高或过低估计某些疾病的死亡危险性,因此,我国有必要结合实际情况制订适用于我国的主要死因危险因素的定量评价标准。20 世纪 90 年代初,上海医科大学的袁建平采用国外的健康危险因素评价技术,以 5 岁为 1 个年龄组,制订了 20~74 岁男女前 15 位主要死因的危险分数转换表。近年来,国内很多学者均对此方法展开研究,分别制订了适合中国人群的脑血管病危险因素的定量评价标准、冠心病危险因素的定量评价标准等。

（2）危险度计算:健康风险评估是根据所收集的个人健康信息,对个人的健康状况及未来患病或死亡的危险性的量化评估。健康风险评估的目的是帮助人们更全面地了解健康危险因素对自身健康的危害,鼓励并帮助人们纠正不健康的生活行为和习惯。危险度计算主要有以下几个步骤:

1）人群 10 年死亡概率的计算:将 1 年死亡率转换为 1 年死亡概率,再根据寿命表的方法将 1 年死亡概率转换为 10 年死亡概率。

死亡率指在一定时间内（一般为一年）,特定人群中总死亡人数与该人群同期平均人口数之比。反映的是人群总的死亡水平。根据 Reed-Merrill 公式:

$$P=1-\exp[-M(1+0.008M)]$$

式中,P 为年死亡概率,M 为年死亡率。

可以将 1 年全死因死亡率转换为 1 年的死亡概率,利用寿命表法,将全死因的 1 年死亡概率转换为 10 年死亡概率。转换公式为:

$$R_1=P_A$$
$$R_X=R_{X-1}+P_{A+N}(1-R_{X-1})$$

式中，R_1、P_A 均为全死因 1 年死亡概率，R_X 为全死因 X 年后的死亡概率，P_{A+N} 为估计年龄组下限全死因 1 年的死亡概率。

2）将危险因素转换为危险分数：如何在危险因素与死亡率之间建立一定的数量关系，其关键环节就是将危险因素转换为危险分数，当被评估个体的危险因素相当于当地人群平均水平时，其危险分数定为 1.0，即表示被评估个体发生某病死亡的概率相当于当地死亡率的平均水平；危险分数大于 1.0，即表示被评估个体发生某病死亡的概率大于当地死亡率的平均水平；危险分数小于 1.0，即表示被评估个体发生某病死亡的概率小于当地死亡率的平均水平。危险分数越高，死亡概率越大；危险分数越低，死亡概率越小。针对被评估个体危险因素的指标值分别查《危险分数转换表》，即可得到各项危险分数。

3）计算组合危险分数：在健康危险因素的特点中曾提到其具有特异性弱的特点，疾病的发生与危险因素之间存在因果联系，即一因多果、多因一果或者多因多果的关系。也就是说一种危险因素可能引起多种疾病或者多种危险因素可能对同种疾病产生并发或联合的影响，以致对疾病的影响程度更加强烈。在面对多种危险因素之间的并发或联合作用时，就涉及如何将各个危险分数进行整合。计算组合危险分数的步骤：

第一步，参照《危险分数转换表》（详见附录一）得到各项危险分数。

第二步，计算相加项之和，即将危险分数大于 1.0 的各项数值分别减去 1.0，所得到的新的数值作为相加项分别相加求和。

第三步，计算相乘项之积，即将小于或等于 1.0 的各项危险分数作为相乘项分别相乘求积。

第四步，将相加项之和与相乘项之积的两个结果再相加，就得到该死亡原因的组合危险分数。

4）计算存在死亡危险：存在死亡危险指在某一种组合危险分数下，因某种疾病死亡的可能性。计算存在死亡危险的步骤：

第一步，分别计算存在死亡危险，由于可能存在多种导致死亡的危险因素，因此需要对已经明确危险因素的各种死亡原因分别计算存在死亡危险。存在死亡危险公式：

$$存在死亡危险 = 平均死亡概率 × 组合危险分数$$

第二步，计算总的存在死亡危险。总的存在死亡危险即将各种死亡原因计算出来的存在死亡危险相加，即为总的存在死亡危险。

5）计算评价年龄：评价年龄是根据年龄与死亡率之间的函数关系，按个体所存在的危险因素计算的预期死亡数求出的年龄。具体的计算方法是将各死亡原因所计算得到的存在死亡危险相加即总的存在死亡危险，再将计算出来的总的存在死亡危险数值，通过查询《健康评价年龄表》（表 3-1），即可得到与之相对应的评价年龄数。

6）计算预期年龄：预期年龄又称为可达到年龄或增长年龄。是根据已存在的危险因素，提出可能消除或降低危险因素的措施后按上述相同步骤计算得到的新的评价年龄，我们把这个新计算得出的评价年龄称预期年龄或者是可达到年龄，需要注意的是预期年龄永远不可能大于评价年龄。

预期年龄的计算方法：首先将被评估对象的各项可改变危险因素填入健康危险因素评价表中，将降低后的危险因素通过查询《危险分数转换表》得到新的危险分数，运用上述的公式，通过计算得到新的组合危险分数和新的存在死亡危险值，将这些新计算所得的数值分别填入相应的栏目中，再将新计算出的存在死亡危险值与那些无法改变健康危险因素所致死因计算的存在死亡危险相加，即为新存在死亡危险，通过《健康评价年龄表》查询得出预期年龄。需要注意的是这里可改变的危险因素指的是对于危险分数大于 1 且属于行为生活方式的或者是通过药物等方式可降低或改善的危险因素。

7）计算危险降低程度：危险降低程度指被评估对象根据医生或者健康管理师的建议改变了现有的危险因素后，死亡危险可能降低的绝对量占改变前总的存在死亡危险值的比例。

$$危险降低量 = 存在的死亡危险 – 新存在死亡危险$$
$$危险降低程度 =（危险降低量 / 总存在死亡危险）× 100\%$$

表 3-1　健康评价年龄表

实际年龄最末一位数							实际年龄最末一位数					
男性存在死亡危险	0	1	2	3	4	女性存在死亡危险	男性存在死亡危险	0	1	2	3	4	女性存在死亡危险
	5	6	7	8	9			5	6	7	8	9	
530	5	6	7	8	9	350	4 510	38	39	40	41	42	2 550
570	6	7	8	9	10	350	5 010	39	40	41	42	43	2 780
630	7	8	9	10	11	350	5 560	40	41	42	43	44	3 020
710	8	9	10	11	12	360	6 160	41	42	43	44	45	3 280
790	9	10	11	12	13	380	6 830	42	43	44	45	46	3 560
880	10	11	12	13	14	410	7 570	43	44	45	46	47	3 870
990	11	12	13	14	15	430	8 380	44	45	46	47	48	4 220
1 110	12	13	14	15	16	460	9 260	45	46	47	48	49	4 600
1 230	13	14	15	16	17	490	10 190	46	47	48	49	50	5 000
1 350	14	15	16	17	18	520	11 160	47	48	49	50	51	5 420
1 440	15	16	17	18	19	550	12 170	48	49	50	51	52	5 860
1 500	16	17	18	19	20	570	13 230	49	50	51	52	53	6 330
1 540	17	18	19	20	21	600	14 340	50	51	52	53	54	6 850
1 560	18	19	20	21	22	620	15 530	51	52	53	54	55	7 440
1 570	19	20	21	22	23	640	16 830	52	53	54	55	56	8 110
1 580	20	21	22	23	24	660	18 260	53	54	55	56	57	8 870
1 590	21	22	23	24	25	690	19 820	54	55	56	57	58	9 730
1 590	22	23	24	25	26	720	21 490	55	56	57	58	59	10 680
1 590	23	24	25	26	27	750	23 260	56	57	58	59	60	11 720
1 600	24	25	26	27	28	790	25 140	57	58	59	60	61	12 860
1 620	25	26	27	28	29	840	27 120	58	59	60	61	62	14 100
1 660	26	27	28	29	30	900	29 210	59	60	61	62	63	15 450
1 730	27	28	29	30	31	970	31 420	60	61	62	63	64	16 930
1 830	28	29	30	31	32	1 040	33 760	61	62	63	64	65	18 560
1 960	29	30	31	32	33	1 130	36 220	62	63	64	65	66	20 360
2 120	30	31	32	33	34	1 220	38 810	63	64	65	66	67	22 340
2 310	31	32	33	34	35	1 330	41 540	64	65	66	67	68	24 520
2 520	32	33	34	35	36	1 460	44 410	65	66	67	68	69	26 920
2 760	33	34	35	36	37	1 600	47 440	66	67	68	69	70	29 560
3 030	34	35	36	37	38	1 760	50 650	67	68	69	70	71	32 470
3 330	35	36	37	38	39	1 930	54 070	68	69	70	71	72	35 690
3 670	36	37	38	39	40	2 120	57 720	69	70	71	72	73	39 250
4 060	37	38	39	40	41	2 330	61 640	70	71	72	73	74	43 200

注：此表左右两列分别为男性、女性总的存在死亡危险，表头中间为个体实际年龄最末一位数字，余下主体为相对应的评价年龄数值。

（3）健康风险评估报告：健康风险评估报告一定要实事求是地反映客观存在的危险因素，这就要求从初始采集信息时务必要认真、仔细、严谨，在面对多种健康危险因素时，需要根据危害性的严重程度来排序，进行危险度计算时也需要秉承严谨的态度。另外评估报告还需要结合个体和群体的社会生活环境和当地的风俗习惯。健康风险评估报告是一种趋势性分析结果，报告里所涵盖的信息可以作为医生的参考资料，但不能替代医生的诊断报告。

2. 生命质量评估　生命质量（quality of life）又被称为生存质量、生活质量。1987年，Levi等研发者指出："生活质量是个人或群体将自身感受到的躯体、生理和社会各方面的良好状态通过幸福感、满足感、满意感表达出来。"1993年WHO在生活质量研讨会上进一步完善生活质量的定义，指出："个人处于自我的生活环境中，对自身生活的一种本体感受，涉及人们在生活中的文化和价值体系所反映出个体对生活的期望、对生活赋予的标准、希望达到的目的及其关注的关系。"我国的一些学者指出："生活质量在社会学层面意义深远，可以客观评价不同国家地区的发展状况，从广义的角度来说，它展示出了人类在自然、社会中生存、生活的状态。"生命质量评估的基本内容包括躯体健康、心理健康、社会功能、疾病状况和对健康的总体感受。生命质量不仅仅是全方面反映个体健康水平的参数，也是相对于生命数量而言的概念，是反映疾病及其治疗手段对个体躯体、心理及社会功能这三方面的综合性指标。目前，生命质量的评估已被广泛地应用于临床，医生可以用来评价慢性疾病患者、老年人等群体的生命质量。

随着医学相关领域研究的不断深入，一个新的概念——健康相关生命质量被提出，它剥离了健康状态以外的很多因素，是一个相对于生命长度而言的概念。健康相关生命质量指人们在疾病、健康干预、衰老以及社会经济因素改变的影响下的健康状态，以及基于人口社会经济状态、文化背景和价值观等相关的主观体验。这两个部分组成了健康相关生命质量的主要内容。健康状态即WHO对健康定义中提出的生理、心理、精神和社会等方面的健康状态，即健康相关生命质量中的客观组成部分。主观体验指人的需求得到满足时的主观反应，即健康相关生命质量中主观组成部分。目前，根据这一概念针对的不同人群，可大致分为针对普通大众即一般人群而言的一般健康相关生命质量和面对某类患病人群的疾病特异或条件特异的健康相关生命质量。

生命质量评估量表不仅可以评价慢性疾病患者、老年人等群体，为其制订合理的治疗方案，还可以筛选临床药物，并根据量表评判治疗效果。根据WHO对生命质量的定义，其主要是个体的主观评价，因此生命质量评估量表作为一种评判工具，必须具备以下四点：①效度，即真实性，要求量表评估的结果需反映被测试者真实的生活状态。评测表应与显示疾病严重程度的指标及其他普适性或特异性生活质量评估量表相关，其真实性是在应用量表的过程中逐渐确立起来的。②信度，即可靠性，要求量表展示的结论具有极高的可靠性，并且其他研究者操作时具有可重复性。③文化和语言的适应性，此量表应用的对象不分国籍，不分民族，不分文化背景及语言环境，统计学结果无明显差异。④反应性，即生命质量量表随生活质量的变化而有相应的改变。

生命质量评估量表根据适用人群的不同，可以分为两类：①评价一般人群或疾病的普适性量表；②评价具体特定疾病或人群的特异性量表。目前应用较广泛的普适性量表包括健康调查量表36、国家标准生活质量测定量表、诺丁汉姆健康量表（Nottingham health profile，NHP）、健康状况问卷（general health questionnaire，GHQ）、健康质量量表（quality of well-being，QWB）等。这些量表涵盖个体健康、心理情况、日常生活等方面。特异性量表可根据各系统疾病细化到针对不同病种，如帕金森病生命质量调查表（PDQ-39）、慢性心力衰竭（CHF）调查表、严重心力衰竭生命质量调查表（QLQ-SHF）、糖尿病患者生命质量特异性量表、肝痛患者生命质量测定量表（QOL-LC）。

本章节详细介绍的健康调查量表36（36-item short form health survey，short form 36，SF-36）（附录二）是在医疗结局研究量表（MOS）的基础上开发的通用、简明的健康相关生命质量评价量表，该量表适用于老年人群健康相关生命质量的测量。浙江大学医学院率先将SF-36引入我国，并翻译成中文版本。SF-36与其他生命质量测评量表相比，短小、灵活、易管理、信度与效度令人满意、敏感性较高。SF-36评价健康相关生命质量（HRQOL）的8个方面，分属于生理健康和心理健康两个大类中即生理功能（PF）、生理职能（RP）、躯体疼痛（BP）、总体健康（GH）、活力（VT）、社会功能（SF）、情感职能（RE）、精神健康（MH）。另外，SF-36还包括另一项指标 - 健康变化（HT），用于评价过去一年内健康改变。

SF-36覆盖8个维度,包含36个条目(每个维度包含2~10个条目不等),涉及生理健康和心理健康两大类,分别考察被调查者的功能状态。8个维度分别为:①生理功能指标(physical function,PF)是测量健康状况是否妨碍正常的生理功能,是个体体能和活力的反映,它对生命质量产生直接影响,是提高生命质量的基础。其主要包括活动受限、体力活动适度性和自感体力状况。活动受限指有无生活自理能力、有无躯体活动和走动方面的限制以及受限的程度;体力活动适度性指个人在日常生活中表现出来的疲劳感、无力感和虚弱感,如登楼、举(搬)重物的能力等;自感体力状况指个人对自身体力和自理能力的主观评价。②躯体疼痛(bodily pain,BP)是测量疼痛程度和其对日常活动的影响。③生理职能(role physical,RP)是测量由生理健康问题导致的职能受限情况。④总体健康情况(general health,GH)是测量自身对健康状况及其发展趋势的评价。⑤精力/活力(vitality,VT)是测量个体对自身精力及疲劳程度的主观感受。⑥社会功能(social function,SF)是测量健康问题对社会活动数量和质量的影响,是人类生活的一种基本需求,是衡量一个人生活是否正常的指标之一。其主要包括社会交往和社会支持两个概念。社会交往强调交往的范围和数量、社会资源的充分程度,但不强调交往的效果和质量。社会支持指社会交往和社会资源对个人的支持程度,包括情感支持和物质支持,其中情感支持对于健康和生命质量具有更重要的作用。⑦情感职能(role-emotional,RE)是测量情感问题导致的职能受限情况。⑧精神健康(mental health,MH)是测量精神心理的健康状态。心理是人类大脑反映外界客观事物的过程,所有的疾病和损伤都会给患者带来心理变化,只是程度不同,这些心理变化主要是情绪反应、心理感受、情感控制、意识能力。被测试者完成答卷大约需要耗时5分钟,评分越高,说明患者的生活健康水平越好。SF-36优点在于其良好的可重复性和真实性。其中前四个维度构成了生理健康总分(PCS)代表生理健康功能,后四个维度构成了心理健康总分(MCS)代表了心理健康功能。

SF-36的总分计分方法:量表条目2为"与上一年比较,自我报告的健康状况变化",不参加量表得分计算。其余35个条目归为8个维度,根据各个条目相应的权重赋分计分,总分为145分,分值越高,代表健康相关生命质量越好(表3-2)。

表 3-2　SF-36 各领域及计分方法

维度	条目数	得分范围	计分方法
生理功能(PF)	10	10~30	3a+3b+3c+3d+3e+3f+3g+3h+3i+3j
生理职能(RP)	4	4~8	4a+4b+4c+4d
身体疼痛(BP)	2	2~12	7+8
总体健康(GH)	5	5~25	1+11a+11b+11c+11d
精力/活力(VT)	4	4~24	9a+9e+9g+9i
社会功能(SF)	2	2~10	6+10
情感职能(RE)	3	3~6	5a+5b+5c
精神健康(MH)	5	5~30	9b+9c+9d+9f+9h

注:a、b、c、d、e、f、g、h、i、j等分别代表SF-36(1)(2)(3)(4)(5)(6)(7)(8)(9)(10)等条目序号。

SF-36各个维度的计分方法:SF-36的8个维度中,除躯体职能和情感职能两个维度的问题回答为"是""否"外,其余问题的回答分为4~5个等级,每个问题根据其代表功能损害的严重程度,赋予了相应的权重或分值,最后将各个维度的得分转化为百分制。一个维度最大得分为100分,最小为0分,得分越高,生命质量就越高。每个维度得分计算公式为:

　　各维度转换得分 =(实际得分 - 最低可能得分)/(最高可能得分 - 最低可能得分)× 100

3. 疾病危险性评估　疾病危险性评估是健康评估的重要内容之一,目前健康风险评估已逐步扩展到以疾病为基础的危险性评估,与一般健康风险评估不同,疾病危险性评估是针对特定疾病患病风险的评估,主要为了筛查出患有指定疾病的个体,引入需求管理或疾病管理;测量医生和患者良好临床实践的依从性与有效性;测量特定干预措施所要达到的健康结果;测量医生和/或患者的满意度。

一般健康风险评估的方法同样适用于疾病危险性评估,但疾病危险性评估又有其自身的特点:疾病危险性评估主要是评估未来某种特定疾病发生的危险性;主要使用前瞻性队列研究和对以往流行病学研究成果的综合分析及循证医学方法。前者包括生存分析法、寿命表分析法等,后者包括 Meta 分析、合成分析法等;疾病危险性评估适用于医院、体检中心、人身保险(主要是健康保险和人寿保险)中的产品研发与核保。

疾病危险性评估主要有以下四个步骤:①选择要预测的疾病(病种),一般来说往往选择对人群危害最严重的、患病率高的疾病,且该疾病的发生与不良行为生活方式等危险因素明确相关;②不断发现并确定与所选择疾病的发生相关的危险因素;③运用合理的预测方法建立有效的疾病风险预测模型;④对建立的评估模型进行验证,以确认该模型的正确性和准确性,即最初预测的结果应和实际得出的结果具有一致的方向性、较好的相关性与敏感性。

(二)健康风险评估的应用

1. 个体健康评估　主要是比较评估对象的实际年龄、评价年龄和预期年龄三者之间的差别,以此来表示现存危险因素对个体寿命的危害程度和降低危险因素后可延长寿命的程度。一般来说,被评估对象的评价年龄高于实际年龄,则说明被评估者所存在的危险因素高于人群平均水平,即死亡率可能高于当地同性别同年龄组别人群死亡率的平均水平。预期年龄与评价年龄的差值,表明评价对象降低危险因素后可能延长的寿命。年龄之间差值的大小一般以 1 岁为标准。

根据实际年龄、评价年龄和预期年龄三者之间的关系不同,一般将其分为四种不同的类型。

(1)健康型:被评价者的评价年龄小于实际年龄属于健康型,认为被评估个体的危险因素低于平均水平。如图 3-2 被评估个体的实际年龄为 60 岁,评价年龄为 56 岁,说明该个体预期健康状况良好,健康水平优于 60 岁的同龄人群。虽然该个体仍可以进一步降低危险因素,但是因为危险因素本身就较人群平均水平少,所以可延长的预期寿命会比较有限,即预期寿命与评价年龄之间的差距不会很大。

(2)自创性危险因素型:被评价者评价年龄大于实际年龄,且评价年龄与预期年龄之间的差值也较大,一般认为被评估个体的危险因素高于人群平均水平。如图 3-2 个体的实际年龄为 60 岁,评价年龄为 64 岁,预期年龄为 55 岁。此类型表示被评估个体的危险因素属自创性,多是可改变的,往往是一些不良的行为生活方式,降低或改变危险因素后其健康状况即可得到很大的改善,可以较大程度地延长预期寿命。

(3)历史危险因素型:被评价者的评价年龄大于实际年龄,但评价年龄与预期年龄之间的差值较小,一般认为被评估个体的危险因素高于人群平均水平。如图 3-2 个体实际年龄为 60 岁,评价年龄为 64 岁,预期年龄为 63 岁,评价年龄与预期年龄之差为 1 岁。这种类型说明个体的危险因素大多是不可改变的危险因素,主要来自生物遗传因素与既往及目前疾病史,这些因素一般不容易降低和改变,即使有所改变,效果也并不显著,可延长的预期寿命也非常有限。

(4)少量危险因素型:评价年龄接近实际年龄,评价年龄与预期年龄也相近,一般认为被评价个体的危险因素相当于当地人群平均水平,即少量危险因素型。如图 3-2 个体实际年龄为 60 岁,评价年龄为 60.5 岁,预期年龄为 59.5 岁。此类型说明危险因素降低的可能性非常有限,因此评价年龄与预期年龄也较接近。

根据上述分析,不难看出针对自创性危险因素型的个体进行健康教育和行为干预效果最佳。除了上述通过对三种年龄之间的关系进行分析外,我们还可以针对某一种危险因素对个体产生影响的程度进行分析。如仅减少吸烟的危险因素,或改变高钠低钾饮食习惯的危险因素,用同样方法计算评价年龄和预期年龄,从两次计算得出的评价年龄与预期年龄差值大小说明这两种危险因素中某一种危险因素对个体预期寿命的影响程度。

2. 群体健康评估　通过对健康危险因素的群体评价,推动疾病控制工作的开展。

(1)不同人群的危险程度评价:在对不同人群的危险程度进行分析时,我们需要先对个体进行评价,根据被评价者的实际年龄、评价年龄和预期年龄三者之间的关系,将健康型、自创性危险因素型、历史危险因素型和少量危险因素型四种类型分别进行归类,即将健康型被评价者归为健康组;自创性危险因素型和历史危险因素型被评价者归为危险组;少量危险因素型被评价者归为一般组。根据

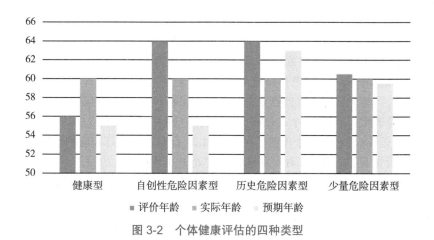

图 3-2　个体健康评估的四种类型

人群中上述三组不同分类的人群所占比例的大小,来确定危险水平最高的人群,即可被视为重点防治对象。一般而言,某人群中危险组的占比越高,即该人群中处于危险组的人越多,此人群的危险水平就越高。此方法可以针对不同性别、年龄、职业、文化程度和经济状况等人群的危险水平展开评估与分析。

（2）危险因素的属性分析:在前面章节中我们介绍了健康危险因素的分类,根据危险因素对健康影响的对象,可以分为个体健康危险因素和群体健康危险因素;根据危险因素对健康影响的因果关系,分为直接健康危险因素和间接健康危险因素;根据危险因素的来源,分为环境危险因素、行为与生活方式危险因素、生物危险因素和医疗卫生服务的危险因素四类。随着老年人年龄的不断增长,慢性非传染性疾病严重影响老年人的生活质量,而慢性病的很多危险因素均来源于不良的行为生活方式,这些危险因素是可以改变的,即可改变危险因素或自创性危险因素。在对人群进行健康评估的时候,我们可以通过分别计算人群中可改变危险因素和不可改变危险因素所占人群的比重,来明确对哪些人群通过健康教育和健康促进使其改变危害健康的行为生活方式并最终取得显著的效果。

（3）单项危险因素对健康的影响分析:通常影响人群健康的危险因素有很多种,如何得知众多危险因素中哪一种危险因素对人群健康的危害性最大,分析方法是首先将评价对象去除某一项危险因素后所计算的评价年龄与预期年龄的差值作为单项危险强度,再将这一单项危险因素在评价人群中所占的比重作为危险频度,两者相乘即可得到危险程度,危险程度的大小可以反映该危险因素对人群健康状况产生影响的程度。公式为:

$$危险强度 \times 危险频度 = 危险程度$$

公式中,我们可以看到,某一项危险因素对整个人群健康状况的影响程度,不仅仅取决于个体评价年龄与预期年龄的差值大小,还与它在人群中影响的范围大小密切相关。有些因素虽然对个体影响很大,如果这一因素影响的人群有限,那么此危险因素对整个人群来说危险程度并不严重;反之,某些危险因素对个体的健康影响并不太严重,但受其影响的人却很多,那么这类危险因素往往更值得被关注。

3. 其他应用　健康危险因素评估作为健康促进的一种技术、预防疾病的一项有效手段,被广泛应用于各个领域。如健康保险领域、传染病风险评估、职业病风险评估、卫生服务需求与利用评估、健康危险因素与降低医疗费用关系的评估。除此以外,在公共卫生方面也发挥了十分显著的作用,如对吸烟、乙醇滥用、伤害风险的评估。但是健康风险评估的研究起步较晚,有待于进一步研究改进与完善。

三、健康风险评估的操作方法

（一）操作流程

健康风险评估的操作方法基本按照个人健康信息采集、健康风险评估以及报告的反馈等步骤来进行。具体的操作流程:

1. 工作条件　风险评估表格、软件或网站;具有基本配置和录入软件等相关程序的电脑;体重计、血压计、体检设备及常规生化实验检查设备。

2. 内容和方法

（1）个人健康信息管理：通过各种量表的使用和检查收集个人健康信息，主要内容包括体格测量、膳食及生活方式、体力活动、既往疾病史、家族史、心电图检查和临床实验室检查等（详见第二章）。

（2）个人疾病危险性评价：对患有高血压、糖尿病、肥胖、冠心病、脑卒中等慢性病的老年个体进行危险性定量评价，帮助老年人了解自己未来若干年内患某种疾病的可能性（绝对危险性），以及与同年龄、同性别的人群平均水平相比，个人患病危险性的高低（相对危险性）。

（3）个人健康指导：针对老年个体的各种危险因素，针对性地制订相应的健康促进措施和健康管理处方，并对其执行情况进行跟踪；对疾病危险程度处于高、中、低危的服务对象进行随访，跟踪其可改变危险因素的变化，对健康干预的效果进行评价，为下一步的健康促进措施的调整提供依据。

3. 步骤

（1）采集个人健康相关信息、进行相关医学检查。服务对象在医师或健康管理人员指导下独立或共同填写"个人健康及生活方式信息记录表"（表 2-1、表 2-2 和表 2-7）。

（2）信息录入及报告打印：收集完上述信息后，利用计算机软件进行核实录入，可打印"个人健康信息清单"，并使用相关风险评估软件对被评估者进行风险评估，再打印相关"疾病危险性评价报告"及"个人健康管理处方"。

（3）解释报告内容：相关报告打印完成后，医师或健康管理人员即可向被评估对象就报告的内容及意义逐一解释，并回答服务对象对相关问题的咨询。

（4）跟踪指导：健康管理师需要将评估的结果等，告知被评估对象，并定期与被评估对象取得联系，以提醒和帮助其按健康管理干预处方及健康行动计划去实施。

4. 随访　按服务对象的疾病危险程度分级，高危险度的评估对象需每 3 个月随访一次，中度危险的服务对象每 6 个月随访一次，低度危险的评估对象每年随访一次。随访的重要目的是可通过"个人健康及生活方式信息记录表""个人健康管理日记"的再次填写，对采集的相关信息进行补充和更新，并将两次的评估结果进行对比。

5. 效果考核与评价　双向考核，一方面是考核个人，另一方面则针对健康管理人员或医师进行考核。服务对象个人考核方面主要包括危险信息的知晓度、个人行为变化情况、危险因素的控制情况、疾病的控制率和有效率等。健康管理人员和医师方面，考核的内容主要包括工作量、服务态度、老年人对其服务的满意情况等。

（二）心血管疾病风险评估

心血管疾病，又称为循环系统疾病，是一系列涉及循环系统的疾病，有着相似的病因、病发过程及治疗方法。它包括冠心病、脑血管疾病、高血压、风湿性心脏病、周围血管疾病、先天性心脏病、心力衰竭以及心肌病等。心血管疾病是造成我国居民死亡和疾病负担的首要病因，据 WHO 统计，全世界每年死于心脑血管疾病的人数大概有 1 700 万，死亡率占所有疾病总死亡人数的 50% 以上。我国也不例外，2016 年，我国心血管病死亡 434.4 万例，其中脑卒中死亡 209.8 万例，位列死因谱的第 1 位，冠心病死亡 173.6 万例。心血管病死亡率农村高于城市，尤其常见于老年人。同时，心血管疾病患病率及死亡率都在持续上升，截至 2017 年，我国心血管病患者超过 2.9 亿例。冠心病、脑卒中等重大心血管疾病不仅给患者带来了严重的身心伤害，也给患者家庭带来沉重的经济负担。

《"健康中国 2030"规划纲要》中强调了"共建共享、全民健康"的发展战略，坚持以基层为重点，预防为主的工作方针，因此采取有效措施预防心血管疾病的发生是当前亟需解决的问题。心血管疾病的一级预防和健康管理的重要基础就是开展心血管疾病风险评估和分层。心血管疾病风险评估不仅仅是筛选出心血管疾病高风险个体的重要手段，也是针对每个个体制订相应治疗方案的重要依据，有利于相关工作人员对高危个体进行针对性的健康教育和健康管理工作。目前，我国由多学科专家组成联合委员会共同制订了《中国心血管病风险评估和管理指南》，该指南中详细介绍了我国心血管疾病风险评估，分别从总体风险评估和风险评估流程两个方面进行阐述。

1. 心血管病总体风险评估　按照《中国心血管病风险评估和管理指南》，心血管病总体风险评估是根据多个心血管病危险因素的水平和组合来评估个体在未来一段时间内发生心血管病（急性心肌梗死、冠心病猝死、其他冠心病死亡以及致死性和非致死性脑卒中）的概率，一般分为短期风险和长期风险,其中短期风险一般指 10 年风险,长期风险一般指 15~30 年以上或终生风险。其适用于一级预防,即在特定的心血管事件发生前开展风险评估和危险因素管理。

在对心血管病总体风险进行评估后,可将风险进行分层,针对不同风险水平的被评估对象,制订具有针对性的心血管病危险因素管理方案,从而达到降低心血管病总体风险的目的。目前,心血管病总体风险评估和分层已被国内外广泛采用,用于指导临床实践和人群心血管病防治相关工作。

我国学者自 20 世纪 80 年代开始,结合我国人群疾病特点对冠心病风险预测模型展开研究,2003 年国家"十五"科技攻关计划"冠心病、脑卒中综合危险度评估及干预方案的研究"课题组,考虑到我国冠心病相对低发、脑卒中相对高发的现状,开发了适合我国人群疾病特点且方便临床使用的心血管发病风险评估方法,即缺血性心血管病(ischemic cardiovascular disease, ICVD)10 年发病风险评估表。2016 年,我国学者利用中国动脉粥样硬化性心血管疾病风险预测(prediction for ASCVD risk in China, China-PAR)研究建立了用于心血管病 10 年风险和终生风险评估的 China-PAR 模型,并提出了适合我国人群的风险分层标准。此模型目前已在我国人群心血管病 10 年风险和终生风险评估中被广泛采用。

2. 总体风险评估流程　虽然单纯的风险评估结果不能用于临床治疗的指导,但是总体风险评估和风险分层往往是经济、有效地预防和控制心血管病的必要前提,并且可以协助制订临床干预和治疗方案。总体风险评估流程见图 3-3。

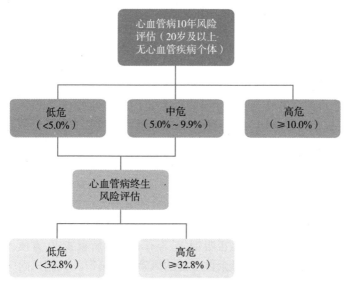

图 3-3　心血管病风险评估流程

(1)风险评估采集的指标:在进行风险评估前需要采集相关信息,而 China-PAR 风险评估模型中所需要纳入的数据主要包括被评估者的以下内容:

1)一般情况:如性别,年龄,现居住地(城市或农村),地域(北方或南方,以长江为界)。

2)血液生化检查:如总胆固醇(total cholesterol, TC),高密度脂蛋白胆固醇(high-density lipoprotein-cholesterol, HDL-C)。

3)体格检查:如腰围,当前血压水平。

4)疾病既往史和家族史:如是否患有糖尿病,是否有心血管病家族史。

5)其他:如是否服用降压药,现在是否吸烟。由于男性腰围≥90cm 或女性腰围≥85cm 时往往代表为中心性肥胖,而中心性肥胖对患心血管病的影响更为显著,因此,China-PAR 风险评估模型中所纳入的数据采用了腰围,而未使用 BMI。

(2)风险评估:心血管病总体风险评估分为短期风险评估和长期风险评估,即心血管病 10 年风险评估和终生风险评估两个部分。评估对象主要为 20 岁及以上没有心血管病的个体。首先,对被评估对象进行心血管病 10 年风险评估,即个体心血管病发病风险的量化评估。

短期风险评估需要依托长期前瞻性队列人群研究为基础,通过调查获得的心血管病危险因素信息以及发病和死亡数据等资料,建立相应的数学模型,并在此基础上计算不同危险因素水平及其组合的平均发病风险。

其次,进行10年风险分层。应用China-PAR模型对个体进行量化评估后,可将被评估个体分别归类为高、中、低风险,有利于进一步制订具有针对性的个体干预措施,最终促进预防心血管病的"高危人群策略"的实施。目前,我国的《中国心血管病预防指南(2017)》《中国成人血脂异常防治指南(2016年修订版)》,均以缺血性心血管病风险的5.0%和10.0%作为划分心血管风险低、中、高危的切点值。在China-PAR模型10年风险评估中对10年风险进行分层时,也是将5.0%和10.0%作为切点,即心血管病10年风险≥10.0%,视为高危,对于高危个体,不仅仅需要干预和纠正个体的各种不良行为生活方式(如吸烟、酗酒、肥胖、缺乏身体活动、膳食不均衡等),还需要针对已患有的慢性疾病(如高血压等),在临床医师指导下进行药物治疗,必要时可进一步地进行心脏及颈动脉超声等详细的影像学检查,以便于能更精准地评估心血管病风险;心血管病10年风险为5.0%~9.9%,视为中危,对于中危个体,主要还是针对不良行为生活方式的干预;10年风险<5.0%为低危,处于低危的个体,往往只需要采取健康教育等方式来帮助个体保持或进一步完善健康的生活方式。

最后,进行心血管病终生风险评估。心血管病的终生风险指个体在一生中(至85岁)发生心血管病的累积风险。目前《中国心血管病预防指南(2017)》及《中国成人血脂异常防治指南(2016年修订版)》均将缺血性心血管病终生风险评估纳入心血管病总体风险评估流程,但是对终生风险高危阈值始终没有明确。在China-PAR模型终生风险评估中,往往是针对年龄20~59岁且10年风险<10.0%的个体开展的,而不针对老年人进行心血管病终生风险评估,主要是因为年轻个体绝大多数都处于中、低危水平,而短期风险评估不足以对长期的心血管病起到预防和指导作用。心血管病终生风险<32.8%,视为终生风险低危;终生风险≥32.8%,视为终生风险高危。对于终生风险高危个体,则应为重点关注对象,虽然目前终生风险评估并不能直接用于指导药物治疗和临床决策,但是可以尽早对不良行为生活方式进行干预,有利于心血管病的早期预防和危险因素的长期管理,从而阻止或减缓心血管病的发生。

(3)风险评估工具:China-PAR研究利用10年风险评估模型和终生风险评估模型,充分考虑实用性和可及性,分别开发了网站评估工具和手机APP评估工具,为基层开展心血管病防控以及个体化心血管病防治提供了重要技术支撑。使用者可以通过输入个人信息和检查结果,包括性别、年龄、现居住地(城市或农村)、地域(北方或南方)、腰围、总胆固醇、高密度脂蛋白胆固醇、当前血压水平、是否服用降压药、是否患有糖尿病、现在是否吸烟、是否有心血管病家族史,方便、快捷地计算出个体的心血管病10年风险和终生风险,并获悉个体所处的风险分层情况。根据风险分层,个体将获得针对性的生活方式和管理治疗建议。

(刘　岩)

第三节　老年人健康风险的分析

一、健康风险的表示方法

(一)风险与风险管理的概念

风险指某种不利事件发生的可能性或某种事件预期后果估计中较为不利的一面。人们在日常生活中,由于受到各种不确定因素的影响,会遭遇各种各样的风险,可以说风险无处不在,而健康风险则是生活中最常见的风险之一。为了尽可能地降低风险,我们必须认识风险,并对风险进行管理,才有可能将风险降低到最低程度。

风险管理指面临风险者进行风险识别、风险估测、风险评价、风险控制,以减少风险负面影响的决策和行动过程。既然风险无处不在,那么对风险进行管理就显得至关重要,因为风险管理的最终目标就是为了有效地控制风险,尽可能地减少损失的发生。

风险评估一般包括风险识别、风险评估、风险控制和风险管理效果反馈四个方面。

（二）健康风险的常见表示方法

1. 疾病频率指标　用于描述疾病和健康事件在人群中分布的疾病频率测量指标,是流行病学研究中最基本、最常用的工具。疾病频率测量常用的指标有发病频率测量指标、疾病负担指标和死亡指标。发病频率测量指标主要包括发病率、罹患率、续发率、累积发病率;疾病负担指标包括患病率、感染率等;死亡指标包括死亡率、病死率和生存率等。

（1）发病频率测量指标:主要包括发病率、罹患率、续发率、累积发病率、发病密度等,这里详细介绍前三种。

1）发病率:表示一定期间内,一定范围人群中某病新发生病例出现的频率。计算公式表示为:

$$发病率 =（一定时期内某人群中某病新病例数 / 同期该人群暴露人口数）× k$$

公式中,$k=100\%$、$1\,000‰$、$10\,000/$ 万或 $100\,000/10$ 万。

需要注意的是若在观察期内一个人多次发病时,则应计为多个新发病例数,如流行性感冒、腹泻等疾病在一年中可多次罹患。对难以确定发病时间的疾病可将初次诊断时间作为发病时间,如恶性肿瘤、精神疾病等。另外公式的分母为同期暴露人口数,所谓暴露人口是在观察期内某地区人群中可能发生该病的人,对那些因已患病而在观察期内不可能再成为新发病例者不应计入暴露人口,如在计算麻疹的发病率时,曾经患过麻疹者不计入分母,理论上接种麻疹疫苗且获得永久免疫力者不应计入分母。

发病率是疾病流行强度的指标,反映疾病对人群健康影响的程度,发病率高对人群健康危害大。发病率是一个常用指标,是由发病报告或队列研究获得的动态指标,常常被用来描述疾病的分布,对于不同人群相同疾病发病率的比较,可了解疾病流行特征,探讨危险因素,提出病因假说,评价防制措施的效果。

2）罹患率:也是测量人群某病新病例发生频率的指标,通常指在某一局限范围短时间内的发病率。公式与发病率相同,不同之处在于观察时间短,发病率的观察时间一般以年为单位,而罹患率的观察时间可以是小时、日、周、月。由于观察时间短,所以罹患率往往被用于食物中毒、职业中毒或传染病暴发原因的探讨。

3）续发率:往往是在集体单位发生传染病时使用,指某些传染病在最短潜伏期到最长潜伏期之间,易感接触者中发病人数占所有易感接触者总数的百分比。其公式表示为:

$$续发率 =（潜伏期内易感接触者中发病人数 / 易感接触者总人数）× k$$

公式中,$k=100\%$。

第一个病例发生后,在该病的最短潜伏期到最长潜伏期之间出现的病例称为续发病例。续发率可用于比较传染病传染力的强弱,续发率计算过程中需要注意的是要将原发病例从分子与分母中去除。

（2）疾病负担指标:疾病负担指标主要包括患病率、感染率、病残率等。

1）患病率:指某特定时间内总人口中某病新旧病例所占的比例。其公式表示为:

$$患病率 =（特定时间内某病新旧病例数 / 特定时间里的观察人口数）× k$$

公式中,$k=100\%$、$1\,000‰$、$10\,000/$ 万或 $100\,000/10$ 万……

患病率通常用来反映疾病的现患状况,往往用于研究病程较长的慢性病的流行情况。虽然影响患病率的因素有很多,但最突出的则是发病率和病程这两个因素。当某病的发病率和该病的病程在相当长时间内保持稳定时,患病率、发病率和病程三者之间的关系为:

$$患病率 = 发病率 × 病程$$

通过这个公式,我们可以根据患病率和发病率推算出该疾病的病程。

2）感染率:指在某时间内被检人群中某病原体现有感染者人数所占的比例,其中感染者包括显性感染和隐性感染。其公式表示为:

$$感染率 =（受检者中感染人数 / 受检人数）× k$$

公式中,$k=100\%$。

感染率在流行病学工作中应用较为广泛,特别是对那些隐性感染、病原携带者及轻型和不典型病例的调查较为常用。可通过检出某病的病原体发现感染者,也可用血清学、分子生物学等方法检出感染者。

（3）死亡指标：常包括死亡率、病死率和生存率等。

1）死亡率：表示在一定期间内，某人群中总死亡人数在该人群中所占的比例，观察时间常以年为单位。其分子为死亡人数，分母为该人群同期平均人口数，其公式表示为：

$$死亡率 =（某人群某时期总死亡人数 / 该人群同时期平均人口数）\times k$$

公式中，k=100%、1 000‰、10 000/万或 100 000/10 万……

死亡率是测量人群死亡危险最常用的指标。它既可反映一个地区不同时期人群的健康状况和卫生保健工作水平，也可为该地区卫生保健工作的需求和规划提供科学依据。不同地区死亡率进行比较时需将死亡率标化，标化后的死亡率称为标化死亡率或调整死亡率。死亡率按照年龄、性别、职业、种族或疾病的种类等分别计算得到的死亡率称为死亡专率。

死亡率可作为疾病发生风险的指标，在病死率高和生存时间短共同存在的情况下死亡率可以反映人群的发病率。如胰腺癌，一经确诊后不久即可能死亡，长期存活很罕见，因此胰腺癌死亡率基本可以代替其发病率，反映人群该病的发病水平。

2）病死率：表示一定时期内因某病死亡人数占该病全部患者的比例，表示某病患者因该病死亡的危险性。其公式表示为：

$$病死率 =（某时期因某病死亡人数 / 同期某病患者数）\times k$$

公式中，k=100%、1 000‰、10 000/万或 100 000/10 万……

病死率表示确诊某病患者的死亡概率，可反映疾病的严重程度，也可反映医疗水平和诊治能力。一种疾病的病死率往往受疾病的严重程度、当地医疗水平、疾病的诊断水平和病原体毒力等因素的影响，常用于病程较短的急性传染病，较少用于慢性病。

3）生存率：又称存活率，指某病的患者中，经 n 年随访尚存活的病例数所占的比例。其公式表示为：

$$n 年生存率 =（随访满 n 年尚存活的病例数 / 随访满 n 年的病例数）\times k$$

公式中，k=100%。

生存率的计算时间往往以年为单位，如 1 年、3 年、5 年、10 年等，反映疾病对生命的危害程度，用于评价某些病程长的慢性疾病的远期疗效，如癌症、心血管疾病、结核病等。

2. 危险度　危险度是在观察的总数中发生某事件的数量频率。它的计算与慢性疾病的前期暴露因素有关，而这些前期暴露危险因素则指已经被流行病学研究所证实的，与一种或几种健康结果之间有定量关系的因素。前期暴露因素包括不良的行为因素（吸烟、酗酒、缺乏运动等）、临床测量指标（高血脂、高血糖等）、历史因素（家族遗传史等）。健康结果指因前期危险因素暴露而产生的结果。危险度的计算有很多种，其中相对危险度则是最为常用的一种方法。

（1）相对危险度（relative risk，RR）：是暴露组的危险度与对照组的危险度之比，表示与人群平均水平相比，危险度的升高或降低，指暴露在某因素或某事件的危险度（I_e）同未暴露在该因素该事件的危险度（I_o）的比值。公式为：

$$RR=I_e/I_o$$

当 RR=1 时，则表示暴露的该因素与疾病无关联；当 RR<1 时，则表示暴露的该因素与疾病为负关联性，该因素是保护因子，对健康有益；当 RR>1 时，则表示暴露的该因素与疾病正关联，该因素为危险因素。比值越大，表明关联性越强。

（2）归因危险度（attributable risk，AR）：又称为特异危险度，指暴露组的发病率与对照组的发病率之差，表示危险特异地归因于暴露因素的程度。公式为：

$$AR=I_e-I_o$$

AR 表示暴露者中完全因为暴露因素所导致的发病率或死亡率。

（3）理想危险度（achievable risk）：指健康风险降低的空间，即鼓励个体修正自己的所有不良行为且达到目标水平后重新计算得到的危险度。

3. 评估分值　尽管健康风险评估（HRA）报告的种类多种多样，但是它都会包含一份个人报告和一份人群报告。在受评估者的个人报告中有一些共同因素，我们把这些共同因素称为评估分值，而此评分是通过某种方法从评估危险度计算得到的,如评价年龄。

4. 目标分值 在评估报告上往往还会显示目标分值。所谓目标分值即假设受评估者严格按照所有建议成功改变了之前不利于健康的行为后所得到的分值。如果受评估者无不利于健康的行为,即收集的信息显示与 HRA 建议的所有目标已经达到一致,则目标分值也就等同于评估分值。

5. 评价年龄 指具有相同评估分值的男性或女性人群的平均年龄。当个体的评估危险度与人群平均危险度相等时,则个体的评价年龄就是其自然年龄。如果个体的评估危险度大于人群平均危险度时,则个体的评价年龄大于其自然年龄。如果个体的评估危险度小于人群平均危险度,则个体的评价年龄小于自然年龄。

二、健康风险评估的作用

健康风险评估是健康管理的关键环节。它通过个人健康信息的收集将筛查出的相关数据转变成健康信息,对群体和个体进行未来健康或疾病风险的判断,并对个体和群体进行分层,以利于进一步采取有效的干预措施。可以说健康风险评估在整个健康管理过程中起到承前启后的作用。

（一）健康风险评估对个体的作用

1. 帮助老年个体综合认识健康危险因素 随着人们生活水平的不断提高,老年人的健康意识越来越强,越来越关注自身的健康状态,通过健康风险评估,能帮助老年人充分地了解自己机体内外存在的能使疾病发生和死亡率增加的诱发因素,为老年人进一步采取干预措施奠定基础。影响健康的危险因素主要包括个人不良的行为生活方式(如吸烟、酗酒、运动缺乏、膳食不均衡、睡眠障碍等)、环境因素(如家庭氛围、生活环境等)、生理生化指标(如血脂异常、血压异常、血糖异常、肥胖等)、疾病家族史、疾病或临床前疾病状态等。

对于预知危险因素,规范行为生活方式,对慢性病的风险进行预警,对不良生活方式进行干预,降低健康风险带来的经济负担,健康评估是一个很好的方法。人口老龄化和慢性病患者人数的上升以及人们对长寿的期望,促使人们对健康的关注越来越高,而这也恰恰凸显了健康评估在健康管理中的重要意义和地位。

2. 鼓励和帮助老年人修正不健康的行为 健康风险评估最早是为了更好地开展健康教育而提出来的,健康教育不仅仅是简单的健康宣教,而是通过有计划、有组织、有系统的社会和教育活动,促使老年人自觉地采纳有益于健康的行为和生活方式,消除或减轻影响健康的危险因素,从而达到预防疾病、促进健康和提高生活质量的目的。其核心就是通过个性化、量化的评估结果,促使个体或群体改变不健康的行为生活方式。当老年人认清自己身体健康状态,全方位了解身体健康数据,认识影响自己健康的各种危险因素后,就需要为其指明方向,即告知个体应该努力改善的方向,帮助老年人有针对性地修正自己不健康的行为。

3. 制订个体化的健康干预措施 通过健康风险评估,我们了解了个体的主要健康问题以及影响健康的危险因素,通过对这些相关数据的进一步分析,可以将这些数据进行分类,针对可改变的危险因素及其出现的频率、强度、干预措施的成本 - 效果 / 效益等制订出适合个体的经济有效的健康干预措施。

需要注意几点:①由于健康危险因素往往不是单一的,因此健康干预的方法也需要多样化,而不能一成不变;②在制订健康干预措施时,必须要结合每位老年人的特点,如个人喜好、文化水平、年龄层次、当地的风俗习惯、经济水平等来制订,而不能千篇一律;③考虑到老年人的生理状况和各种习惯养成的长久性,制订干预措施时可以分阶段进行,一方面有利于及时、有针对性地调整干预措施,另一方面有利于循序渐进,最终达到最佳目标。

4. 评价干预措施的有效性 对干预措施的评价一般在对个体的干预措施开始实施一段时间后或者是干预措施实施结束后,通过干预后所达到的客观实际与制订措施时的预期结果之间的比较,只有通过不同时间节点的多次评价,才能及时发现问题、分析原因、调整方案、完善执行,最终达到提高干预措施有效性的目的。准确的信息是评价成功的保障,而评价指标的选择则是评价干预措施有效性的关键。有过程评价、效应评价和结局评价,评价指标一般包括健康干预依从性、对健康状况的评价指标、经济评价指标、参与者参与率和满意度指标、卫生服务利用指标等。

（二）健康风险评估对群体的作用

健康风险评估对群体的作用主要体现在对健康管理人群的分类,分类的依据则是根据健康风险评估的评估结果。①根据评估结果得出健康风险的高低,进而分为低风险阶段、中风险阶段和高风险阶段。②根据卫生服务的利用水平、设定的阈值或标准等进行医疗花费高低的划分。③其他分类,如根据疾病类别、人群的性别、年龄和职业等。总之,对人群进行分类管理和干预可以提高干预的针对性和有效性,有利于成本的减少和资源利用的最大化,使健康达到最佳效果。

（三）健康风险评估对健康保险的作用

健康保险是以人的身体健康为目标,是对因健康原因导致的损失给付保险金的保险。精算是健康保险的基础工作之一,其主要包括费率制订、赔付率计算和准备金提取。健康风险评估目前已被广泛地应用于健康保险的核保及服务管理中,根据评估得出的数据可以进行健康保险费率的计算以及健康保险费用的预测,从而帮助保险公司制订保费费率,量化回报效果。

三、老年人的健康风险评估工具

健康风险评估描述的是具有一定特征的一群人的病死率或患病率,目的是根据他们与人群平均水平进行对比的结果来判断危险度的升高或降低。在对个体进行健康风险评估的过程中,我们需要收集大量的健康信息,而且在评估过程中需要多次评价干预措施的有效性,也需要实时动态跟踪,以获得最真实、有效的信息,这些大量的数据统计工作都需要采用计算机软件或互联网平台来开展,既可以计算健康风险的大小,同时又可以依据被评估者存在的健康危险因素,通过软件计算生成个性化的膳食和运动干预处方,以便进行评估后的干预活动。但是它也有一定的局限性,软件提供的是趋势性分析,并不是诊断工具,软件生成的评估报告不能诊断疾病,不能替代医学检查,报告的内容应该辅以医师的详细解读,并根据个人的评估结果有针对性地给出健康教育信息。

1. 评估软件的选择 评估软件的种类很多,常用的健康风险评估软件基本都能满足老年人健康信息和体检结果的数据管理与汇总分析,对个体和群体进行健康风险评估,并针对不同的风险等级制订个性化的健康干预方案。如 China-PAR 风险评估研究开发的具有自主知识产权的风险评估工具,包括网站和手机 APP 软件,该评估工具可作为基层开展心血管病防控的简单实用性工具,为个性化心血管病防治提供重要技术支撑。

2. 信息采集问卷及量表 健康风险评估的第一步就是健康信息收集,采用的主要方式即为健康信息调查问卷以及一些量表的使用,其准确性和全面性直接关系到后面评估结果的有效性,如果收集的信息不准确或者不够全面,那么软件将无法生成准确的评估报告。在对老年人进行问卷调查和填写量表时,尤其要注意问卷和量表的正确使用,考虑到老年人机体各项功能的减弱和衰退,尤其是文化水平的限制,建议在问卷调查和填写量表时,由调查员对问卷和量表的内容进行详细的解释,帮助和指导老年人来填写问卷和量表中的各项内容,以确保问卷和量表的有效性、全面性。

3. 评估报告 由不同软件生成的健康风险评估报告种类多样,份数也会有所不同,但是它都会包含一份个人报告和一份人群报告,在被评估者的个人报告中会有一些共同因素,一般包括个人健康信息汇总、缺血性心血管疾病评估、糖尿病风险评估报告、肺癌风险评估报告、高血压评估报告、生活方式评估报告、个性化膳食处方、个性化运动处方、危险因素重点提示等。这些内容为被评估者提供未来若干年内患某种疾病的可能性相对于同年龄、同性别的一般人群的相对危险性,提示被评估者应该修正和改善的行为。对于老年人来说评估报告不只限于纸质材料,更需要多与老年人沟通交流,用老年人能够理解的、通俗的方式将报告上的内容传达给他们,以达到让老年人真正认识和理解的目的,为后续干预措施的实施奠定基础。

四、老年人健康风险评估报告的解释和提示

老年人健康风险评估报告可以用文字、图标、图片、影像、互联网等形式,无论使用哪一种形式,其内容都是旨在告知老年被评估者通过计算来预测其未来患某种疾病的可能性,以及相对于同年龄、同性别一般人群的相对危险性,并提示老年人可努力改善的空间,目的是让老年人能够对评估报告上的内容更好地理解和认识,只有这样,才能在后续的干预措施执行过程中将其内化于心、外化于行。健

康风险评估报告主要包括以下内容:

1. 首先是个人健康信息汇总报告,它主要包含了被评估者的个人健康信息。如被评估者日常吸烟、饮酒、运动及膳食情况;疾病史和家族史;体检所得的各项指标;本次评估之前所记录的相关健康指标等。这些信息都是作为评估计算的基础,当被评估者为老年人时,考虑到老年人的文化程度以及接受能力,往往建议多采用图片等简单易懂的形式对内容进行解释与说明。

2. 其次是疾病风险评估报告,对于老年人来说,疾病风险评估报告尤其要包含缺血性心血管疾病、糖尿病、高血压、慢阻肺等高发慢性病的风险评估。疾病风险评估报告内容主要涉及疾病风险评估结果、危险因素状况、可改善的危险因素提示三部分。

(1)疾病风险评估结果:在疾病风险评估结果中都会对风险等级(相对危险性)和发病率(绝对危险性)进行描述,为了让被评估者更直观地了解自己的健康状况,不仅仅使用文字来表述风险等级,往往还会借助图表(图 3-4),这样更加直观和易理解,尤其是被评估对象为老年人时。风险等级(相对危险性)反映的是相对于一般人群危险性的增减量,一般将人群危险性分为 5 个等级:极低风险、低风险、中等风险、高风险和极高风险。当前风险就是通过计算得出的被评估对象目前的风险等级,其对应的发病率也是针对当前状况计算得出的;而理想风险则是降低或消除可改变危险因素后计算得到的发病率及对应的风险等级。

(2)危险因素状况:一般常用列表的形式展现,更加清晰、直观。

(3)可改善的危险因素提示:直接告知被评估者可以通过哪些行为来改善自己的健康状况,也为后续制订有针对性的干预措施提供依据。

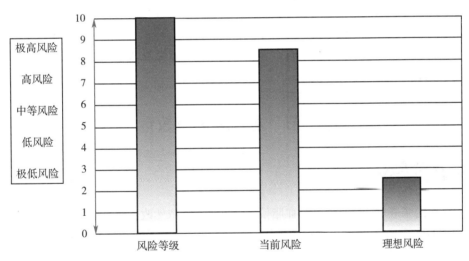

图 3-4　风险等级

3. 最后是健康促进与指导信息,根据所采集的个人健康信息,我们可以对老年被评估者的整体生活方式及评价年龄进行评价。对于这部分内容,我们要详细地向被评估者解释,以帮助他们理解健康评价年龄的意义。另外可以将危险因素对健康的危害,以及降低和改善这些危险因素后会带来哪些改变和益处进行重点提示,有助于老年被评估者明确健康目标。

(朱　霖　刘　岩)

第四章 老年人健康指导

第四章
数字内容

学习目标

1. 掌握老年人健康教育的定义,老年人健康教育计划制订的基本步骤。
2. 熟悉老年人的健康生活方式,老年人跟踪随访的内容、形式、步骤与计划。
3. 了解社区及养老机构中老年人健康教育计划制订的重点及差别。
4. 学会对老年人进行健康生活方式指导及跟踪随访。
5. 具有乐于为老年人提供健康教育指导的专业精神和敬老爱老的职业素养。

第一节　老年人健康教育

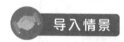

导入情景

某养老机构的张爷爷,血压、血糖和血脂偏高。可张爷爷依然改不掉吸烟、饮酒、爱吃高油高盐食物及不爱运动的生活习惯,养老机构内的工作人员和其他老年人们好言相劝,张爷爷依然我行我素,称自己已经习惯了,拒绝改变。

工作任务

1. 为张爷爷进行健康生活方式的健康教育。
2. 为张爷爷提供常见慢性病的生活方式指导。
3. 为返家 1 个月的张爷爷制订社区内戒烟的健康教育计划。

对老年人进行健康教育是提高老年人健康"知 - 信 - 行"水平的重要途径。其中,"知"代表知识,即帮助老年个体或群体掌握卫生保健知识;"信"代表信念,即帮助老年人树立健康观念和信念;"行"代表行为,即帮助老年人自愿做出有利于健康的行为和生活方式。

一、老年人常见慢性病的生活方式指导

生活方式的管理是健康管理的基本策略和重要方法。高血压、高血糖和高血脂是我国老年人最常见的慢性病,俗称"三高"。根据最新研究显示,这三种慢性病的患病率居高不下(表 4-1),且有持续增长的趋势。并且老年人的"三高"患病率随着年龄的增加而持续上升。"三高"会引发脑卒中、冠心病等严重危害老年人生命健康的疾病,对老年人的生活质量威胁巨大。虽然"三高"有各自特异、

78

重点的危险因素,但它们都与吸烟、过量饮酒、不健康饮食、运动和体力活动不足、长期过劳、精神紧张或心情郁闷等生活方式有关。

表 4-1 2019 年中国老年人常见慢性病患病率

疾病名称	患病率 /%
高血压	53.2
糖尿病	28.8~31.8
高血脂	14.5~15.5

老年人"三高"的防治除必要时需要药物干预外,更重要的是改善老年人的生活方式。生活方式管理是慢性病预防和健康管理的基本内容。

1. 健康饮食　根据《中国老年人膳食指南(2022 版)》,老年人应主动饮水,一般建议每日饮水 6~8 杯(每杯约 200ml),当老年人运动或体力劳动时,饮水量应适当增加,通常建议以白开水为主,适量饮用茶水;老年人摄入的食物应保证新鲜卫生,少吃隔顿、隔夜饭菜,不摄入过期和腐败变质的食物;老年人应坚持定时、定量进餐,建议少食多餐以减轻胰腺负担,从而预防高血糖,同时做到细嚼慢咽,七、八分饱即可,切勿贪嘴多吃,从而控制食物总热量的摄入,避免肥胖引起的"三高";老年人应保持三餐都有米、面、杂粮等主食,特别提倡粗细搭配、粗粮细做,建议老年人每日摄入 50~100g(1~2 两)粗粮,从而增加膳食纤维的摄入以促进消化并预防高血糖;老年人应保证每餐都有蔬菜,每日都有水果,而深绿、橘黄、紫色等深色蔬菜的摄入量建议占每日摄入蔬菜总量的一半以上,从而增加维生素和矿物质的摄入;老年人应适量摄入鱼、肉、蛋等蛋白含量高的食物,建议多摄入海鱼和虾类等白肉,少摄入牛羊肉等红肉,从而既控制脂肪的摄入又保证蛋白质的摄入;老年人应常喝牛奶以保证钙的摄入,同时建议每日最好吃 1 次豆制品(100g 以下)和少量坚果(10g 以下)以补充优质蛋白质;老年人应坚持饮食清淡,少油少盐,低脂低糖以控制"三高",每日摄盐量应严格控制在 5g 以下以预防高血压,每日摄糖量和脂肪摄入量均应控制在 25g 以下以预防高血糖和高血脂,烹调的时候尽可能地选用植物油;老年人应坚持食物多样化原则,通常建议老年人每日摄入的食物种类应包括谷类及薯类、动物性食物、豆类和坚果、蔬菜和水果类、烹调油及调味品,而每日摄入的食物品种应保证不少于 12 种,每周不少于 25 种;此外,老年人应在医生指导下适当补充钙、铁、锌、维生素 A、维生素 D 等,部分"三高"老年人、营养不良老年人及体弱老年人可补允适量的营养素补充剂。

情景实践

对"导入情景"中的张爷爷进行"三高"健康教育

根据"导入情景"中提到的张爷爷"爱吃高油高盐食物"的生活习惯,请在老师指导下,采用角色扮演和情景模拟,以"老年人的少油少盐饮食对预防'三高'的重要性"为健康教育内容,由一位学生扮演张爷爷,另一位学生扮演老年健康管理人员并为"张爷爷"提供健康饮食的生活方式指导。模拟老年人健康教育的场景,训练开展老年人健康教育的技能,并融入老年人沟通交流技巧,培养学生用健康管理的知识帮助"三高"老年人建立健康的行为生活方式,养成为老年人健康服务的理念、敬老爱老的品德及人文关怀的素养。

2. 适当运动　老年人应根据自身情况和喜好选择安全的运动,一般以有氧运动为主,无氧运动为辅,推荐的有氧运动如步行、慢跑、游泳、太极拳等,推荐的无氧运动如举哑铃、弹力带等;老年人每周应进行有氧运动 3~5 次,每次不少于 30 分钟,每周不少于 150 分钟,从而控制体重,预防高血压、高血糖和高血脂,同时建议老年人每周进行无氧运动 2~3 次,每次不多于 10 分钟,且隔日进行,从而在保证自身安全的前提下预防肌肉萎缩和骨密度流失;老年人运动的最佳时段是餐后 1~3 小时,运动时长约 20 分钟;老年人运动时应保持轻微出汗、无上气不接下气的感觉,运动中最大脉搏次数不超过 170-

年龄（次/min）的适宜强度；超重、肥胖或有高血脂的老年人可适当增加体力活动，但并不推荐高血压老年人开展剧烈运动、快速运动和静力性行动。糖尿病患者及糖尿病高危老年人群应注意避免运动相关低血糖事件的发生，因此运动过程中、运动后或增加运动量时需要观察老年人有无头晕、心悸、乏力等低血糖症状，一旦发生，立即停止运动并及时处理。"三高"老年人及高危人群常伴有平衡能力下降等问题，因此可开展柔韧性与平衡能力训练以增强平衡能力，如交替性单脚站立、走直线和瑜伽等。

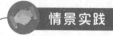
情景实践

请对"导入情景"中张爷爷进行运动指导

　　根据张爷爷"不爱运动"的生活习惯，请在老师指导下，采用角色扮演和情景模拟，以"老年人适当运动对'三高'防治的重要性"为健康教育内容，由一位学生扮演张爷爷，另一位学生扮演老年健康管理人员，并为"张爷爷"提供健康运动的生活方式指导，模拟老年人健康教育的场景，训练开展老年人健康教育的技能。并融入老年人沟通交流技巧，培养学生用健康管理的知识帮助"三高"老年人建立健康的行为生活方式，养成为老年人健康服务的理念、敬老爱老的品德及人文关怀的素养。

　　3. 良好心态　老年人有负面情绪时应主动向家人和朋友倾诉，不应过于压抑情绪。当生气时，建议老年人先静下心来思考生气原因，多倾听周围人意见，做好自身调整；老年人应根据自身特点和喜好交朋友，建议既要维持与老同事、老朋友的联系，又要主动结交一些新朋友；老年人应以相互尊重和体谅的心态处理好夫妻关系，以相互理解和支持的心态处理好与儿女间的关系，以相互宽容和信任的心态处理好与儿媳、女婿间的关系，以关爱和教导的心态养育孙辈，不过度溺爱和干预。当家庭发生矛盾时，老年人应积极稳妥地处理和化解；同时老年人应积极融入社区，主动关心、帮助他人和邻居；老年人还应特别注意克服贪图小便宜的心理，谨防上当受骗。

　　4. 疾病自我管理　老年人应学会疾病的自我健康管理，不滥用镇静、催眠和镇痛剂等成瘾性药物；坚持吃动平衡，控制体重，保持大便通畅；学会自我监测体温、脉搏、血压等技能。高血压老年人每日至少自测 3 次，能记录更佳，从而为就诊提供参考数据。当糖尿病老年人血糖稳定时，每周至少抽查 1~2 次血糖，力图将血压、血糖控制在合适范围内；老年人随身携带医保卡、自制急救卡和急救盒，急救卡应写明姓名、住址、联系人、联系电话、定点医院、急救盒的位置等，急救盒应备有阿司匹林、硝酸甘油、速效救心丸等，糖尿病老年人外出应备糖果等食物以预防低血糖；老年人应坚持每年至少体检 1 次，警惕身体的异常变化，当有异常发生时应及时检查诊治。

　　5. 保持良好生活习惯　老年人应坚持每日晒太阳 15~20 分钟补充维生素 D，预防骨质疏松，阳光强时可佩戴太阳镜或在树荫下以避免阳光灼伤眼睛；应用肥皂和流动的水洗手，常洗澡，不与他人共用手巾和洗漱用具；应坚持早晚刷牙，饭后漱口，同时做到每 3 个月换 1 次牙刷；除暴雨等特殊天气外，建议老年人每日早、中、晚各开窗 1 次，每次 15~20 分钟，既保持室内温暖，又做到通风换气，做饭时也应及时打开窗户或油烟机；在温度骤降和大风天气时，老年人应减少外出，根据温度变化适量增添衣物，从而避免血压大幅波动。老年人每日的睡眠时间应不少于 6 小时，最好午休；老年人应坚持不抽烟，限制酒精摄入（白酒、葡萄酒或啤酒的饮用量应分别少于 50ml、100ml 和 300ml），老年男性每日酒精饮用量应 <25g，老年女性应 <15g，从而预防高血压、高血糖和高血脂及并发症。

二、社区及养老机构中老年人健康教育计划的制订

　　老年人健康教育计划的制订和实施与健康教育的最终效果息息相关。因此，在正式开展健康教育前，必须根据老年人的实际情况制订相应的健康教育计划。

　　（一）老年人健康教育计划制订的基本步骤

　　老年人健康教育计划需要按照既定的步骤来制订，下面将详细介绍每一个步骤：

　　1. 确定老年健康教育的优先项目　首先在影响目标老年群体的健康问题中挑选出该群体最关

心、反映最迫切的问题。其次,为了解决该健康问题,需遵照以下 4 个原则:①重要性原则;②有效性原则;③可行性原则;④成本 - 效益原则,优先选择最重要、干预最有效、投入资源最少但收益最大的健康项目。

2. 制订老年健康教育的计划目标和具体指标　计划目标可分为总体目标和具体目标(具体指标)。

(1)总体目标:是老年健康教育计划的最终结果,是宏观的,为计划提供总体方向。以"某养老机构控烟健康教育计划"为例,总目标可以是"实现机构无烟化"。

(2)具体目标:是为实现总目标而设计的具体、量化的指标,具体为 4W2H。4W 指 who(为谁)、what(实现什么)、when(多长时间实现)、where(在什么范围内实现);2H 指 how much(变化程度)和 how to measure(如何测量)。仍以"某养老机构控烟健康教育计划"为例,设置的具体目标:"对该养老机构(where)实施控烟的健康教育计划 1 年(when)后,采用问卷调查(how to measure)的方式,调查机构内老年人(who)的吸烟率(what)是否由健康教育前的 25% 下降至健康教育后的 15%(how much)"。

而具体目标又可以分为教育目标、行为目标和健康目标。其中,教育目标又包括以下 5 个维度:①知识方面;②信念方面;③态度方面;④价值观方面;⑤技巧方面。仍以"某养老机构控烟健康教育计划"为例,教育目标可细化为(表 4-2):

表 4-2　某养老机构控烟健康教育计划的具体目标

具体目标维度	具体目标内容
知识方面	老年人掌握了"吸烟对健康的危害"的知识
信念方面	有吸烟习惯的老年人对吸烟感到羞愧
态度方面	老年人劝阻其他老年朋友戒烟
价值观方面	老年人意识到在公共场合吸烟是不礼貌的
技巧方面	老年人掌握了如何拒绝烟友的吸烟邀请

行为目标是老年人做出的有利于健康的行为改变,仍以"某养老机构控烟健康教育计划"为例,行为目标可以是部分有吸烟习惯的老年人戒烟。健康目标是老年人在接受健康教育后,相关生理指标趋于正常,仍以"某养老机构控烟健康教育计划"为例,健康目标可以是在戒烟的老年群体中,超过 70% 老年人的肺功能得到改善。

3. 确定老年健康教育干预策略的框架、项目活动内容、方法和日程　老年健康教育干预策略框架由健康教育策略、社会策略、环境策略和 5 类老年人常见教育场所组成,项目活动内容是老年健康教育计划的具体内容。该步骤是老年健康教育计划制订的核心,决定了老年健康教育具体做什么。仍以"某养老机构控烟健康教育计划"为例,老年健康教育方案的框架见表 4-3。

表 4-3　某养老机构控烟健康教育方案的框架

健康教育内容	教育场所				
	养老机构	卫生机构	社区站点	公共场所	居民家庭
健康教育策略	在养老机构开设有关吸烟对老年人健康危害的讲座	医生对老年患者进行吸烟危害的教育	在社区站点开设有关吸烟对老年人健康危害的讲座	标语、板报、LED 屏等媒介宣传吸烟对老年人健康的危害	印发戒烟日历
社会策略	养老机构制订机构内部分场所禁止吸烟的规定	医院诊所禁止吸烟	社区居委会制订社区内部分场所禁止吸烟的规定	公共场所禁止吸烟	家中无人吸烟作为评选模范家庭的必要条件
环境策略	养老机构布告栏张贴控烟宣传资料	医院布告栏张贴控烟宣传资料	社区布告栏张贴控烟宣传资料	公共场所布告栏张贴控烟宣传资料	家中不摆放烟具

设计好老年健康教育内容后,还需制订相应的活动时间表以明确活动的方法和日程,以某社区老年人高血压健康教育活动时间表为例(表4-4),其主要作用是检查各项工作的进展情况。

表4-4 老年人健康教育活动时间表示例

序号	内容	时间
	某社区老年人高血压健康教育活动时间表	
1	选择开展健康教育的老年健康问题	3月4日
2	制订老年人高血压健康教育的计划目标和具体指标	3月11日
3	设计老年人高血压健康教育的框架、活动内容、方法和日程	3月18日
4	邀请社区医院医生3人,社区附近医学院校教师3人,组建老年人高血压健康教育团队	4月5日
5	制订老年人高血压健康教育的监测和评价方案	4月8日
6	制订老年人高血压健康教育的预算	4月16日
7	在社区居家养老服务中心开展第1次老年人高血压饮食指导的健康教育	5月6日
8	在社区活动室开展第1次老年人高血压运动指导的健康教育	5月13日
9	根据老年人需求,上门开展老年人高血压心理指导的健康教育	5月20日
10	老年人高血压健康教育效果中期评价	5月27日
11	在社区居家养老服务中心开展第2次老年人高血压饮食指导的健康教育	6月5日
12	在社区活动室开展第2次老年人高血压运动指导的健康教育	6月16日
13	根据老年人需求,上门开展老年人高血压心理指导的健康教育	6月28日
14	老年人高血压健康教育效果最终评价	7月11日

4. 确定老年健康教育的组织网络和人员队伍 老年健康教育的组织网络指的是组织和实施老年人健康教育计划的相关机构,人员队伍指的是实施该计划的具体人员。

(1)老年健康教育的组织网络

1)领导机构:负责决策并对老年健康教育计划的实施给予必要的支持,老年健康教育计划的领导机构一般是当地民政局或卫生健康委员会。

2)执行机构:负责老年健康教育计划的制订和实施,一般以专业技术人员组成,老年健康教育计划的执行机构一般是当地民政局内的养老服务处或卫健委下属医疗单位。

3)协调合作机构:负责为领导机构和执行机构提供相应支持,如老年群体所在的社区或养老机构。

(2)老年健康教育的人员队伍:一般为医院、社区卫生服务中心或养老机构的医生或健康管理人员。这些人员需接受老年健康教育技术培训,熟悉老年健康教育流程,掌握相关知识技能。

5. 制订老年健康教育的监测与评价方案 一般从以下五个方面制订老年健康教育的监测和评价方案:①监测工作进度是否按计划实施;②监测活动质量是否达到预期;③定期考核工作人员以监测其能力水平;④每季度开展阶段性成果评估,完善尚未达到预期的计划;⑤监测活动经费使用情况是否与预算相符。

6. 制订老年健康教育的项目经费 评估老年健康教育计划所需经费,制订经费开支计划。

需要注意的是,虽然老年人健康教育计划制订的步骤是统一的,但计划的具体内容需要根据老年人群的实际情况制订。针对不同老年人群,如为社区养老的老年人和机构养老的老年人制订的健康教育计划是有区别的。

(二)社区老年人健康教育计划制订的重点

社区居家养老指老年人住在自己家里,在继续得到家人照顾的同时,由社区相关服务机构和人士为老年人提供上门服务或托老服务。因此,制订社区居家老人的健康教育计划时应注意以下几点:

1. 注重群体健康教育　社区老年人有自己的社交网络,偏爱集体行动,因此应多设计群体健康教育,如集体性健康宣教、集体性健康知识问答等,从而提高社区老年人的参与积极性。

2. 设计周期性的老年健康教育活动　提高依从性是成功实施社区老年人健康教育的关键,因此应设计周期性的健康教育活动以引导老年人循序渐进地参与活动,从而提高依从性。

3. 设计合理的健康教育地点和时长　老年健康教育地点一般选择在社区内的居家养老服务中心或居委会为宜,健康教育的时间一般为 1~2 小时,中间安排休息和提问时间。

4. 合理利用社区及周边资源　在社区设立老年健康教育宣传栏以便老年人浏览查阅,与社区附近的医院和卫生服务中心合作,设立专门的老年人健康咨询热线,及时解答老年人的健康问题。

（三）养老机构老年人健康教育计划制订的重点

与社区老年人相比,养老机构中高龄、失能和失智的老年人比例更大。因此,在为养老机构老年人制订健康教育计划时应注意以下几点:

1. 制订适合老年人的健康教育目标　养老机构老年人年龄偏大,身体功能下降较多,因此在制订健康教育目标时应降低难度,使其能较容易实现目标并有动力继续实现后续目标。

2. 注重个性化健康教育　养老机构老年人差别较大,在机构内社交圈子较小,因此应设计个性化健康教育,根据老年人生活背景、经济状况和健康状况等选择不同的健康教育方法,并给予详细讲解。

3. 健康教育人员语言表达力求口语化,通俗易懂　养老机构老年人中认知障碍的比例较大,实施老年健康教育的工作人员应尽量不使用医学术语,善于结合正反两方面具体事例,深入浅出讲明观点以达到健康教育目的。

4. 健康教育人员态度谦和,尊重老年人　养老机构老年人反应能力和理解能力均有不同程度的下降,老年健康教育的工作人员应权衡老年人听写能力,健康教育时语速适中,以老年人能接受而不感到吃力为标准。对老年人所提的问题要认真解答并充分尊重老年人。

（应宇辰）

第二节　老年人的跟踪随访

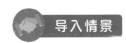 **导入情景**

王奶奶,67 岁,居住在某小区。平时喜欢吃咸菜、肥肉,不爱吃蔬菜水果。喜欢长时间在家看电视,较少与人交流。最近被诊断为高血压,在社区卫生服务中心进行高血压健康管理,由健康管理人员在饮食、运动等生活方式及心理上对其进行健康指导。

工作任务

1. 完成对王奶奶的跟踪随访。

2. 在对王奶奶的跟踪随访过程中与她进行有效沟通。

在对社区或养老机构中的老年人进行健康风险评估和分析后,按照健康管理的主要工作步骤,接下来是对老年人进行健康指导。健康指导不是一次性完成的工作,它具有动态性、连续性,需要进行持续的跟踪和随访,此过程主要通过与老年人的沟通来完成。通过多种随访形式,长期、稳定掌握老年人的健康状况,督促其在认知、信念、行为方面的改变,使老年人在社区及养老机构中得到系统、专业的健康指导,改善老年人的生活方式,提高其生活质量。

一、与老年人沟通的技巧

（一）说话的技巧

1. 用老年人熟悉、能听懂的语言　要对老年人的理解程度及受教育程度进行合理、科学的评估,选择合适的语言字句将所要传递的信息清晰地表达出来。如对于一些只能听懂方言的老年人来说,可以适当调整语言种类,改用方言进行沟通。

2. 说话语气和蔼亲切,表现尊重的态度　老年人随着年龄增长,身体功能出现退化,听力和认知等功能均出现一定程度的下降,避免因为老年人听不清而增大音量表露出不耐烦的情绪,应该用温和舒缓的交流语调。同时由于老年人社会角色和地位发生改变,对尊重的需要更加迫切,所以要使老年人感受到被尊重和关心,不能有嫌弃和轻视老年人的表现。不要让老年人抬起头或远距离说话,那样会让老年人感觉交流者高高在上、难以亲近,应该弯下腰或近距离与老年人交谈,以真诚的态度让老年人感受到尊重。

3. 说话速度保持适中,避免过快和过慢　对于老年人来说,过快的说话速度让他们不容易理解沟通的内容,过慢的说话速度容易让他们思维和注意力不集中,出现分神的现象。

4. 说话语气要生动有感情,不要冷漠平淡　语气生动有感情,使用合适的寒暄与称呼会与老年人更好地拉近沟通距离。

5. 适当复述重要和难以理解的内容　由于老年人的记忆力出现减退,需要适当复述和解释以确保老年人能记住和理解沟通内容。

6. 说话要有停顿　通过交谈中停顿,给予老年人消化理解的时间,并且可以让老年人有反馈的时间。

7. 用词简洁明了,尽量避免使用专业词汇　尽量用通俗语言代替专业术语,涉及医学专业词汇时,要考虑到老年人的文化水平,用老年人能理解的通俗语言来表达。

8. 结合书面语沟通方式　在与老年人说话交谈时,可以结合书面语沟通,这既可以解决老年人记忆力不好的问题,起到随时提醒的作用,又增加了老年人的安全感和对健康教育的遵从性。

（二）倾听的技巧

1. 集中注意力去倾听老年人说话的内容　避免在谈话时接电话、看时间等与谈话内容无关的活动。

2. 始终表现出对老年人的说话内容感兴趣　利用各种语言和非语言的方式表示在认真倾听,使老年人感到轻松和受到尊重,如用目光、点头等方式鼓励对方说话。

3. 不随意打断老年人的讲话,不急于做出判断和评论。

4. 善于捕捉老年人说话时的声调、面部表情、动作、身体姿势等非语言行为　注重老年人的情感因素,即通过听其言、观其行而获得更加全面的信息。

5. 注重回顾总结　老年人说话时,可能会出现思路不够清晰、对某些信息内容进行赘述的现象,在倾听时及时对重点内容进行复述总结,一方面可以控制沟通的节奏,另一方面可以与老年人确认沟通的有效信息。

（三）提问的技巧

1. 提问时要考虑老年人的感受,创造轻松愉快的沟通氛围　不要急于一个问题紧接一个问题地问,不要让老年人有压迫感。

2. 提问要结合老年人的实际情况　提出的问题难易程度适中,让老年人在回答问题时获取自信。

3. 对敏感问题不要直接切入　要通过先问一般性问题缓慢过渡,同时要注意选择适宜的提问环境,注重隐私保护。

4. 尽量使用开放式提问来充分了解老年人的态度、观点等方面的信息。

5. 避免使用诱导型提问　要想收集到真实信息,要有充分的耐心等待老年人回答问题,不能急于给出诱导型提问来获取答案。

6. 问题尽量简练、明确　每次只问一个问题,避免提出复合型问题。

（四）观察的技巧

1. 细心　沟通过程中要非常仔细地观察老年人的表情、动作来收集有用的信息。

2. 全面　对于老年人在沟通过程中所表现出来的任何细节都要全面观察,避免丢失有效信息。

3. 敏锐　善于及时捕捉细微的变化,能透过表面现象挖掘深层次内心活动和被掩盖的事实,从而获得真实的信息。

（五）反馈的技巧

1. 积极运用肯定性反馈技巧　在听老年人说话时,通过表情、体态语来表达对其说话的兴趣,如微笑、点头等,以鼓励老年人继续沟通。

2. 支持和认可的表达技巧 当老年人表达正确观点和行为时,态度要鲜明,适当运用肯定性反馈技巧,如使用"我认为您说得对。""好!"等表达,或者以点头、伸大拇指等体态语表达。

3. 为老年人纠错的技巧 在纠正老年人错误观点和行为时,态度要和缓、婉转有耐心,适当运用否定性反馈技巧,如使用摇头、皱眉等表情动作。否定性反馈一般先肯定老年人值得肯定的一面,力求心理上的接近,接着用建议的方式指出问题所在。如"你这样说有一定道理,但是……",而不要直截了当地去否定老年人。

4. 回答敏感问题的技巧 对敏感性问题和难于回答的问题可以暂时回避,不做正面解答,恰当运用模糊性反馈技巧,如使用"是吗?""哦。"等表达以及不置可否的表情。

5. 正面回答技巧 对于知识性问题或决策性问题,不要给老年人似是而非、含糊不清的回答,弄清楚老年人所提出问题的核心,针对问题的实质给予解答。

6. 回答问题因人而异 对于不同人提出的同样的问题,回答可以因人而异,根据老年人的背景、性别、文化程度、宗教信仰、性格等情况给予恰当的回答。

（六）非语言沟通技巧

1. 动态体语 以点头表示肯定,以摇头表示否定;微笑、握手表示友好;用亲切的目光注视对方表示尊重;适当抚摸和拍肩膀表示鼓励支持等。

2. 静态体语 注意服饰整洁、仪态端庄。

3. 类语言 适度改变声调、节奏,可有效地引起注意,起到调节气氛的效果。

4. 时间语 按照约定的时间随访,给人以信赖感。

5. 空间语 安排安静、整洁的空间环境,给人以安全和轻松感。与老年人保持合适的沟通距离,有利于增进交流。

二、社区及养老机构中老年人的跟踪随访

（一）随访内容

对社区及养老机构中老年人进行跟踪随访的目的是对健康干预指导效果进行评估,以便随时调整健康干预计划,同时保持连续动态的健康指导。主要了解老年人的健康状况和疾病指标,与生活方式或疾病相关的知识、态度及行为变化;服药依从性、心理状况及变化等。同时,还要解决老年人提出的相关问题,提供咨询服务和正确指导,沟通好随访计划。如老年人是否按照健康干预指导计划进行合理膳食、定时定量运动、戒烟限酒;是否坚持正确用药、有无定期复查;情绪是否发生变化,是否有抑郁、焦虑等情绪;对健康和疾病的知识掌握程度等。另外,还可鼓励老年人的家属或者护理员时刻监督其日常行为活动,针对不良行为给予劝阻,劝阻无效者及时反映,通过跟踪随访根据具体情况给予针对性健康教育,及时调整健康干预计划,确保老年人思想与行动同步,达到良好的健康指导效果。

（二）随访形式

1. 入户随访 这是对社区中的老年人进行随访的一种重要形式。通过上门入户随访,进行面对面的人际沟通。这种沟通形式信息传递效果较好,所传递的信息较为全面,可通过表情、手势、姿态等形象生动的非语言形式来提高信息交流的效果,同时,反馈及时,容易接收到老年人所表达出来的更为全面的信息。

2. 电话随访 电话随访不受时间和空间的限制,对于不方便入户的社区老年人来说,这种随访形式简单易行,成本低,方便有效。电话随访尤其要注意控制时间,避免因为通话时间过长引起老年人的烦躁情绪从而降低沟通效率。

3. 短信随访 短信随访往往作为入户随访和电话随访的补充形式,通过给老年人发送短信,对其进行健康指导信息提醒,简单收集老年人的信息,了解老年人的动态情况。但是,短信随访所沟通了解的信息面较为受限,对于使用短信有障碍的老年人来说只能通过家属辅助完成。同时,单独的短信随访难以直接得到信息反馈,所以一般是在入户和电话随访沟通后辅助应用的随访形式。

4. 微信等其他社交软件随访 由于互联网的快速应用,如微信、QQ等社交软件应用于跟踪随访开始慢慢兴起。微信随访相较于电话和短信随访可以传递图像、视频等更为丰富的信息。可以通过

建立微信公众号及微信群,让老年人加入来进行随访。定期在微信公众号共享或推送有关健康指导的信息。同时,对老年人或其家属和养老护理员进行微信平台随访管理培训,培训内容可以为微信的基本功能的使用,微信公众号的进入、关注、查阅推送内容,使用微信语音和视频聊天等。如有微信使用困难者,可由其家属协助。对于网络失联的老年人要进行其他方式随访。

5. 集体随访　这是对于养老机构中的老年人进行随访的一种重要形式。通过在养老机构中集中组织老年人一起进行面对面的沟通进行跟踪随访。

6. 门诊随访　组织老年人到社区卫生服务中心或者养老机构的医疗部门进行随访,可充分利用门诊的医疗资源进行健康信息的收集,随时掌握老年人的健康动态。

（三）随访步骤

1. 事前准备　随访前要了解老年人的基本信息和健康干预进展情况,确定本次跟踪随访的目标,计划好随访方式（如入户、电话或微信）和随访内容。

2. 总结前一阶段的进展　在正式开始本次随访前要了解上次随访情况,主要通过提问和倾听的方式。在此过程中,需要有充分的耐心积极倾听,完全理解对方的意思,并及时进行复述总结和反馈以确认双方的沟通是否有效。

3. 确认老年人目前的需求　在了解到前一阶段的进展后,通过肯定性反馈对老年人已有的进步进行赞扬肯定,鼓励其继续保持并共同分析健康干预在实施过程中存在的问题,掌握老年人目前的需求。

4. 达成共识　协助老年人找到解决问题的办法,及时调整健康干预计划,达成进一步共识,制订下一阶段的目标。

5. 安排下次随访的时间和方式　随访即将结束时,再次对老年人在前一阶段的变化和本次随访的表现进行肯定,给予老年人充分的信心,根据本次随访的实际情况安排下次随访的时间和方式。

（四）随访计划

随访计划一般根据随访的结果实时调整。一般而言,早期随访应该更加频繁,如每 1~2 周进行一次。如果随访发现老年人能较好地按照健康指导去做,并且产生了预期的效果,则可以减少随访密度,以后可以延至每月随访一次,持续 3 个月左右。随后,可以每 2~3 个月随访一次。

情景实践

根据"导入情景"中王奶奶的实际情况对王奶奶进行跟踪随访

王奶奶居住在社区家中,故可选择入户随访作为主要的随访形式,必要时也可让王奶奶到社区卫生服务中心进行门诊随访,以便充分利用门诊的医疗资源进行健康信息的更新收集,随时掌握王奶奶的健康动态。根据事前准备—总结前一阶段进展—确认老年人目前的需求—达成共识—安排下次随访的时间和方式这一随访步骤对王奶奶进行跟踪随访。首先,随访前了解王奶奶有不良的饮食和运动习惯,了解对王奶奶进行健康干预的进展情况,确定本次随访内容主要是王奶奶是否按照健康干预指导计划逐渐改掉吃咸菜、肥肉和不爱吃蔬菜水果的习惯;是否按照计划进行定时定量运动;是否增加了社交活动与人交流,是否有不良情绪;确诊高血压后是否正确服药和定期复查,对高血压的疾病知识掌握程度是否加强。其次,通过提问和倾听的方式了解上一次随访情况。在此过程中,应注意王奶奶平时较少与人交流沟通情况,要利用提问和反馈的技巧,引导王奶奶主动沟通表达需求,认真倾听并积极反馈,增强王奶奶沟通的信心。再次,在了解到前一阶段的进展后,通过肯定性反馈对王奶奶已有的进步进行赞扬肯定,鼓励其继续保持并共同分析健康干预在实施过程中存在的问题,掌握王奶奶目前的需求。最后,协助王奶奶找到解决问题的办法,及时调整健康干预计划,达成进一步共识,制订下一阶段的目标,安排下次随访的时间和方式。

（严梦琴）

第五章
数字内容

学习目标

1. 掌握老年人不良生活方式的干预措施、干预程序和效果评价方法。
2. 熟悉中国居民平衡膳食宝塔,老年人运动强度判断及常见慢性病常用干预指标。
3. 了解老年人常见慢性病干预原则、类型、方法和模式。
4. 学会常用的生活方式干预方法,对干预方案实施过程进行监控、调整和评估。
5. 具有健康老龄化、积极老龄化的意识,用专业知识服务老年人健康的职业品质。

第一节　老年人生活方式干预

导入情景

　　63 岁的王大爷是一名退休工人,丧偶 5 年,子女在外地工作,长期独居。健康管理人员在征得王大爷同意后对他进行了家访。在家访过程中发现,王大爷情绪低落,体形消瘦,平时也没有出门锻炼的习惯,三餐不规律。

　　工作任务
　　1. 制订老年人健康食谱。
　　2. 给出合适的运动处方。
　　3. 进行积极的心理干预。

一、饮食干预

　　日常膳食是人类在整个生命活动中维持健康状态和提高生命功能的重要因素。膳食营养搭配合理,是身体健康的保障。我国居民的传统膳食以"五谷"即植物性食物为主,而肉类食物摄入相对偏低,从而形成了高碳水化合物、高膳食纤维、低动物营养的膳食特点。随着我国社会经济的发展和人民生活水平的提高,居民膳食结构出现了新的变化——向"富裕型"转变。其中肉、禽、蛋等动物性食物明显增加,而谷物类消费偏低。不合理的膳食结构导致出现新的健康问题,因此积极调整膳食结构、合理搭配膳食营养已成为人们的基本需求。在健康管理越来越受到重视的今天,饮食和营养指导所起的作用是显而易见的,老年人的膳食指导和健康饮食干预就显得尤为重要。

（一）营养学相关知识

营养素（nutrient）是维持机体生存繁殖、生长发育、体力活动等一切生命活动和过程的物质,需要以食物的形式从外界环境中摄取。来自食物的营养素种类繁多,目前已证实人类必需的营养素多达40多种。根据其化学性质和生理作用,人类所需要的营养素包括蛋白质（protein）、脂类（lipids）、碳水化合物（carbohydrate）、维生素（vitamin）、矿物质（mineral）、膳食纤维（dietary fiber）和水（water）。

根据人体对各种营养素的需要量或体内含量多少,可将营养素分为宏量营养素和微量营养素。碳水化合物、脂类、蛋白质在膳食中比例较大、人体需求量多,因此称为宏量营养素,矿物质和维生素在膳食中比例较小、人体需求量相对较少,所以被称为微量营养素。营养素能为人体提供能量,满足人体的日常生理活动及功能需求,在人体物质代谢中也起着调节作用。

1. 蛋白质　由氨基酸组成的高分子含氮化合物,正常人体内含 16%~19% 的蛋白质,它在人体中发挥着构成人体组织,调节生理功能,提供能量的重要作用,可以说蛋白质是生命的物质基础。蛋白质在体内约产生 16.7kJ/g（4kcal/g）的能量。氨基酸是组成蛋白质的基本单位,在营养学上可分为必需氨基酸、非必需氨基酸和条件必需氨基酸。蛋白质广泛存在于动植物性食物中。动物性食物蛋白质含量高,质量好,但同时含有大量的饱和脂肪酸和胆固醇。植物性食物蛋白质含量低,利用率较差,但大豆蛋白例外。因此,注意蛋白质互补,适当进行搭配是非常重要的。大豆和牛奶均是优质蛋白的良好来源,应大力提倡老年人增加牛奶和大豆及其制品的消费。

2. 脂类　是人体的重要组成成分（占体重的 13%~19%）。营养学上的脂类包括脂肪和类脂,前者主要指甘油三酯,后者是磷脂和固醇类等。人体的脂肪组织多分布于皮下、腹腔、肌纤维间,有保护脏器、组织和关节的作用,皮下脂肪具有调节体温的作用;类脂约占总脂肪的 5%,是组织细胞的基本成分,脂肪还能促进脂溶性维生素吸收,有提供必需脂肪酸、增加饱腹感的作用。脂肪在体内氧化产生能量 37.7kJ/g（9kcal/g）。人类膳食脂肪主要来源于动物的脂肪组织、肉类以及植物的种子。动物脂肪含饱和脂肪酸和单不饱和脂肪酸相对多。植物油主要含不饱和脂肪酸。含磷脂较多的食物为蛋黄、肝脏、大豆、麦胚和花生等。含胆固醇丰富的食物是动物脑、肝、肾等内脏,肉类、奶类和蛋也含有一定量的胆固醇。

3. 碳水化合物　由碳、氢和氧三种元素组成,又被称为糖类。碳水化合物包括食物中的单糖、双糖、多糖等。单糖有葡萄糖、果糖和半乳糖;双糖包括蔗糖、乳糖、麦芽糖和海藻糖;多糖含糖原、淀粉和膳食纤维。碳水化合物能存储和提供能量,能构成组织及重要生命物质,提供膳食纤维,起到增强肠道功能,节约蛋白质,抗生酮和解毒的作用。碳水化合物在体内约产生 16.7kJ/g（4kcal/g）的能量。碳水化合物主要食物来源是粮谷类和根茎类。蔬菜、水果及粗糙的粮谷类是膳食纤维的主要来源。

4. 维生素　是维持机体正常生理功能及细胞内特异代谢反应所必需的一类微量低分子有机化合物。大都以本体或前体形式存在于天然食物中,不能在体内合成,也不能大量贮存,必须由食物提供。不构成组织,也不提供能量,机体需要量甚微,在体内多以辅酶或辅基的形式发挥重要作用。维生素种类很多,化学结构和功能各不相同,按其溶解性质可以分为脂溶性和水溶性两类。脂溶性维生素包括维生素 A、维生素 D、维生素 E、维生素 K;水溶性维生素包括 B 族维生素和维生素 C。

5. 矿物质　体内的各种元素,除碳、氢、氧、氮以有机物的形式存在外,其余 60 多种元素无论含量多少统称为矿物质（无机盐）。钙、镁、钾、钠、硫、磷、氯 7 种元素的含量占人体总重量的 0.01% 以上,称为宏量元素。其他元素在体内含量低于体重的 0.01%,称为微量元素,其中铁、碘、铜、锌、锰、钴、钼、硒、铬、锡、硅、氟、镍、钒等 14 种元素是机体生命活动中必不可少的,称为必需微量元素。与其他营养素不同,无机盐不能在体内产生与合成,且在新陈代谢中每日都有一定量通过各种途径排出体外,因此必须通过膳食补充。我国人群尤其老年人群比较容易缺乏的有钙、铁、锌。

6. 膳食纤维　是一种多糖,可分为可溶性膳食纤维和非可溶性膳食纤维。膳食纤维有利于食物的消化,可降低血清胆固醇,维持血糖平衡,促进结肠功能的作用。其来源主要是植物性食物,如谷类、豆类、蔬菜、水果等。

7. 水　是构成细胞和体液的重要组成成分,是维持生命必不可少的重要物质。成年男性体内水含量约为体重的 60%,女性为 50%~55%,不喝水一般仅存活 4~7 天。水在人体发挥着调节新陈代谢,调节人体体温的作用;同时水对器官等能起到缓冲作用,对关节具有润滑作用。

（二）中国居民平衡膳食宝塔

中国居民平衡膳食宝塔（2022）是为了帮助人们践行《中国居民膳食指南（2022）》而设计的,它把平衡膳食的原则转换为各类食物的每日摄入量、种类、身体活动量等内容,便于一般群众理解并在日常生活中实施。

1. 中国居民平衡膳食宝塔结构 膳食宝塔的结构共分为5层,包含我们每日应吃的主要食物种类,同时利用宝塔不同的空间位置及面积大小,巧妙地反映了各类食物在膳食中所占有的地位和应该摄入的比重。宝塔最底层为谷类和薯类食物,每人每日应摄入谷类200~300g、摄入薯类50~100g;第二层为各种蔬菜和水果,建议每日应摄入蔬菜300~500g、摄入水果200~350g;第三层为动物性食物,如鱼、禽、肉、蛋等,每人每日应摄入120~200g,每周至少2次水产品、每天1个鸡蛋;第四层为奶类和豆类食物,每日应吃相当于鲜奶300~500g的奶类及奶制品和相当于干豆25~35g的大豆及制品;烹调油和食盐居于宝塔第五层即顶层,每日烹调油不超过25~30g,食盐不超过5g（文末彩图5-1）。

同时,膳食宝塔还形象地表达了运动及饮水在日常生活中的重要性。首先,水是膳食的重要组成部分,在温和气候条件下生活的低身体活动水平成年男性每天喝水1 700ml,成年女性每天喝水1 500ml。在高温或强体力劳动的条件下,还应适当增加。饮水应少量多次进行,不应感到口渴时才喝水,应主动饮水。我国大多数成年人存在身体活动不足或缺乏体育锻炼的情况,久坐少动的不良生活方式更应该加以改善,膳食宝塔建议成年人每日累计进行相当于步行6 000步以上的身体活动,如果身体条件允许,每周至少进行5日中等强度身体活动,累计150分钟以上。

2. 中国居民平衡膳食宝塔应用

（1）根据自己的能量水平确定需要的食物:膳食宝塔建议的每人每日各类食物适宜摄入量适用于一般健康成人,膳食宝塔中所标示的各类食物的建议量的下限为适宜能量水平7 550kJ（1 800kcal）的摄入量,上限为适宜能量水平10 900kJ（2 600kcal）的摄入量,可供个体根据具体情况进行选择。

（2）食物同类互换,调配丰富多彩的膳食:膳食宝塔中的每一类食物都有多种品种,且同类食物所含营养成分大多相近,因此在膳食中可以互相替换,应用膳食宝塔的内容,将口味与营养相结合,同类互换、多种多样的原则调配一日三餐。

（3）因地制宜,充分利用当地食物资源:我国地域辽阔,各地区之间的特产及饮食习惯各不相同。可因地制宜,按照膳食宝塔,合理利用当地食物资源,实现膳食平衡。

（4）养成习惯,长期坚持:合理膳食对于健康的重大效益不是短时间就能显现的,而是长期的结果。应用膳食宝塔平衡膳食,需要自幼年开始,养成良好饮食习惯并坚持不懈,才能充分体现其对健康的重大效益。

3. 食材的选择 不同食材营养价值的高低,取决于食物中所含的营养素的种类是否齐全,数量是否充足,比例是否适宜。要合理营养,就必须了解各类食物的营养特点,合理选择食材进行搭配。

（1）粮谷类:在我国居民的膳食结构中,约70%的热能和50%的蛋白质来自粮谷类,是人体热能的主要来源。粮谷类食物蛋白质含量为7.5%~15%,脂肪含量为1%~2%,碳水化合物含量为70%~80%,无机盐为1.5%~3%。其糖类主要为淀粉,是提供热能最经济和易得的来源。但谷物食品中的赖氨酸含量甚低,且在加工过程中易被破坏而缺乏,而赖氨酸是人体必需氨基酸之一,能促进人体发育、增强免疫功能,并有提高中枢神经组织功能的作用。建议在粮谷类食物中添加富含赖氨酸的食物（如大豆）混合食用,来发挥蛋白质互补作用。

（2）大豆类:大豆的营养素含量丰富且全面,含蛋白质40%左右,脂肪20%左右,还含有钙、磷、铁等微量元素及多种维生素,大豆蛋白质含有人体所需的各种氨基酸,特别是赖氨酸、亮氨酸、苏氨酸等人体必需氨基酸比较多。故大豆与粮谷类食物混吃可以互补,大大提高大豆及粮食的营养价值。大豆含有多量脂肪,并且为不饱和脂肪酸,尤其以亚麻酸含量最丰富。这对于预防动脉硬化有很大作用,大豆中还含有约1.5%的磷脂。磷脂是构成细胞的基本成分,对维持人的神经、肝脏、骨骼及皮肤的健康均有重要作用。

（3）动物性食品:动物来源的食物,包括肉、鱼、禽、奶、蛋等,主要为人体提供蛋白质、脂肪、矿物质、维生素A和B族维生素。动物性食物具有蛋白质量多质好,脂类物质含量较高,碳水化合物含量低,无机盐含量比较齐全,维生素含量丰富的特点。如鸡蛋蛋白和牛奶蛋白是天然食物中最理想的蛋白质,蛋黄中含有丰富的卵磷脂。肉类脂肪以饱和脂肪酸为主,鱼、禽类脂肪以不饱和脂肪酸为主,对动脉粥样硬化的防治能起到有益作用。

（4）蔬菜、水果类:蔬菜、水果在维持膳食平衡上起着重要的作用,这一类食物含有一定的糖类、蛋白质和脂肪含量低,但无机盐类和某些维生素的含量丰富,同时也是人体摄入膳食纤维和天然抗氧化物的主要来源。

（5）纯能量食物:纯能量食物包括动、植物油,淀粉,食用糖和酒类,主要提供能量。此类食物各有不同的营养特点,因此在膳食选择搭配上应注意相互穿插搭配,每日能进食各类食物,使膳食多样化,营养成分才能充分互补。

不同食物的等值交换详见表 5-1、表 5-2、表 5-3、表 5-4、表 5-5、表 5-6 和表 5-7。

表 5-1　谷薯类食物的能量等值交换表

食品名称	质量 /g	食品名称	质量 /g
大米、小米、糯米、薏米	25	干粉条、干莲子	25
高粱米、玉米渣	25	油条、油饼、苏打饼干	25
面粉、米粉、玉米面	25	烧饼、烙饼、馒头	35
混合面	25	咸面包、窝窝头	35
燕麦片、莜麦片	25	生面条、魔芋生面条	35
荞麦面、苦荞面	25	马铃薯	100
各种挂面、龙须面	25	湿粉皮	150
通心粉	25	鲜玉米（带棒心）	200
绿豆、红豆、芸豆、干豌豆	25		

注:每份谷薯类食品提供蛋白质 2g,碳水化合物 20g,能量 376kJ（90kcal）。

表 5-2　蔬菜类食物的能量等值交换表

食品名称	质量 /g	食品名称	质量 /g
大白菜、圆白菜、菠菜、油菜	500	白萝卜、青椒、茭白、冬笋	400
韭菜、茴香、茼蒿	500	倭瓜、南瓜、菜花	350
芹菜、莴笋、油菜薹	500	鲜豇豆、扁豆、洋葱、蒜苗	250
西葫芦、番茄、冬瓜、苦瓜	500	胡萝卜	200
黄瓜、茄子、丝瓜	500	山药、荸荠、藕、凉薯	150
芥蓝、瓢菜	500	慈菇、百合、芋头	100
鲜豆芽、鲜蘑、水浸海带	500	毛豆、鲜豌豆	100

注:每份蔬菜类食品提供蛋白质 5g,碳水化合物 17g,能量 376kJ（90kcal）。

表 5-3　肉、蛋类食物的能量等值交换表

食品名称	质量 /g	食品名称	质量 /g
热火腿、香肠	20	鸡蛋（1 个,带壳）	60
肥瘦猪肉	25	鸭蛋、松花蛋（1 个,带壳）	60
熟叉烧肉（无糖）、午餐肉	35	鹌鹑蛋（6 个,带壳）	60
熟酱牛肉、熟酱鸭、大肉肠	35	鸡蛋清	150
瘦猪、牛、羊肉	50	带鱼	80

续表

食品名称	质量/g	食品名称	质量/g
带骨排骨	50	草鱼、鲤鱼、甲鱼	80
鸭肉	50	大黄鱼、黑鲢、鲫鱼	80
鹅肉	50	对虾、青虾、鲜贝	80
兔肉	100	蟹肉、水发鱿鱼	100
鸡蛋粉	15	水发海参	350

注：每份肉类食品提供蛋白质 9g，碳水化合物 6g，能量 376kJ（90kcal）。

表 5-4 大豆类食物的能量等值交换表

食品名称	质量/g	食品名称	质量/g
腐竹	20	北豆腐	100
大豆	25	南豆腐（嫩豆腐）	150
大豆粉	25	豆浆	400
豆腐丝、豆腐干、油豆腐	50		

注：每份大豆类食品提供蛋白质 9g，脂肪 4g，碳水化合物 4g，能量 376kJ（90kcal）。

表 5-5 奶类食物的能量等值交换表

食品名称	质量/g	食品名称	质量/g
奶粉	20	牛奶	160
脱脂奶粉	25	羊奶	160
乳酪	25	无糖酸奶	130

注：每份奶类食品提供蛋白质 5g，碳水化合物 6g，能量 376kJ（90kcal）。

表 5-6 水果类食物能量等值交换表

食品名称	质量/g	食品名称	质量/g
柿子、香蕉、鲜荔枝	150	李子、杏	200
梨、桃、苹果	200	葡萄	250
橘子、橙子、柚子	200	草莓	300
猕猴桃	200	西瓜	500

注：每份水果类食品提供蛋白质 1g，碳水化合物 21g，能量 376kJ（90kcal）。

表 5-7 油脂类食物能量等值交换表

食品名称	质量/g	食品名称	质量/g
花生油、香油（1汤匙）	10	牛油	10
玉米油、菜油（1汤匙）	10	羊油	10
豆油（1汤匙）	10	黄油	10
猪油	10		

注：每份油脂类食品提供脂肪 10g，能量 376kJ（90kcal）。

（三）老年人健康食谱设计

为老年人群设计食谱需要运用平衡膳食的理论，结合老年人群的生理特点及营养需求进行综合考虑，总原则是根据营养的需求和食物品种做出合理安排。在设计食谱时应充分考虑到性别、年龄、劳动强度、经济状况等特点,满足用餐老年人的营养需求和饮食习惯;结合用餐老年人的消费标准;根据季节和供应情况选配用料;合理配菜并安排适量主食。

1. 主食 老年人每日可多种类选择主食,摄入量可参考《中国居民膳食营养素参考摄入量》,标准是每人每日平均摄入 200~350g。建议老年人每日吃一些粗粮,有降低胆固醇预防动脉粥样硬化的作用;但老年人胃肠功能减弱,建议每日摄入一顿 100~200g 粗细搭配的主食较为合适。

2. 肉类 老年人群随着年龄的不断增加,体力活动减少,基础代谢率下降,脂肪相对增加,建议为老年人进行食谱设计时,在畜禽肉的选择上以瘦猪肉、牛肉、羊肉和禽肉为主,减少动物性脂肪的摄入;而且以选择 3~4 种不同的肉为宜。摄入量并非越多越好,老年人每日摄入畜禽肉类应在 50~75g。

3. 奶制品 奶制品含有丰富的钙,可帮助老年人补充所需的钙从而延缓骨质疏松和牙齿松动脱落等病症。建议老年人每人每日至少饮用 300g 的奶制品。为防止高血脂和肥胖,可选择低脂或脱脂奶。

4. 蔬菜、水果 蔬菜、水果是我国居民膳食的主要组成部分,它们富含人体所必需的维生素、无机盐和膳食纤维,含蛋白质和脂肪很少。由于其中含有各种有机酸、芳香物质和红、绿、黄、蓝、紫等色素成分,可以烹调出口味各异,花样繁多的佳肴,对增加食欲,促进消化具有重要意义。一般老年人每日蔬菜的摄入量是 300~500g,水果的摄入量是 200~400g。建议摄入新鲜的水果和蔬菜,多吃深色蔬菜,确保每餐至少 2 种蔬菜,每日吃 2~3 种水果。

5. 豆制品 豆制品是以黑豆、黄豆、青豆、豌豆、蚕豆、绿豆等为主要原料加工而成的食品。大多数豆制品是大豆的豆浆凝固而成的豆腐及其再制品,包括豆腐、豆皮、豆浆、豆腐干、腐竹、素鸡、素火腿、发酵大豆制品、大豆蛋白粉及其制品、大豆棒、大豆冷冻食品等。发酵性豆制品如腐乳、豆豉、酸豆浆等。建议普通老年人多吃豆制品,豆类的摄入量应确保每日至少 30~50g。

6. 营养食谱设计步骤

(1)标准体重及每日体重能量需求量计算。根据《中国居民膳食营养素参考摄入量》的能量推荐摄入量确定全日能量需要量,根据用餐者的劳动强度、年龄、性别等确定能量供给量,或者根据用餐者的胖瘦情况确定能量供给量,即标准体重计算法。以 1 名 63 岁的男性王某,身高 172cm,体重 65kg,职业为退休的返聘客座教授为例,查《中国居民膳食营养素参考摄入量》,知道其一日能量供给量为 1 900kcal。

第一,用标准体重法进行能量供给量计算,步骤如下:

1)计算标准体重:标准体重 = 身高(cm)-105 即 172-105=67(kg)。

2)计算身体质量指数:实际体重(kg)/[身高(m)²],即 65 ÷ 1.72²=22(kg/m²)。

3)判断体形:根据卫生部 2006 年发布的《中国成人超重和肥胖症预防控制指南》中规定的中国分类标准,18.5kg/m²≤BMI≤23.9kg/m² 为体重正常,该男性身体质量指数为 22kg/m²,可判断其体形属于正常范围。

4)根据成人每日能量供给量估算表确定一日所需能量供给(表5-8):该男性工作是客座教师为轻体力劳动,身体质量指数 22(kg/m²)为正常体型,查表可知其标准体重一日能量供给量为 25~30kcal/kg。测算其全天能量供给量(kcal)= 标准体重(kg)× 标准体重能量需求量(kcal/kg)即 67 × 25 和 67 × 30;可知下限为 1 675kcal,上限为 2 010kcal。

表5-8 成人每日能量供给量估算表 单位:kcal/kg

体型	休息状态	轻体力劳动	中等体力劳动	重体力劳动
消瘦	20~25	35	40	45~50
正常	15~20	25~30	35	40
超重	15	20~25	30	35
肥胖	15	20~25	30	35

第二,确定宏量营养素需要量。按照供能比,蛋白质占 10%~15%,脂肪占 20%~30%,碳水化合物占 55%~65% 换算。

第三,计算三餐宏量营养素需要量,即具体数量;食物中产能营养素产生能量的多少按以下关系换算:1g 碳水化合物产生能量为 4kcal,1g 脂肪产生能量为 9kcal,1g 蛋白质产生能量为 4kcal,根据三大产能营养素的能量供给量及折算系数可计算出全天碳水化合物、脂肪、蛋白质的需求量。

第四,计算每餐需求量。按照餐次比 3∶4∶3 的比例,分别算得早、中、晚餐的每餐需求量。

第五,主食品种、数量确定。根据饮食习惯确定主食品种和数量。

第六,副食品种、数量确定。根据三餐蛋白质数量确定副食。

第七,蔬菜确定。根据该老年人微量营养素一日需要量补齐蔬菜的品种和数量。

第八,油的确定。根据确定食物的脂肪含量计算烹调用油量。

（2）为上述王教授设计健康食谱。

1）确定全日能量供给量:查《中国居民膳食营养素参考摄入量》其一日能量供给量为 1 900kcal。

2）产能营养素全天供应量:蛋白质 1 900 × 15%=285（kcal）;脂肪 1 900 × 25%=475（kcal）;碳水化合物 1 900 × 60%=1 140（kcal）。

3）计算产能营养素全天需求量:根据食物中产能营养素氧化分解产生能量情况,可计算出三种产能营养素全天供应量为:蛋白质 285 ÷ 4 ≈ 71（g）;脂肪 475 ÷ 9 ≈ 53（g）;碳水化合物 1 140 ÷ 4=285（g）。

4）计算产能营养素每餐需求量:将早、中、晚餐按照餐次比 3∶4∶3 的比例计算可得,早餐蛋白质 71 × 0.3 ≈ 21（g）、脂肪 53 × 0.3 ≈ 16（g）、碳水化合物 285 × 0.3 ≈ 86（g）;中餐蛋白质 71 × 0.4 ≈ 28（g）、脂肪 53 × 0.4 ≈ 21（g）、碳水化合物 285 × 0.4 ≈ 114（g）;晚餐蛋白质 71 × 0.3 ≈ 21（g）、脂肪 53 × 0.3 ≈ 16（g）、碳水化合物 285 × 0.3 ≈ 86（g）。

5）主食品种和数量确定:早餐中应有碳水 86g,若以小米粥和馒头为主食,并分别提供 20% 和 80% 的碳水化合物,查食物成分表可知,每 100g 小米粥含碳水化合物 8.4g,每 100g 馒头含碳水化合物 44.2g,则所需小米粥重量为 86 × 20% ÷（8.4 ÷ 100）≈ 205（g）,所需馒头重量为 86 × 80% ÷（44.2 ÷ 100）≈ 156（g）。

6）副食品种和数量确定:据上一步可知早餐主食需小米粥 205g、馒头 156g,查食物成分表得知,每 100g 小米粥含蛋白质 1.4g,每 100g 馒头含蛋白质 6.2g 则,小米粥蛋白质含量为 205 ×（1.4 ÷ 100）≈ 3（g）,馒头蛋白质含量为 165 ×（6.2 ÷ 100）≈ 10（g）,主食中所含蛋白质共 13g,因此可得知副食应提供蛋白质约 9g;若副食蛋白质 2/3 选择动物性食物提供（如鸡蛋）,1/3 选择豆制品提供（如豆腐干）,查食物成分表得知,每 100g 鸡蛋（带壳）含蛋白质 13.3g,鸡蛋可食部 88%,每 100g 豆腐干含蛋白质 16.2g 则所需要的鸡蛋的量为 9 × 2/3 ÷（13.3 ÷ 100）÷ 88% ≈ 51（g）,豆腐干为 9 × 1/3 ÷（16.2 ÷ 100）≈ 19（g）,所以早餐中副食鸡蛋为 51g,豆腐干 19g。

7）确定纯能量食物的量:早餐中小米粥 205g,馒头 156g,鸡蛋 51g,豆腐干 19g,查食物成分表得知,每 100g 小米粥含脂肪 0.7g,每 100g 馒头含脂肪 1.2g,每 100g 鸡蛋（带壳）含脂肪 8.8g,鸡蛋可食部 88%,每 100g 豆腐干含脂肪 3.6g,则早餐中主、副食的脂肪含量为 205 ×（0.7 ÷ 100）+156 ×（1.2 ÷ 100）+51 × 88% ×（8.8 ÷ 100）+19 ×（3.6 ÷ 100）≈ 8g,则早餐烹调油用量为 8g。

8）由此早餐摄入的食物为小米粥 205g,馒头 156g,鸡蛋 51g,凉拌豆腐干（豆腐干 19g、大豆油 8g）,再用同样的方法编制中餐和晚餐。

已知该用餐者中餐应含有蛋白质 28g、脂肪 21g、碳水化合物 114g;若以米饭（大米）和红薯为主食,并分别提供 60% 和 40% 的碳水化合物,查食物成分表得知,每 100g 米饭（大米）含碳化合物 25.9g,每 100g 红薯含碳水化合物 24.7g,红薯可食部 90%,按主食量的计算方法,可算得米饭（大米）和红薯所需要的量分别为 263g 和 207g。由食物成分表得知,每 100g 米饭（大米）含蛋白质 2.6g,每 100g 红薯含蛋白质 11g,红薯可食部 90%,则主食中蛋白质含量为 9g,副食中蛋白质含量为 19g;设定副食中蛋白质的 2/3 由动物性食物供给,动物性食物选择猪肉（里脊）,1/3 由豆制品提供,豆制品选择豆腐。查食物成分表得知,每 100g 猪肉（里脊）含蛋白质 20.2g,每 100g 豆腐含蛋白质 8.1g,则所需猪肉的量为 63g,所需豆腐的量为 78g;现在选择蔬菜的品种和数量,可根据不同季节的蔬菜供应情况,考虑与动物性食物和豆制品配菜,以及膳食宝塔建议的量综合确定。按照纯能量食物摄入量的计算方法确定中餐烹调油的用量为13g。最后确定中餐摄入的食物为红薯蒸米饭（米饭263g、红薯207g）、青菜豆腐汤（豆腐78g、青菜100g、大豆油4g）、青椒肉丝（青椒100g、猪里脊肉63g、大豆油9g）。

已知该用餐者晚餐应含有蛋白质21g、脂肪16g、碳水化合物86g。假设以面条为主食，提供全部的碳水化合物，由食物成分表得知，每100g面条含碳水化合物75.6g、蛋白质10.3g、脂肪0.6g，可算得面条的需要量为114g，面条中的蛋白质为12g，则由副食提供的蛋白质为21–12=9（g）。设定副食中的蛋白质全由动物性食物提供，并且全由牛奶供给，查食物成分表得知，每100g牛奶含蛋白质3g、脂肪3.2g，可算得牛奶需要量为300g。按照纯能量食物摄入量的计算方法最后确定烹调油的用量为6g。最后得知晚餐摄入的食物为煮面条（面条114g、小白菜50g）、凉拌黄瓜（黄瓜100g、大豆油6g）、牛奶300g。

根据测算，案例中男性老年人的一日健康食谱列表见表5-9。

根据健康需求，制订一周健康食谱，供参考，见表5-10。

表5-9　王老一日健康食谱设计

餐次	食品名称	用量/g
早餐	小米粥	205
	馒头	156
	鸡蛋	51
	凉拌豆腐干	豆腐干19，大豆油8
加餐	苹果	100
午餐	红薯蒸米饭	红薯207，米饭263
	青椒肉丝	青椒100，猪肉（里脊）63，大豆油9
	青菜豆腐汤	青菜100，豆腐78，大豆油4
加餐	香蕉	100
晚餐	面条	面条114，小白菜50
	凉拌黄瓜	黄瓜100，大豆油6
餐后	牛奶	300

表5-10　王老一周健康食谱示例

时间	早餐/g	中餐/g	晚餐/g
周一	八宝粥150、小葱跑蛋50、生菜100、橙子250	水饺（鸭肉20、香菇20、标准粉50）、大白菜200、宫保鸡丁（鸡丁30、胡萝卜50、黄瓜50）	银耳汤150、鸭血豆腐（鸭血30、豆腐50、豆芽50）、馒头100
周二	牛奶200、菠菜150、馒头100、香蕉250	羊油米饭200、黄瓜100、平菇炖鸡（平菇100、鸡肉50）	鸡蛋汤面（鸡蛋25、面条100）、笋瓜肉丝（笋瓜100、肉丝20）
周三	小米粥100、鸡蛋50、醋溜藕片100、黑布林250	黄油米饭200、洋葱腰花（洋葱80、猪腰肉20）、手撕包菜130、紫菜汤100	香菇鸡丝粥（香菇20、鸡丝10、米50）、马兰头150
周四	豆浆100、汤包50、菠菜150、哈密瓜250	米饭200、木耳鸡蛋（木耳100、鸡蛋50）、扁豆烧肉（扁豆180、猪肉20）	三鲜刀削面90、油菜100
周五	豆沙包100、蒸蛋羹50、炒莴笋100、火龙果250	馒头100、土豆牛肉（土豆150、牛肉20）、清蒸鱼80、麻婆豆腐100	烧卖60、玉米粥100、鱼香茄子80
周六	牛奶200、面包100、四季豆150、菠萝250	米饭150、芹菜虾仁（芹菜110、虾仁25）、冬瓜排骨汤（冬瓜90、排骨35）	粥100、胡萝卜丝150、番茄炒蛋（番茄150、鸡蛋50）
周日	牛奶250、鸡蛋25、莴苣205、挂面100	米饭200、山药200、素西蓝花200、鲫鱼豆腐汤（鲫鱼200、豆腐200）、苹果250	南瓜粥250、烙饼100、蒜苗肉丝（蒜苗300、肉丝20）

二、运动干预

国内外多项研究表明,定期的身体活动有助于预防和管理慢性非传染性疾病,如心脏病、脑卒中、糖尿病和多种癌症,还有助于预防高血压,保持健康的体重,并可以改善心理健康、生活质量和幸福感。中等强度和高强度的身体活动均可增进健康。但整体来说,步入老年期后身体各项功能水平逐渐下降,身体活动减少,这与健康的行为生活方式相违背。而老年人因处于特殊的身体时期,在对老年人采取运动干预时应全面考虑强度、频率、时长、运动方式等因素,制订符合老年期特点的运动处方。

1. 老年人身体活动指南 身体活动(physical activity,PA)是由骨骼肌肉产生的需要消耗能量的任何身体动作。指所有运动,包括闲暇时间的活动,在不同地点之间往返,或作为一个人工作的一部分。按照世界卫生组织的分类,身体活动一共可以分为四大类,分别是职业性活动、交通出行、家务劳动及休闲活动。不同个体及个体在不同的生理阶段,运动锻炼的方式方法和注意事项都会有所不同,如《中国人群身体活动指南(2021)》(以下简称《指南》)以"动则有益、多动更好、适度量力、贵在坚持"为原则,分别对2岁及以下儿童、3~5岁儿童、6~17岁儿童青少年、18~64岁成年人、65岁及以上老年人、慢性病患者给出建议。老年人身体活动的目标包括改善心肺和血管功能,提高摄取和利用氧的能力;保持肌肉力量、延缓肌肉量和骨量丢失的速度;运动可以有效地防治骨质疏松症。坚持运动疗法能促进性激素分泌和钙吸收、增加骨皮质血流量,运动应力负荷是骨钙化的必备条件,能阻止骨量丢失,增加骨密度,从而达到防治骨质疏松的目的。运动还可减少身体脂肪的蓄积和控制体重增加;降低跌倒发生骨折的风险;调节心理平衡,减慢认知能力的退化,提高生活自理能力和生活质量,预防慢性病。建议进行有氧运动、抗阻力运动及功能性身体活动,《指南》认为18~64岁成年人每周进行150~300分钟中等强度或75~150分钟高强度有氧活动,或等量的中等强度和高强度有氧活动组合,每周至少进行2日肌肉力量练习,保持日常身体活动,并增加活动量。此身体活动建议亦适用于65岁及以上老年人,除此以外应坚持平衡能力、灵活性和柔韧性练习,若身体不允许每周进行150分钟中等强度身体活动,应尽可能地增加各种力所能及的身体活动。同时老年人在运动期间应定期测量血压和血糖等,进行医学检查,及早发现心脑血管的相关并发症,调整运动量,保证身体活动的安全性。

2. 身体活动强度 指单位时间内身体活动的能耗水平或对人体生理刺激的程度。对于身体活动强度的衡量,我们一般可以从生理强度和物理强度的范畴来考虑,两者互相关联,但又各不相同。常用衡量指标还包括最大心率百分比、最大耗氧量百分比、自我感知运动强度和代谢当量(表5-11)。

表5-11 运动强度分级

运动强度	相当于最大心率百分数 /%	自我感知运动强度(RPE)	代谢当量 /MET	相当于最大耗氧量(VO₂ max%)
低强度	40~60	较轻	<3	<40
中强度	61~70	稍累	3~6	40~60
高强度	71~85	累	7~9	61~75
极高强度	>85	很累	10~11	>75

(1)绝对强度:又称物理强度,主要根据身体活动的绝对物理负荷量测定,而不以个人生理承受能力为指标。代谢当量(metabolic equivalent,MET)指相对安静休息时身体活动的能量代谢水平。$1MET=V_{O2} 3.5ml/(kg \cdot min)$ 即1MET相当于每分钟每千克体重消耗3.5ml氧,或每千克体重每分钟消耗44kJ(1.05kcal)能量的活动强度。身体活动绝对强度常用代谢当量作为反映单位,一般≥6MET为高强度;3~5.9MET为中等强度;1.1~2.9MET为低强度。

(2)相对强度:属于生理强度,主要包括主观性的反应指标如疲劳感或客观性指标如心率等。相对强度衡量常用个人最大心率的百分比、最大耗氧量百分比(V_{O2} max%)和自我感知运动强度(ratings of perceived exertion,RPE)。在一定条件下,身体活动的耗能水平与个体耗氧量或心率水平成正相关,即能耗水平越高,耗氧量和心率水平也就越高。

健康成人的正常心率为 60~100 次 /min,个体最大心率在通常情况下可以用公式进行估算:最大心率 =220- 年龄。当心率达到最大心率的 60%~75% 时,身体活动水平就达到了中等强度。

在采用自我感知运动强度来衡量身体活动的强度时,主要是以个人主观用力和疲劳程度为标准。可通过 0~10 级 RPE 量表测量。0 级为休息状态,1~2 级为感觉弱或很弱,3~4 级为感觉温和,5~6 级为中等,7~8 级为疲惫感,9~10 级为非常疲惫。其中 5~6 级表示达到了自我感知或主观用力的中等强度活动水平。

(3)千步当量:代谢当量、最大心率的百分比、千卡等衡量标准对于普通老年人来讲理解有一定困难,因此在身体活动指导中也常采用千步当量来衡量和换算人体各种身体活动的能量消耗量。1 千步当量相当于以 4km/h 的速度步行 10 分钟(约 1 000 步)的活动量,千步当量相同,其活动量即相同。如 1 千步当量的身体活动强度也约等于慢跑 3 分钟或者约等于洗盘子 15 分钟的活动量。

3. 老年人运动处方 WHO 将发展中国家 60 周岁及以上的人群统称为老年人。规律的身体活动能为老年人群带来的健康效益有减慢因衰老引起的运动能力下降;优化衰老造成的身体成分变化;帮助良好的心理、认知能力建立;有效预防、控制慢性疾病;减低躯体残疾风险;延长寿命。因为每个个体衰老的程度不同,因此年龄相近的个体对运动所产生的反应也会各不相同。为了保证能为老年人制订出安全、有效的运动处方必须先了解老年人在安静和运动状态时因为年纪的增长对机体生理功能所产生的变化,见表 5-12。

表 5-12 衰老对生理相关指标的影响

生理指标	影响结果
安静心率	无变化
最大心率	较低
安静和运动时血压	较高
最大摄养量	较低
肺活量	较低
肌肉力量	较低
柔韧性	较低
体脂百分比	较高
糖耐量	较低
恢复时间	较长

为了制订符合个体的运动处方,往往需要进行运动测试。老年人的运动测试方案在负荷量上有自己的特点,需注意:①运动能力较低的老年人,起始负荷量应较低,递增的幅度要小(如 0.5~1.0MET);②视力低下、平衡能力差、肌肉协调能力低、足部有疾患的老年人,建议使用功率车,但功率车测试可能因局部肌肉酸痛而终止;③老年人群因运动诱发心律失常的比例高于其他年龄段,应给予重视;④老年人服用的各种处方药物可能会影响到心电图及血流动力学的测试结果;⑤出现心电图假阳性结果的比例较高;⑥进行最大运动负荷测试时,最大心率常超过根据年龄预测的最大心率。

而对于大于 75 岁的高龄人群,因往往存在各种慢性疾病等原因,一般的运动测试不太适合该人群使用,对于高龄人群的运动测试建议:①明确运动的禁忌证,通过既往史、身体检查指标判断运动的禁忌证;②有心血管疾病症状或已经确诊相关疾病的高龄个体,应按相关标准进行危险分级和运动管理;③无心血管疾病症状和疾病的高龄老年人,在没有较大风险的情况下可进行低、中强度运动。

老年人体适能测试评估可以了解老年人综合运动能力,全面掌握老年人的有氧能力、肌力、耐力、平衡能力及柔韧性,从而更好地进行针对性的运动锻炼。所需的场地小、设备少、费用低,操作简单,安全性高。具体测试项目见下表(表5-13)。

表5-13　老年人体适能测试

测试项目	测试时间	较低功能界值点
30s 坐站测试 30s 负重屈肘测试 2min 踏步测试 座椅体前屈测试 抓背测试 2.4m 起身绕行测试 6min 步行测试	30min,每项测试 2~10min	依照相应年龄标准,≤第 25 个百分位

老年人与其他年龄段人群相比,普遍存在机体能力下降、肌力不足及体能低下的情况,这些都是导致老年人生活独立性下降的原因。老年人的运动处方应包含心肺功能锻炼、抗阻力训练和柔韧性运动。

(1)有氧运动:有氧运动能锻炼提升心肺功能,若老年人因慢性疾病等原因不能达到推荐运动水平,可根据自身能力调节。

1)频率:每周至少进行 5 日中等强度体力运动,或每周进行 3 日较大强度的运动,或每周进行3~5 日中等强度与较大强度相结合的体力活动。

2)强度:根据自我感知运动强度表(0~10 级)5~6 级为中等;7~8 级为较大强度运动。

3)时间:中等强度每日累计进行 30~60 分钟(60 分钟效果更好),且保证每次至少进行 10 分钟,每周共 150~300 分钟;或每日至少进行 10~30 分钟,每周共进行 75~100 分钟的较大强度运动;或是相当运动量的大中强度结合运动。

4)类型:任何类型都不能对骨骼施加过度的压力。步行是老年人最常用的运动方式,其他方式推荐老年人选择水中运动或功率自行车。

(2)抗阻力运动/肌肉耐力运动

1)频率:每周至少 2 日。

2)强度:中等强度,老年人抗阻力训练以低强度开始。

3)类型:渐进式负重运动项目或承受体重的柔软体操、上台阶和其他大肌肉群参加的力量训练。

(3)柔韧性训练

1)频率:每周至少 2 日。

2)强度:拉伸至感觉拉紧或轻微的不适。

3)类型:任何保持或提高柔韧性的体力活动,能够拉伸身体主要关节、各大肌肉群。静力拉伸优于动力性拉伸。

(4)平衡性训练:针对容易摔倒和行动不便老年人群,每周进行 2~3 日的平衡性、灵敏性和本体感觉的神经动作练习,能有效地预防摔倒。可采用以下方式练习:

1)通过逐渐增加动作难度来减少其支撑力(如双腿站立、半前后站立、前后站立、单腿站立)。

2)使人体重心发生变化的动力性运动(如前后脚交替走路或蹬自行车)。

3)肌群压力姿势练习(如脚跟站立和足尖站立)。

4)减少感觉输出(如闭眼站立)。

5)传统运动功法锻炼(如太极拳、五禽戏、易筋经)。

运动处方制订示例:以王教授为例,为其制订运动处方的步骤。第一,完成一般体检及临床检查,包括病史、血压、脉搏、关节等,必要时进行心电图、X 线胸部检查及化验等检查,以了解王教授的基本健康情况,判断能否进行运动,是否具有潜在性疾病及危险因素,避免运动事故发生,为制订运动处方提供必要信息。第二,进行运动测试,起始负荷应为较低负荷,可进行 30 秒坐站测试、30 秒负重屈肘测试、2 分钟踏步测试等内容的老年人体适能测试,测试在 30 分钟内完成,依照相应年龄标准判断老年人体适能测试结果,若王教授测试结果为 30 秒坐站测试 16 次,30 秒负重屈肘测试 17 次,2 分钟踏步测试 98 次,6 分钟步行测试 4 次,通过查表可知其结果均处于正常范围,但座椅体前屈测试、抓背测试显示王教授上下肢柔韧性稍差。第三,根据测试结果确定运动处方的目的为改善心肺功能,加强关节和肌肉运动范围。第四,开具运动处方;为改善心肺功能选择有氧运动,方式建议步行,强度为中等强度(最大心率的 70%),每日步行不少于 7 000 步,累积 30~60min/d;为加强关节和肌肉运动范围,选择柔韧性训练和平衡性训练,方式有压肩、压腿等,每周 2~3 次,拉伸至感觉拉紧或轻微的不适。第五,告知注意事项,如做好准备活动,避免运动损伤;不要突然停止运动,跑步后至少慢走 2 分钟等。运动处方示例见下表(表 5-14)。

表 5-14 运动处方示例

姓名:王教授 性别:男 年龄:63 岁
运动负荷试验结果
试验中达到的最高心率 116 次 /min 血压 132/85mmHg 中等运动强度 靶心率(THR)107~117 次 /min
心率监护
活动时每 5~10min 由桡动脉或颈动脉测定一次脉搏,及时调整负荷强度,使其维持在低限和高限之间
低限:17 次 /10s 高限:20 次 /10s
活动安排 准备活动:5~10min,使心率逐渐进入靶心率范围 基本部分:20~40min,主要为第一,有氧耐力运动,选择步行,每日步行不少于 7 000 步,累计每日 30~60min;第二,柔韧性训练,选择压肩、压腿,每周 2~3 次,拉伸至感觉拉紧或轻微的不适;第三,每周进行 2~3 次太极拳;心率保持在靶心率范围之内,不能按时完成时中间可稍作休息 整理活动:5~10min,以放松跑或做操为主,以预防重力性休克
每周活动次数:3~4 次或根据具体情况而定
注意事项和建议
1. 做下列活动时应小心谨慎(压肩、压腿)
2. 避免下列情况出现(突然停止运动,拉伸过度)
处方制订指导者:赵 ×× 处方制订日期:×××× 年 ×× 月 ×× 日

 知识链接

五 禽 戏

五禽戏是我国古代传统导引养生功法之一,相传是由华佗所编创,其弟子樊阿应用五禽戏进行养生保健,据传活到 100 多岁。五禽戏通过模仿五种动物——虎、鹿、熊、猿、鸟的动作而编创。五禽又分别对应五脏,认为虎戏能疏肝理气,鹿戏能益气补肾,熊戏能够调理脾胃,猿戏能养心安神,鸟戏能补肺宽胸。其特点在于模仿五禽,形神兼备,活动全面,大小兼顾,能对颈椎、胸椎、腰椎等部位进行有效的锻炼,拉升经络,刺激背部腧穴,同时还注重手指、脚趾等小关节的运动,通经络活气血,起到养生保健的作用。因其动静结合,练养相兼,适合广大老年人群选用为锻炼方式。

三、心理干预

WHO 将健康定义为"健康不仅仅是没有疾病,而是包括躯体健康、心理健康、社会适应良好和道德健康",可见心理健康是衡量健康与否不可或缺的重要部分。

1. 心理因素干预原则

（1）保密性原则：尊重和保护来访者隐私，是建立和维持双方信任关系的前提，也是心理干预活动能正常开展的基础。只有坚持保密性原则，才能使来访者打消心中顾虑，敞开心扉。但需要注意，保密原则并不是无限度的，如被干预者有明显自杀倾向或存在伤害性人格障碍时应及时联系有关人士。这需要心理咨询师和健康管理工作者有敏锐的察觉能力和判断力。

（2）助人自助原则：心理干预的目的不单是发现来访者的心理问题，更应积极挖掘其自身积极的心理因素，通过启发来调动其自身的创造性、积极性，促进心理成长，引导来访者找到适合自身的问题解决方法，强化自助信念。

（3）价值观干预原则：在进行心理干预时，我们不能以自身的价值观对来访者进行判断，甚至迫使来访者接受心理咨询师或健康管理工作者的价值观。应充分尊重来访者的价值观，对于来访者与自己的价值观有冲突时，可用非评判性的理解、接纳和尊重的态度来对待，引导来访者自己判断是非做出选择。

（4）综合性原则：心理干预要对来访者生理与心理之间的关系保持高度敏感，用辩证统一的思维来考虑问题，进行分析、评估、干预的过程中也要充分考虑生理、心理和社会三方面的因素。

（5）灵活性原则：心理咨询师或健康管理工作者应在不违背心理干预其他原则的前提下发挥主观能动性，针对来访者的年龄、性别、文化背景、不同的问题等，灵活应用咨询理论、方法，以取得最佳的心理干预效果。

2. 常见的心理问题　老年人的心理健康是健康不可或缺的一部分，关系到老年人晚年生活的幸福程度及和谐社会的稳定发展，加强对老年人的精神关爱和理解是国家老龄事业发展和养老体系建设的重要内容之一。对于老年人来说，常见的心理问题主要有：

（1）焦虑与焦虑症：概念不同。焦虑（anxiety）是一种日常生活中普遍存在的情绪反应倾向，指个体对现实的潜在挑战或威胁的一种情绪反应，而且这种情绪反应是与现实威胁的事实焦虑相适应的，是一个人在面临其不能控制的事件或情景时的一般反应。现实性焦虑是人类适应和解决问题的基本情绪反应，是人类在进化过程中形成的适应和应对环境的一种情绪和行为反应方式。焦虑的强度与现实的威胁的程度相一致，并随现实威胁的消失而消失，因而具有适应性意义。它有利于个体动员身体的潜能和资源来应对现实的威胁，逐渐达到应对挑战所需的控制感及能有效解决问题的措施，直到这种现实的威胁得到控制或消除。因此，除了情绪上的变化以外，还常伴有生理状态的改变，如自主神经功能失调表现出的口干、胸闷、心悸、血压升高、出冷汗、双手震颤、皮肤苍白、失眠、尿频厌食等，严重焦虑可表现出肌张力增高，出现刻板动作及睡眠障碍等。

病理性焦虑指没有明确的导致焦虑发生的因素，或焦虑的程度与现实状况或处境不符合，或焦虑的持续时间过长，也称为焦虑症（anxiety neurosis）。短暂且适度的焦虑状态为人体的一种正常生理应激反应，能使大脑和整个机体处于适当兴奋的状态，在一定程度上提高社会适应能力。但焦虑情绪若超过了其所能承受的范围则会影响人的心理生理状态，演变为焦虑症。有研究表明，焦虑症在2020年已成为影响全球人口伤残率与死亡率的主要疾患之一。焦虑症的病因现在还尚未完全明确，目前认为其发生与遗传因素、心理因素、生化因素等相关。

焦虑和焦虑症二者区别在于，焦虑是一种心理状态，由一定原因引起的属于正常焦虑。而焦虑症不但反应强度过强，持续时间过长，且情绪反应异乎寻常不能自控，必须借助医学帮助，而且往往会导致社会或生理功能损害，痛苦明显，甚至产生轻生的念头和行为。可见，轻度焦虑对人有益，能激发人的潜质，焦虑症则对人的身心健康造成危害。

（2）抑郁与抑郁症：抑郁是生活中常见的一种情绪反应，常见的表现如心情低落，心境郁闷，自我感觉不良，兴趣减退、沮丧等，几乎所有人在日常生活的某一时间中都曾经有过这样的情绪体验。而抑郁症属于心境障碍，又称抑郁障碍或抑郁发作，指各种原因引起的以心境低落为主要特征的一类心理疾病，其症状比抑郁重，常伴有焦虑、无助感、绝望感、意志力减退、自杀观念等精神症状及各种躯体症状和生理功能障碍。

抑郁症的诊断有以下五项或以上表现，且持续时间有半个月者，可诊断为抑郁症：①一日中的多数时候情绪沮丧；②对日常生活丧失兴趣，无愉快感；③精力明显减退，无原因的持续疲乏感；④自信心下降或自卑,或有内疚感;⑤失眠、早醒或睡眠过多;⑥明显的体重减轻或者增加,或明显的食欲减退或者增加;⑦有自杀或自杀的观念或行为;⑧性欲明显减退;⑨注意力集中困难或下降;⑩联想困难,自觉思考能力显著下降;⑪一日中情绪有较大波动,常以早上最重,然后逐渐减轻,到晚上最轻。

研究表明,全球抑郁症人群超过了3亿。随着年龄的增加,老年人群在生活自理能力、经济能力、人际关系及生理健康、心理健康方面的水平都有一定程度的下降。老年抑郁症(late life depression,LLD)主要指发生在60岁及以上老年人身上的一组抑郁症状。老年抑郁症可根据发病年龄不同分为早发性抑郁症和晚发性抑郁症。60岁以前诊断为抑郁症,60岁后又复发称为早发性抑郁症;60岁及以后首次诊断为抑郁症的称为晚发性抑郁症。老年抑郁症的原因是综合性多因素的,包括遗传因素、正常衰老、神经退行性疾病、心血管疾病等。有研究表明,老年抑郁症患者与其他年龄段患者相比,表现出的共患躯体疾病、主诉躯体不适多、疑病观念强烈且常常伴有程度不一的认知功能损害。老年抑郁症患者记忆力、注意力、语言功能、执行功能都要比年轻的抑郁症患者更差。

（3）疑病症:主要指老年患者担心自己患有一种或多种躯体性疾病,因诉躯体症状反复就医,经多次医生解释及医学检查为阴性结果仍不能打消患者疑虑,常伴有焦虑或抑郁。部分疑病症患者因感觉身体某部位不适或对某部位的敏感增加,进而发生疑病。疑病症人群就医时通常描述模糊,部位不固定;还有一部分描述形象具体,自认患有某种疾病,要求各种检查,结果正常仍疑虑,甚至认为结果有误,导致出现不安焦虑,带有强烈的情感色彩。

疼痛是疑病症最常见的症状。约三分之二的疑病症人群表示有疼痛症状的发生,常见部位为头部、下腰部及右髂窝。疑病症患者在描述疼痛时往往模糊不清,有时诉全身疼痛,但经查并无具体依据,辗转于各科就医均无结果,常伴有失眠、焦虑抑郁状态。

躯体症状表现多样,涉及身体不同区域。可有恶心、吞咽困难,腹痛、胀气、心悸、呼吸困难,有些甚至疑虑五官不正、身体结构异常,或诉体臭等。

3. 常见心理问题的对策　针对有心理问题的人,及时采取积极有效的心理干预是非常重要的。消极情绪和压力是产生心理问题的重要原因,可通过情绪调节手段,保持内心平衡。

（1）情绪调节:包括生理调节、情绪体验调节、行为调节、认知调节、人际调节。

生理调节以一定的生理过程为基础,调节过程与相应的生理反应模式相关。生理调节将改变或降低处于高呼唤水平的生理反应。如通过放松训练可以减轻肌肉紧张,因此可以缓解焦虑情绪导致的如肌肉紧张等生理反应。

情绪体验调节的核心是当情绪体验不协调时个体通过有意识地调节情绪体验来改变情绪反应,以达到情绪平衡。如当个人情绪处于悲伤、低落等不良情绪时,可以通过倾诉、宣泄等方式来缓解不良情绪;也可体验大自然,通过空气、阳光、植物、温泉等调控身心反应。

行为调节主要是通过控制和改变自己行为来进行的,在生活中可以采用体育锻炼的方式来调节情绪。体育活动时,可以使注意力集中于活动本身缓解心中压抑的不良情绪,还能加速血液循环,加深呼吸,使情绪缓解,从而进行积极有效的生理调节。

认知调节是人们在面对各种问题时对问题的选择和认识。在生活中遇到问题时,应积极地改变认知策略,转变对待问题时做出的不良决策,改变自己看问题的角度,提高积极情绪,使事情向积极有利的方向发展。

人际调节属于一种外部调节,在进行人际调节时,应采用人际关系调整策略。对环境进行客观分析,做出正确的评估,建立良好的人际关系,获得朋友、同事的支持。

在调节自我情绪时选用适当的行为尤为重要,推荐采取宣泄、转移等方式。宣泄是处理情绪的一种基本方法,宣泄的形式包括倾诉、哭泣、写作等。倾诉对象可以是自己的亲人、朋友以及自己信得过的人,积极地与身边的人进行沟通交流,或向有相同经历的人讨教经验。在倾诉的过程中,不仅可以发泄内心的苦闷,还能从与家人朋友的沟通中获得解决办法及关怀安慰,是一种有效的心理治疗方法。

除了宣泄以外,当人压力过大、消极情绪产生时还应学会转移。转移的方式很多,如欣赏音乐、锻

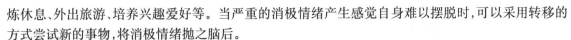

炼休息、外出旅游、培养兴趣爱好等。当严重的消极情绪产生感觉自身难以摆脱时,可以采用转移的方式尝试新的事物,将消极情绪抛之脑后。

（2）调节自我认知:心理问题产生的原因之一就是个体不能客观地认识自己,对自己不客观的认知,给自己设定高于实际的期望目标,往往给自己造成较大的认知偏差。容易发生心理问题的人往往对自身的期望较高,有"完美主义"倾向。应建立合理的自我期望,认识到人的能力是有限的,不要把不属于自己的职责都强加于自身,对良好期望值与客观结果之间的反差做好充分的心理准备,减少压力,避免心理问题的产生。在调整自我认知的同时提高自我,提高认知能力,增强处理各种信息的能力,养成良好的生活习惯,有目的地丰富个人兴趣爱好,保持良好的情绪。

（3）寻求专业的心理帮助:在专业心理咨询师的帮助下,稳定自己的情绪,建立积极的自我心理状态。建议在选择心理咨询机构时注意鉴别资质,选择相对专业规范的机构,如医疗机构的心理咨询门诊等,避免受骗。

4. 心理干预方案　以李××,男,63 岁,退休独居老人为例,以下为心理干预方案(表5-15)。

（1）干预对象:李××,男,63 岁,独居,有轻度的抑郁、焦虑心理障碍。

（2）干预方式:可采用集中干预和个别干预相结合的方式,采用讲座和访谈结合。

（3）干预频率:至少每周进行一次,具体视情况调整。

（4）干预地点:建议选择李××熟悉且安静的户外地点,个人访谈也可在老年人家中进行。

（5）干预时长:个人访谈建议时间在 15~50 分钟。

表 5-15　心理干预方案

干预对象	干预方式	干预频率	干预地点	干预内容
城乡社区抑郁、焦虑等心理障碍的老年人	集中干预加个别干预	预计 12 周,每周 1 次(每次15~50min)	老年人熟悉且安静的户外地点,个人访谈也可在老年人家中进行	1. 健康信息支持　为老年人提供有关常见疾病、心理健康,以及药物、健康促进等方面的信息 2. 经济支持　帮助老年人了解可以获得的经济支持渠道,鼓励及时寻找必要支持并尝试继续工作 3. 情感支持　鼓励老年人倾诉,助其宣泄不良情绪,指导维持良好家庭和人际关系的方法 4. 提升希望　提升老年人对健康和生活的希望,引导老年人积极面对生活

四、老年人其他不良行为生活方式干预

生活方式即人们的生活模式,是在文化传承、经济关系、社会风俗、家庭影响、个体特征等多方面综合因素的影响下形成的,是一种特定的行为模式,包括饮食习惯、社会生活习惯等。长期不良的生活方式对健康有着不可忽视的影响,膳食不合理、身体活动不足、吸烟被认为是引起多种慢性病的行为危险因素。对不良生活方式的干预可以减少健康危险因素对健康的损害,预防疾病发生,改善健康状况。

1. 不良行为生活方式　吸烟是一种常见的、能对人体健康造成危害的成瘾行为。长期吸烟对认知功能有损害,有吸烟习惯的老年人从轻度认知功能障碍向阿尔茨海默病转化的时间有提前的趋势,同时吸烟会增加老年人癌症、心脏病和肺病的患病风险。长期饮用含酒精的饮品会使人的中枢神经产生依赖性,酒精依赖及相关问题已成为全球性公共卫生问题,与多种躯体慢性疾病和精神健康状况恶化有着密切联系。老年群体中酒精依赖的患病率总体呈上升趋势,严重影响老年人的生存质量。老年人不良性行为的发生是造成其患艾滋病的重要原因。改变老年人不良性行为有利于降低艾滋病等性传播疾病的发病风险。

2. 控烟指导

（1）控烟策略:总策略包括制订相关公共卫生政策、建立支持环境、加强健康教育及社区行动、发展个人技能及调整卫生服务等方面的内容。控烟策略示例,见表5-16。

表 5-16 控烟策略示例

控烟策略	效果	成本	来自烟草公司的阻力
（1）立法			
增加烟草产品的税收或其他经济措施	很好	不高	大
增加烟草产品及广告上的警句	弱	不高	中
禁止烟草广告	很好	不高	大
（2）教育和信息传播			
鼓励医务人员和知名人士率先控烟	很好	不高	小
向大众传播吸烟的危害	中	高	小
鼓励吸烟者戒烟或减少吸烟	弱	不高	小
（3）实施全国范围内的控烟项目			
建立全国性控烟项目的计划和协调机构	中	中	小

（2）控烟的健康教育：首先，做好部门协调工作，政府等相关部门高度重视，对控烟达成一致，使公共场合禁烟政策能严格执行，世界无烟日等控烟宣传活动能有效开展，起到宣传作用；其次，加强控烟立法和治法力度，使现有立法得到有效的落实，尤其是广告法和公共场所禁止吸烟的法规，执法队伍加强执行力度；再次，通过大众媒体开展控烟健康教育，制作各种视听材料、宣传画、传单、专栏等传播材料，利用电视、报纸、网络等方式传播，积极利用无烟日等时机开展大规模宣传，以及开展社区控烟活动等，加强老年人对吸烟危害的认识。

（3）个人戒烟技巧：提高戒烟技巧主要用于帮助决定戒烟和犹豫不决的吸烟者，可采用阶段式的方法，最终达到戒烟的目的。

第一，做出决定阶段。在本阶段首先要了解吸烟的危害，如纸烟烟雾中包含 3 800 多种已知的化学物质，其中潜在的致癌物质至少有 40 多种；针对老年人还可宣传被动吸烟对女性及儿童健康的危害性，明确吸烟危害，帮助老年人克服障碍，做出戒烟决定。

第二，准备戒烟阶段。帮助戒烟老年人消除紧张心理，了解戒烟可能引起的反应如头晕、出汗、颤抖等，帮助克服他人诱惑，设计一些克服烟瘾的办法，如准备适当的戒烟糖果、电子烟等。

第三，戒烟阶段。可以选择对戒烟老年人有重要意义的日期作为戒烟起始日期停止吸烟，如某些纪念日等，也可逐渐减少抽烟数量，推迟每日吸烟时间，在不太长的时间内达到完全不吸。戒烟过程中若出现因尼古丁成瘾带来的不适反应可用深呼吸、喝水、运动等方式缓解，预防烟具和烟友的诱惑也十分重要，一旦开始戒烟就要从内心将自己视为一名不吸烟者。

第四，巩固阶段。用深呼吸、饮水、健康的零食等方式克服烟瘾，也可采取散步、音乐、绘画等活动的方式，培养兴趣爱好转移注意力，防止复发发生。

3. 限量饮酒 对于饮酒应做到饮酒限量不酗酒为原则。人们按酒精的含量习惯将酒分为高度酒、中度酒和低度酒。高度酒指酒精含量在 40 度以上的如高度白酒、伏特加；中度酒指酒精含量在 20~40 度的酒，如 38 度的白酒等；低度酒指酒精含量在 20 度以下的酒，如啤酒、葡萄酒、清酒等；老年人饮酒时尽量饮用低度酒，并控制饮酒量，建议成年男性一日饮用酒的酒精量不超过 25g，成年女性一日饮酒量不超过 15g，老年人因衰老导致身体功能下降，饮酒量应在此基础上酌情减少。

患有某些慢性疾病须戒酒的老年人，建议可按以下两点进行戒酒：第一，公开宣布戒酒的决定，增强戒酒的信心，同时让周围的亲人加强对饮酒行为的监督、劝导；第二，老年人在戒酒时可采用分散注意力的方法，比如下棋、散步等，减少对酒精的渴求度。

对于酒精依赖综合征的老年人可按以下的方式进行干预：①采用动机强化治疗。大部分老年酒精依赖者在治疗初期不愿停止饮酒或难下决心，动机强化治疗能够帮助酒精依赖者建立并增强治疗动机。②认知行为治疗。通过识别和改善酒精依赖者对饮酒行为和戒酒的不合理认知，来减少或消除内疚、焦虑、抑郁情绪及减少酒精依赖。③家庭心理治疗。老年酒精依赖者的治疗过程与家庭因素密不可分,让老年酒精依赖者融入家庭环境中,有利于改善家庭关系,促进酒精依赖者的良性转变。④人际关系团体疗法。通过医生的现场指导,老年酒精依赖者以聚会的形式进行现状、经验的分享与互动交流,能够减轻戒酒者的排斥心理,缓解焦虑、抑郁情绪,提高治疗效果。⑤参与戒酒互助协会。不必担心外界的偏见,能够得到认同感,反复戒酒失败的人也能从协会中找到成功戒酒的榜样,可有效改善老年酒精依赖者负性情绪和心理渴求程度,能够长期保持其戒酒动机强度,降低戒酒后复饮率。

4. 不良性行为 老年人不良性行为的干预主要以健康教育和心理干预为主,增强老年人对艾滋病等疾病相关知识的了解,改善老年人孤独的内心状态。干预活动需要从个人、家人、社会三方面配合进行。

(1)个人方面:提升老年人健康素养。加强艾滋病等性传播疾病相关知识的学习,树立健康意识,自愿采取健康行为和生活方式。

(2)家庭方面:家庭是老年人群人际交往的核心组成部分,可通过向家人讲解相关知识、安全套使用示范、观看艾滋病题材电影并讨论等进行家庭宣教,独居老年人因缺乏家庭支持,提倡发挥同伴教育的优势,最大程度地调动老年人群主观能动性,促进家人与老年人群的相互理解,使家人正确认识、了解和掌握艾滋病等疾病的相关知识,增强家庭支持水平,共同参与到干预中。

(3)社会方面:需正视老年人的性需求。对老年人正常的生理需求以客观理性的态度对待,减轻老年人的心理负担。加强对于艾滋病的宣教力度,如社区可利用社会政策,举办艾滋病相关知识竞赛或文艺表演等,使老年人群积极投身于社会艾滋病防治活动中,在给社区老年人普及艾滋病相关知识的同时也提升社区艾滋病防治管理的能力。示例:以不良性行为引起的艾滋病为例,可进行以下的健康教育方案,见表5-17。

表 5-17 老年人艾滋病健康教育方案

主题	内容	目标	方式
个人参与	1. 集中讲座 时间:45~60min 内容:发放健康手册、成立知识小组,了解艾滋病相关知识,表达对艾滋病的看法 2. 讲座后任务 小组成员交流,完成艾滋病相关问答题目	提高老年人健康素养,掌握艾滋病相关知识	集中健康讲座结合小组讨论
家人参与	1. 集中讲座 回顾要点,发放安全套,进行心理健康指导 2. 讲座后向家人讲解艾滋病相关知识,表达自我内心感受	促进家庭成员的沟通、理解;家庭成员增加对艾滋病的理解	集中讲座及家庭访视
社区参与	艾滋病相关知识竞赛或文艺表演等	加深理解,寓教于乐	实践活动及文艺汇演

在该健康教育方案实行后,还应对健康教育的效果进行评价:评价包括行为影响因素评价,可从干预前后艾滋病相关基本健康知识的知晓率、干预前后社区老年人对艾滋病相关态度对比进行评价;在健康行为技能、行为生活方式评价方面可从干预前后社区老年人安全套使用自我效能得分、干预前后社区老年人 HIV/AIDS 高危行为得分比较、干预前后社区老年人出现性病症状后首选就诊方式比较等方面进行健康教育效果评价。

(张学源)

第二节　老年人健康危险因素干预的效果监测

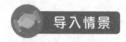 **导入情景**

　　健康管理中心来了一位王爷爷,62 岁,有 2 型糖尿病病史 2 年余,一直服用二甲双胍降糖,很少监测血糖,无自觉不适。无"高血压、冠心病"史。吸烟 30 年,每日 20 支,不喝酒,不喜欢运动。体格测量:身高 170cm,体重 80kg,腰围 90cm,血压 138/80mmHg。体检资料:空腹血糖 8.0mmol/L,糖化血红蛋白 7.8%。血脂:总胆固醇 6.1mmol/L,低密度脂蛋白 4.3mmol/L,甘油三酯、高密度脂蛋白正常。心电图正常。尿常规正常。

　　工作任务

　　1. 制订王爷爷需要干预的指标,确定干预指标的合适范围。

　　2. 列出王爷爷健康干预的流程。

　　3. 制订王爷爷健康干预效果评价方案。

　　健康干预,即健康危险因素干预,指应用临床医学、预防医学、行为医学、心理学、营养学和其他健康相关学科的理论和方法,针对健康人群、亚健康人群、疾病人群的健康危险因素进行全面监测、分析、评估、预测、干预和维护的全过程,预防疾病、促进健康。健康干预是在了解管理对象健康状况,并进行健康及疾病风险评估的基础上,以多种形式来帮助和指导管理对象采取行动,纠正不良的生活方式和习惯,控制健康危险因素,实现健康管理的目标。实施健康干预是变被动的疾病治疗为主动的健康管理,达到节约医疗费用支出、维护健康和促进健康的目的。

一、老年人常见慢性病常用干预指标

　　老年人健康管理的核心内容之一就是针对老年个体和老年人群具有的健康危险因素开展具有针对性的干预和管理活动,为老年人提供干预健康危险因素的预防服务是健康管理人员的重要职责。糖尿病、高血压、冠心病、脑卒中等是老年人常见的慢性病,高血糖、高血压、高血脂、肥胖等异常是老年人常见慢性病共同的危险因素,因此,血糖、血压、血脂、肥胖成为老年人常见慢性病的常用干预指标。

　　(一)血糖的相关指标

　　1. 空腹血浆葡萄糖水平(FPG)　为静脉血浆葡萄糖水平,正常值在 3.9~6.1mmol/L 之间,若用毛细血管血或全血则诊断切点值有所不同;用葡萄糖氧化酶法测定,空腹指至少 8 小时内无任何热量摄入。检测 FPG 的费用相对低廉,特异性和准确性较好,但敏感性不足,是糖尿病最常用的检测指标,反映胰岛 β 细胞功能,一般表示胰岛素的基础分泌功能。

　　2. 任意时间血浆葡萄糖(随机血糖)水平　为静脉血浆葡萄糖水平,若用毛细血管血或全血则诊断切点值有所不同;用葡萄糖氧化酶法测定,任意时间指 1 日内任何时间,与上次进餐时间及食物摄入量无关。

　　3. 口服葡萄糖耐量试验(OGTT)　应在无摄入任何热量 8 小时后,清晨空腹进行,成人口服 75g 无水葡萄糖(如果为含 1 分子水的葡萄糖则为 82.5g)为负荷量,溶于 250~300ml 水中,5 分钟内饮完,测定空腹及开始饮葡萄糖水后 2 小时静脉血浆葡萄糖水平;试验前停用可能影响 OGTT 的药物,如避孕药、利尿剂、β 受体阻断剂、糖皮质激素等 3~7 日,试验过程中,不可吸烟、喝咖啡、喝茶、进食、剧烈运动。OGTT 是检查人体血糖调节功能的一种方法,OGTT 中 2 小时血糖值是反映胰岛 β 细胞储备功能的重要指标,若功能良好,周围组织对胰岛素敏感,无胰岛素抵抗现象,则 OGTT 中 2 小时血糖值下降至 4.6~7.8mmol/L。如果胰岛 β 细胞储备功能较差,或储备功能虽好,甚至分泌胰岛素比正常人还高,却由于周围组织对胰岛素抵抗,则 OGTT 中 2 小时血糖值可明显升高。由于 OGTT 是属于口服葡萄糖来增加血糖水平值,当患者已被确诊为糖尿病时不宜做此项试验,所以仅对血糖高于正常值而又未达到诊断糖尿病标准时才进行试验。

4. 餐后 2 小时血糖值　即进食 2 小时后检测的血糖值,餐后 2 小时血糖计时应该从进餐的第一口开始计算。餐后 2 小时血糖检查实际上是一种简化的葡萄糖耐量试验,反映胰岛 β 细胞储备功能的重要指标,也可以在一定程度上反映胰岛素分泌的情况和机体对胰岛素的敏感程度。餐后 2 小时血糖正常值不超过 7.8mmol/L。为糖尿病患者监测血糖控制情况的常用指标之一。老年糖尿病患者餐后 2 小时血糖值控制目标为小于 9.8mmol/L。

5. 糖化血红蛋白(HbA1c)　糖化血红蛋白是人体血液中红细胞内的血红蛋白与血糖结合的产物。它是通过缓慢、持续及不可逆的糖化反应形成,其含量的多少取决于血糖浓度以及血糖与血红蛋白接触时间,而与抽血时间、患者是否空腹、是否使用胰岛素等因素无关。糖化血红蛋白由 HbA1a、HbA1b、HbA1c 组成,其中 HbA1c 约占 70%,且结构稳定,因此被用作糖尿病控制的监测指标。由于红细胞在血液循环中的寿命约为 120 日,糖化血红蛋白可有效地反映糖尿病患者近 2~3 个月血糖控制水平。血糖控制理想的水平应在 6.5% 之下,良好为 6.5%~7.5%,糖化血红蛋白大于 7.5% 表明血糖控制差。HbA1c 控制目标应遵循个体化原则,年龄较轻、病程较短、预期寿命较长、无并发症、未合并心血管疾病的 2 型糖尿病老年患者在没有低血糖及其他不良反应的情况下可采取更为严格的 HbA1c 控制目标,反之则采取相对宽松的 HbA1c 控制目标。

我国目前采用国际上通用 WHO 糖尿病专家委员会(1999)提出的诊断标准(表 5-18)。

表 5-18　糖尿病诊断标准

诊断标准	静脉血浆葡萄糖 /(mmol·L^{-1})
(1)糖尿病症状加随机血糖 或	≥11.1
(2)空腹血糖(FPG) 或	≥7.0
(3)OGTT 2h 血糖(2hPG)	≥11.1

注:若无典型"三多一少"的症状,需再测一次予以证实,诊断才能成立。

《中国 2 型糖尿病防治指南(2020 年版)》将 HbA1c 正式纳入糖尿病的诊断标准当中,以 HbA1c≥6.5% 作为切点,辅助糖尿病的诊断。

(二)血压的相关指标

血压是基本生命体征之一。它具有自发性变化大的特点,并且经常受测量方法和环境的影响,常常给人以假象,影响其诊断和治疗。因此应特别注意血压的测量方法。血压测量是评估血压水平、诊断高血压以及观察降压疗效的主要手段。目前主要有诊室测压、家庭血压监测和动态血压监测 3 种方法。其中,诊室测压是目前临床诊断高血压和分级的标准方法,由医护人员在标准条件下按照统一的规范进行测量。

1. 诊室测压　是患者在医疗机构由医护人员测量的血压。与动态血压监测相比更易实现,与家庭血压监测相比更易控制质量,因此,目前诊室测压仍是临床诊断高血压和分级的标准方法。

2. 家庭血压监测(自测血压)　是受测者在诊室外的其他环境所测量的血压。可获取日常生活状态下的血压信息,排除"白大衣性高血压",检出隐性高血压。还可用于评估数日、数周甚至数月、数年血压的长期变异或降压治疗效果,而且有助于增强老年人的参与意识,改善老年人的治疗依从性。家庭血压值一般低于诊室血压值,高血压的诊断标准为≥135/85mmHg,与诊室的 140/90mmHg 相对应。但对于精神焦虑或根据血压读数常自行改变治疗方案的患者,不建议自测血压。

3. 动态血压监测　动态血压指患者佩戴动态血压监测仪记录 24 小时血压。动态血压的正常值参考标准为:24 小时平均血压值 <130/80mmHg,白天 <135/85mmHg,夜间 <120/70mmHg。通常由自动的血压测量仪器完成,测量次数较多,无测量者误差,可避免白大衣效应,并可测量夜间睡眠期间的血压,因此,既可更准确地测量血压,也可评估血压短时变异和昼夜节律。

临床上高血压诊断标准:经非同日 3 次测量血压,收缩压≥140mmHg 和 / 或舒张压≥90mmHg。

老年人高血压的目标值为降至 150/90mmHg 以下,如能耐受可降至 140/80mmHg 以下,合并糖尿病、慢性肾脏病、心力衰竭者,血压控制目标为 <130/80mmHg。表 5-19 为目前我国采用的血压分类和标准。

表 5-19 中国高血压指南诊断标准

分类	收缩压 /mmHg		舒张压 /mmHg
正常血压	<120	和	<80
正常高值血压	120~139	和 / 或	80~89
高血压	≥140	和 / 或	≥90
1 级高血压(轻度)	140~159	和 / 或	90~99
2 级高血压(中度)	160~179	和 / 或	100~109
3 级高血压(重度)	≥180	和 / 或	≥110
单纯收缩期高血压	≥140	和	<80

注:1. 若老年人的收缩压与舒张压分属不同级别时,则以较高的分级为准。

2. 单纯收缩期高血压也可按照收缩压水平分为 1 级、2 级、3 级。

（三）肥胖的相关指标

在临床诊疗和流行病学调查中,评价肥胖程度最实用的人体测量学指标是身体质量指数、腰围、臀围,如有条件,利用身体密度测量法、生物电阻抗测定法、测定体脂总量等,均可测定体脂百分含量(体脂 %),有助于判断肥胖程度。

1. 身体质量指数(BMI) 是用体重千克数除以身高米数平方得出的数值,是目前国际上常用的衡量人体胖瘦程度以及是否健康的一个标准。身体质量指数和身体总脂肪密切相关,在判断肥胖程度时,使用这个指标的目的在于消除不同身高对体重的影响,以便人群或个体间比较。BMI 的计算方法:BMI= 体重(kg)/ 身高(m)^2。

BMI 不能说明脂肪分布,但研究表明大多数个体的 BMI 与身体脂肪的百分含量有明显的相关性,能较好地反映机体的肥胖程度。以身体质量指数为肥胖程度的分类指标详见第二章第二节表 2-9 BMI 分级表。

2. 腰围 目前公认腰围是衡量脂肪在腹部蓄积(即腹型肥胖、向心性肥胖)程度的最简单、实用的指标。腹部脂肪堆积的程度,与肥胖相关性疾病有很强的关联,腹型肥胖是心脏病和脑卒中的独立的重要危险因素。《中国成人超重和肥胖症预防与控制指南》指出,中国成年人男性腰围≥90.0cm,女性≥85.0cm 时,则患高血压、糖尿病、血脂异常的危险性增加。

3. 臀围 是人体站立时水平方向的最大臀部周长值。

4. 腰臀比(WHR) 腰臀比 = 腰围 / 臀围,为最窄部位的腰围除以最宽部位的臀围,该比值与血脂异常风险显著正相关,是 WHO 最早提出判定腹型肥胖的体外测量指标。WHO 规定:WHR 男性≥1.0、女性≥0.85 即为腹型肥胖。

5. 体脂百分含量 对于特殊人群,如运动员、健美者、重体力劳动者,他们肌肉发达,体重可以超过标准体重很多,但体内脂肪并不多,评价他们肥胖与否的方法还应该结合体脂百分含量。

（四）血脂相关指标

1. 总胆固醇(TC) 指血液中所有脂蛋白所含胆固醇的总和,包括游离胆固醇和胆固醇酯。人体的胆固醇除来自食物外,还可在体内合成,成人肝脏和小肠可提供约 90% 的内源性胆固醇。血清总胆固醇水平受年龄、家族、性别、遗传、饮食、精神等多种因素的影响,男性高于女性,体力劳动者低于脑力劳动者。由于血清总胆固醇与动脉粥样硬化、冠心病、脑卒中等心脑血管疾病关系密切,血清总胆固醇测定已成为血脂分析的常规项目。控制血清总胆固醇,要依据个人整体的危险性高低来评估,一般人的合适水平为小于 5.20mmol/L,冠心病、糖尿病人群(高危人群)总胆固醇控制的目标更加严格。

2. 低密度脂蛋白胆固醇(LDL-C) 胆固醇在血液中以脂蛋白的形式存在。低密度脂蛋白胆固醇沉积于动脉管壁内,逐渐形成动脉粥样硬化性斑块,阻塞相应的血管,最后可引起冠心病、脑卒中和外周动脉病等致死致残的严重性疾病。已经证实,LDL及其所携带的胆固醇(LDL-C)偏高常会引起冠心病等心脑血管疾病,所以有人称LDL-C为"坏"胆固醇。一般人LDL-C的合适水平是小于3.12mmol/L,如果有冠心病、糖尿病、高血压、慢性肾病等疾病时,LDL-C控制的目标还会更加严格。

3. 高密度脂蛋白胆固醇(HDL-C) 指高密度脂蛋白分子所携的胆固醇,主要功能是将胆固醇运送到肝脏进行分解代谢,排出体外。具有抗动脉粥样硬化的作用。高密度脂蛋白胆固醇可通俗地理解为"好"胆固醇,因为HDL-C可减少患冠状动脉心脏病的危险,HDL-C理想范围为大于1.04mmol/L。流行病学与临床研究证明,HDL-C与冠心病发病成负相关,HDL-C低于0.9mmol/L是冠心病危险因素。

4. 甘油三酯(TG) 甘油三酯是由三分子脂肪酸与一分子甘油结合而成的,是人体内含量最多的脂类,根据身体所需会被分解。人体的大部分组织均可以利用甘油三酯分解产物供给能量,被分解后的脂肪酸会被作为我们生命活动的热量源来加以利用,从甘油三酯中脱离的脂肪酸便是游离脂肪酸,是一种能够迅速用于生命活动的高效热量源,同时肝脏、脂肪等组织还可以进行甘油三酯的合成,在脂肪组织中贮存。理想的甘油三酯水平应低于1.70mmol/L,超过1.70mmol/L则需要改变生活方式,控制饮食,增加运动,高于2.26mmol/L则表示甘油三酯偏高,需要吃药,以防病变。甘油三酯一般随年龄增加而升高,体重超过标准者往往偏高。甘油三酯的来源主要是主食、甜品、各种酒类。

血脂尤其是甘油三酯,容易受食物中脂肪含量的影响。饮酒也会明显升高血液中甘油三酯的浓度,降低高密度脂蛋白胆固醇的浓度。故检查前保持平常的生活习惯和饮食习惯,能更真实地反映出血脂情况。

二、老年人常见慢性病干预过程及评价

(一)老年人常见慢性病的干预过程

老年人常见慢性病的干预过程即健康危险因素干预的实施过程,按照计划设计所规定的方法和步骤来组织具体活动,即将干预计划中的各项措施变为实践,并在实施过程中不断修正和完善。

1. 老年人常见慢性病的干预程序 包括筛查和确诊老年常见慢性病患者、老年常见慢性病的危险评估、制订干预计划、执行干预计划、定期随访、评价管理工作和评价管理效果。

(1)筛查和确诊老年常见慢性病患者:通常可以通过以下几种方法:

1)从已建立的健康档案中查找管理范围内的对象,进行登记和核实。

2)常规体检发现管理范围内的对象。

3)常规门诊、社区门诊就诊筛查管理范围内的对象。

4)高危人群筛查:根据高危人群界定的条件和特点,对符合条件的对象进行筛查。

5)其他途径的筛查:如主动检测、流行病学调查等。

(2)老年人常见慢性病的危险评估:在制订老年常见慢性病的干预计划前,为确定个体化的干预方式、干预强度、随访频率,应对老年慢性病患者或群体进行危险评估,将导致健康风险的危险因素识别出来。如缺血性心血管病(ICVD)10年发病危险度评估(详见第三章);高血压老年患者,根据血压水平、伴随危险因素及并发症情况确定危险分层。

(3)制订干预计划:针对每个老年患者或群体的实际情况,在该患者或群体的共同参与下逐步设立小的个体化的具体目标,如纠正不良的行为生活方式和习惯,控制健康危险因素,最终达到预防疾病、促进健康的总目标。目标设立要具有可行性,要求具体清楚,具有可操作性,且一次不要设立过多目标。

(4)执行干预计划、定期随访:按照制订的计划进行健康干预,随访的内容包括患者病情(症状、体征、并发症、临床监测指标等)、临床用药依从性、健康行为生活方式的建立与维持、心理状态、健康教育等。常用的干预与随访方式有电话咨询与指导、邮寄或者网上传输健康教育资料、远程视频指导、上门家访。

(5)评价管理工作和评价管理效果:根据一定预设标准,将干预的客观实际与干预目标进行比

较,掌握干预整个运行状态,修改干预计划或得出干预效果价值判断的过程。其目的是从所采取的干预活动中吸取知识和经验,以便改进今后的干预行动;正在计划中的干预行动,评估的目的是使干预计划的行动更加完善,使干预计划成功的机会最大。干预评估贯穿于干预计划的始终,它是一切健康管理项目不可缺少的组成部分。

1)过程评价常用指标:①项目活动执行率=(某时段已执行项目活动数)/(某时段应执行项目活动数)×100%;②干预活动覆盖率=(参与某种干预活动的人数)/(目标人群总人数)×100%;③干预活动有效指数=(干预活动覆盖率)/(预期达到的参与百分比)×100%;④目标人群满意度,目标人群对干预活动内容的满意度、对干预活动形式的满意度以及对干预活动组织的满意度等方面进行评价。

2)效果评价:①对个体干预效果的评价主要从以下几个方面进行:规范接受药物治疗情况、不良生活方式改变情况、自我监测相关技能的掌握、疾病控制情况等。②对群体干预效果的评价主要从以下几个方面进行:被管理人群疾病的知晓率、疾病相关知识的知晓率、疾病的控制、疾病的并发症及致残、死亡信息、卫生经济学评价等。

2. 老年人常见慢性病的干预原则

(1)个体化:每位被管理的老年慢性病患者或群体均有其各自的特点,需要根据具体的病情、所存在的危险因素、心理特点、需求情况、社会支持等方面综合考虑,制订个性化的干预计划。

(2)综合性:应包括非药物治疗、药物治疗、疾病监测(症状、干预指标、并发症)、健康教育、患者自我管理及支持等综合性的干预措施。

(3)连续性:健康管理服务机构常规随访、医院阶段性诊疗、患者日常自我管理组成了对老年慢性病患者连续、动态的管理。

(4)参与性:老年人常见慢性病的干预主体是老年人,干预计划能不能顺利进行,干预效果的好坏,关键还在于老年慢性病患者主动参与的积极性。应对管理对象进行健康教育,提供健康咨询和健康指导,提高管理对象主动参与的意愿。

(5)及时性:及早进行干预以延缓疾病进展,及时进行评价以采取更优的干预措施,最终取得更好的干预效果。

3. 老年人健康干预的类型　包括疾病的防治、膳食干预、运动干预、心理干预、行为矫正等。

(1)疾病防治:以预防为主,有效地整合三级预防。三级预防是针对疾病发生、发展的全过程,按病因、临床前期及临床后期分级采取预防措施的总称。第一级预防是为防止疾病发生,针对致病因素所采取的对环境和机体的综合性预防措施;第二级预防是针对疾病发展过程,做好早期发现、早期诊断、早期治疗的预防措施;第三级预防是针对老年人的临床症状及时治疗,防止恶化,预防并发症和伤残,对已丧失劳动力或已伤残者促进其早日康复。

(2)膳食干预:是对老年人膳食上存在的问题进行相应改进的对策,是改善老年人营养状况的重要措施。大量人群营养干预研究表明,膳食干预能有效降低营养不良、肥胖、维生素缺乏的发病率,同时防止糖尿病、高血压、高血脂等慢性病的发生,降低癌症的发病率。

随着年龄的增加,老年人的器官功能出现渐进性的衰退,如牙齿脱落,消化液分泌减少、消化吸收能力下降,心脑功能衰退,视觉、听觉和味觉等感官反应迟钝,肌肉萎缩等,这些改变均可影响老年人摄取、消化和吸收食物的能力,使得老年人营养缺乏和慢性非传染性疾病发生的风险增加。2016年修订的《中国老年人膳食指南》结合近年来老年人群营养领域的新理念、新技术、新成果,在普通人群膳食指南的基础上,增加了以下4条关键推荐:①少量多餐细软,预防营养缺乏;②主动足量饮水,积极户外活动;③延缓肌肉衰减,维持适宜体重;④摄入充足食物,鼓励陪伴进餐。旨在帮助老年人更好地适应身体功能的改变,努力做到合理营养、均衡膳食、减少和延缓营养相关疾病的发生和发展、延长健康生命时间、促进健康老龄化。

(3)运动干预:根据老年人的生理特点进行科学有效的运动干预,对于保证老年人的健康水平、提升生活自理能力、提高生活质量具有重要的意义。

(4)心理干预:由于社会角色的转变、生活磨炼、复杂的家庭关系、不好的健康状况等因素,老年人常有负面或消极的情绪产生,如烦躁、愤怒、焦虑,导致人体许多生理变化,甚至可形成生理上的疾

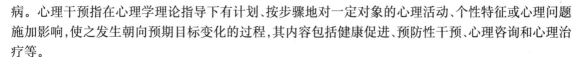

病。心理干预指在心理学理论指导下有计划、按步骤地对一定对象的心理活动、个性特征或心理问题施加影响,使之发生朝向预期目标变化的过程,其内容包括健康促进、预防性干预、心理咨询和心理治疗等。

(5)行为矫正:纠正不良行为,减少危险因素对健康的损害,预防疾病,改善健康。

4. 老年人健康干预的方法　包括一般干预方法和重点干预方法。

(1)一般干预:①在膳食管理方面,进行能量量化管理,使管理对象掌握个人的饮食摄入、运动情况,并随时提供健康咨询;②利用多种宣传渠道和方法进行控制健康危险因素的健康教育课程;③开发管理对象可及的健身资源;积极组织管理对象参与群体健身活动。

(2)重点干预:通过对管理对象的健康体检或调查,筛选出高危人群和疾病人群,依靠专业资源,以改变不良行为生活方式为主要策略,结合必要的药物治疗,连续动态追踪随访,有计划、有针对性地指导管理对象掌握疾病防治技能,帮助和激励管理对象提高自我管理能力。

5. 老年人健康干预的模式

(1)契约式:以契约(健康合同)的形式将健康管理人员与管理对象之间的责任和义务固定起来。每个签约的管理对象都有自己的家庭医师,为管理对象制订个体化的健康干预方案,定期进行随访。

(2)自我管理式:指通过系列健康教育课程教给管理对象自我管理所需知识、技能信息以及交流的技巧;在健康管理人员的指导下,管理对象主要依靠自己解决健康危险因素给其日常生活带来的各种躯体和情绪方面的问题。自我管理干预措施的目的在于促进管理对象的自我管理行为,如增加健康危险因素的防治知识、提高膳食控制和增加运动的能力,从而对危险因素进行有效的管理。

(3)家庭管理式:指对管理对象家庭成员进行疾病知识教育或由健康管理人员定期家访进行干预训练或两者结合的方法,以提高管理对象的依从性和改善生活质量。如对高血压老年患者实施家庭干预,通过对老年人和家属进行共同的宣传教育,强调参与和监督,改变老年人和老年人家庭成员的不良生活方式,如劝阻吸烟和减肥,从而提高老年高血压患者的遵医嘱行为,提高血压控制达标率。

(4)社区综合管理式:指对社区内老年人进行有计划、有组织的一系列活动,以创造有利于健康的环境,改变其不良生活方式,降低危险因素水平和避免暴露,如社区公共场所禁烟。对高血压患者及高危人群进行健康教育是社区综合干预的重要手段。社区干预的方法有建立健康档案、开展健康教育、进行行为干预技能培训、心理干预等。

(二)老年人高血压的干预过程评价及效果评价

1. 老年人高血压的干预过程评价指标

(1)高血压(以社区为例)管理的工作指标

1)社区老年人高血压建档情况:建档百分比 =(社区建立高血压患者管理档案的老年患者人数)/(社区已知的高血压老年患者人数)×100%。

2)老年人高血压随访管理覆盖情况:管理百分比 =(遵循高血压患者管理流程的老年患者人数)/(社区实际高血压老年患者总人数)×100%。

3)老年人高血压治疗情况:①治疗百分比 =(每年在社区接受治疗的高血压老年患者人数)/(当年社区中全部高血压老年患者人数)×100%;②规范治疗百分比 =(每年社区能按照医嘱接受规范治疗的高血压老年患者人数)/(当年社区中全部高血压老年患者人数)×100%。

4)双向转诊执行情况:①转出百分比 =(社区医院符合转出标准且转出的高血压老年患者人数)/(社区医院符合转出标准的高血压老年患者人数)×100%;②转回百分比 =(综合医院符合转回标准且转回的高血压老年患者人数)/(综合医院符合转回标准的高血压老年患者人数)×100%。

(2)老年人高血压管理的效果指标

1)老年人高血压及其防治知识知晓情况:①社区老年人群中高血压知晓率 =(社区中了解高血压防治知识的老年患者被调查人数)/(社区中被调查的老年患者总人数)×100%;②高血压老年患者中高血压知晓率 =(被调查者知道自己患高血压的老年患者人数)/(社区中被调查的高血压老年患

者总数）×100%。

2）老年人高血压控制情况：高血压控制率 =（社区内血压控制优良和尚可的高血压老年患者人数）/（社区内老年高血压患者总数）×100%。

2. 老年人高血压干预过程记录与报告内容

（1）记录高血压社区管理卡（首页）：填写内容是否完整，如管理对象的高血压管理级别、基本信息、患病情况、高血压并发症、生活习惯、最近一次检查结果、近期药物治疗情况等。

（2）记录高血压社区管理卡（随访记录单）：填写内容是否完整，如高血压管理级别、本次随访血压值、目前症状、目前并发症、健康情况（阳性体征、生化和血糖等化验单、心电图结果）、药物降压治疗情况、服用情况、未规律服药原因、非药物治疗措施、本次随访医师建议等。

（3）记录老年高血压患者转诊单（社区→综合医院）：填写内容是否完整，如基本信息、主要病史、危险因素、初步诊断和处理措施、转诊情况等。

（4）记录老年高血压患者转诊单（综合医院→社区）：填写内容是否完整，如基本信息、主要症状、体征、诊断、治疗方案等。

（5）记录老年高血压患者自我管理表（1个月）：填写内容是否完整，如每日血压测量值、是否服药、是否运动、是否控制饮食等情况，月末小结，包括达标及未达标情况、未达标原因、自我管理满意度等。

3. 老年人高血压的干预效果评价　主要评价高血压干预的近期效果和远期效果，包括高血压干预个体或群体的年度评价和阶段性（周期为3~5年）评价。

（1）个体高血压干预的效果评价：规范接受药物治疗的情况、不良生活方式改变情况、自我控制血压相关技能掌握情况、血压控制情况等。每个健康管理年度对老年高血压患者进行血压控制评价，按照老年高血压患者全年血压控制情况，分为优良、尚可、不良共3个等级。

1）优良：全年累计有9个月以上的时间血压记录在140/90mmHg以下。

2）尚可：全年有6~9个月的时间血压记录在140/90mmHg以下。

3）不良：全年有不足6个月的时间血压记录在140/90mmHg以下。

（2）群体高血压的干预效果评价

1）被管理（如某社区）人群高血压知晓率、高血压防治相关知识的知晓情况。

2）被管理人群中老年高血压患者降压达标和未达标比例。

3）被管理人群心脑血管病发病、致残和死亡信息，以及卫生经济学评价。

4. 高血压生活方式的干预效果评价　在开展生活方式干预之后的一定期间，对其实际效果进行评价，一般以2个月为宜，因为无论是营养与膳食指导或是身体活动指导，2个月都应该显示其健康效应。一方面询问管理对象生活习惯的改善情况；另一方面检查其血压、血脂、血糖、体重的变化，并与上一次相关检查结果进行比较分析，总结成功的经验和教训，修正干预计划和指导方法，继续下一步的健康管理。要强调的是，即使管理对象仅有较小的改变（生活方式或体检指标），也要充分予以肯定并鼓励，使管理对象能坚持下去，争取达到更大的健康效应。

（三）老年人糖尿病的干预过程评价及效果评价

通过评价糖尿病管理工作，及时发现实施中的问题并予以解决，保证干预工作计划的顺利实施，提高工作效率，达到糖尿病预期的干预目标和效果，包括糖尿病干预个体或群体的年度评价和阶段性（周期为3~5年）评价。

1. 老年人糖尿病的干预过程评价　主要评价老年人糖尿病干预方案的执行情况、管理对象认可和满意程度。

（1）年度评价：老年糖尿病患者建档动态管理情况、糖尿病管理开展情况、老年糖尿病患者转入转出执行情况、疾病预防控制机构和综合医院对社区卫生服务机构业务指导和培训情况。

（2）阶段性评价（每3~5年进行1次）：社区糖尿病及其危险因素流行现状了解的情况、参与工作的人员对该项工作的满意情况。

2. 老年人糖尿病的干预效果评价　要评价糖尿病干预的近期效果和远期效果。

（1）年度评价：主要包括老年糖尿病患者规范管理、规范接受药物治疗、不良生活方式改善、自我监测血糖和血压相关技能的掌握、血糖控制等情况。

（2）阶段性评价（每 3~5 年进行 1 次）：主要包括老年糖尿病患者（被管理对象）患病知晓率和糖尿病相关知识知晓程度，不良生活方式改善情况以及血糖、血压、体重自我监测技能掌握情况，心脑血管疾病、糖尿病肾病、糖尿病神经病变、糖尿病足、视网膜病变等糖尿病并发症发生、致残和死亡等情况，卫生经济学评价等。

3. 老年人糖尿病干预过程记录与报告内容

（1）记录老年糖尿病患者社区管理卡（首页）：填写内容是否完整，如管理对象的基本信息（包括个人史、现病史和糖尿病家族史、过敏史）、糖尿病患病一般信息（包括确诊时并发症情况和烟酒习惯）、目前糖尿病并发症或合并症情况、最近一次检查结果、近期治疗情况（包括饮食控制、身体活动、降糖药和胰岛素使用情况、戒烟限酒情况）等。

（2）记录老年糖尿病患者社区管理卡（随访记录单）：填写内容是否完整，如糖尿病基本信息，随访内容，包括患者一般情况（糖尿病"三多一少"症状和有无其他糖尿病并发症）、健康情况（身高、体重、血脂、血糖、血压、尿微量白蛋白、心电图、B 超结果）、近期是否发生急性并发症、药物降糖治疗情况、服用情况、非药物治疗措施、本次随访医师建议等。

（3）记录老年糖尿病患者转诊单（社区→综合医院）：填写内容是否完整，如患者基本信息（个人史、现病史和糖尿病家族史）目前并发症或合并症情况，转诊情况（转诊原因转诊目的、转诊建议和转诊去向）等。

（4）记录老年糖尿病患者转诊单（综合医院→社区）：填写内容是否完整，如内容基本与社区向综合医院转诊单相同，只增加"对社区管理的建议"这部分内容。

（5）记录老年糖尿病患者自我管理表（1 个月）：填写内容是否完整，如每日血糖测量值（空腹、早餐后 2 小时、中餐后 2 小时和晚餐后 2 小时，不必都查）、是否服药、是否运动、是否控制饮食等情况，月末小结，包括达标及未达标情况，未达标原因、自我管理满意度等。

（6）记录糖尿病高危人群管理卡（首页）：填写内容是否完整，如管理对象的基本信息（包括个人史、现病史和糖尿病家族史、过敏史）、危险因素情况、最近一次检查结果等。

（7）记录糖尿病高危人群管理卡（随访记录卡）：填写内容是否完整，如糖尿病症状、体征、身高体重、血脂、血压等危险因素进展情况，非药物治疗情况，干预处方（干预目标用药情况、饮食、身体活动、吸烟、其他）等。

4. 老年人糖尿病的干预评价指标

（1）老年人糖尿病干预的过程评价指标

1）老年糖尿病患者建档情况：老年糖尿病患者建档率和建档合格率。

2）老年糖尿病患者随访管理覆盖情况：开展糖尿病管理社区的百分比、实际糖尿病管理人数和规范管理百分比。

3）双向转诊执行情况：糖尿病转出百分比、糖尿病转入百分比和糖尿病双向转诊百分比。

4）医务人员培训情况：医务人员培训百分比和培训合格百分比。

5）高危人群干预情况：高危人群参与血糖筛查的百分比和糖调节受损者干预百分比。

6）老年糖尿病患者满意度情况：社区行政部门满意度、医务人员满意度和老年人满意度。

（2）老年人糖尿病干预的效果评价指标：糖尿病防治知识知晓率、糖尿病患病知晓率、老年糖尿病患者行为改变率、高危人群行为改变率、血糖控制率和并发症发生率。

1）个体糖尿病干预的效果评价：规范接受药物治疗情况、不良生活方式改变情况、自我监测血糖和血压相关技能的掌握、老年人血糖控制情况等。每个健康管理年度对老年糖尿病患者进行血糖控制评价，按照其血糖控制情况，分为达标、未达标共 2 个等级（表 5-20）。

2）群体（社区）糖尿病干预的效果评价：①被管理（如某社区）人群糖尿病知晓比例、糖尿病防治相关知识的知晓情况；②被管理人群中老年糖尿病患者降糖达标和未达标比例；③被管理人群心脑血管病、糖尿病肾病、糖尿病神经病变、糖尿病足、视网膜病变等并发症的发生、致残和死亡信息，以及卫生经济学评价。

表 5-20 中国 2 型糖尿病的控制目标

指标	目标值
血糖 */(mmol · L^{-1})	空腹 4.4~7.0 非空腹 <10.0
HbA1c/%	<7.0
血压 /mmHg	<130/80
HDL-C/(mmol · L^{-1})	男性 >1.0 女性 >1.3
TG/(mmol · L^{-1})	<1.7
LDL-C/(mmol · L^{-1})未合并冠心病	<2.6
合并冠心病	<1.8
BMI/(kg · m^{-2})	<24
尿白蛋白 / 肌酐比值 /(mg · mmol^{-1})	男性 <2.5 女性 <3.5
尿白蛋白排泄率 /(μg/min)	<20
主动有氧活动 /(min · 周 $^{-1}$)	≥150

注:*为毛细血管血糖。本表选自《中国 2 型糖尿病防治指南 2017》。

（李美琳）

老年人常见慢性病的健康管理

第六章
数字内容

1. 掌握老年高血压、糖尿病患者的健康信息内容和收集方法。
2. 熟悉老年高血压、糖尿病患者的健康监测程序。
3. 了解老年高血压、糖尿病患者的分类管理。
4. 能对老年高血压、糖尿病患者进行健康评估和健康干预。
5. 具有老年人慢性病健康管理及指导自我管理的能力。

第一节　老年人高血压的健康管理

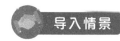 **导入情景**

体检中心来了一位张爷爷,78岁,退休工人,主诉已患高血压多年,治疗不规范,也没有监测血压,发现头痛、头昏服用降压药,症状缓解就停服药。因邻居好友脑出血抢救不及时去世,深受触动,不想自己走上好友的猝死路,终于听从单位保健医生建议,来社区健康管理中心体检,愿意进行健康管理。并要求体检中心工作人员对其进行健康指导,反复强调自己一定会虚心学习。

工作任务

1. 对张爷爷进行高血压健康信息采集并开展健康监测。
2. 对张爷爷进行高血压健康评估并进行健康指导。
3. 对老年人高血压进行分类管理。

根据案例中张爷爷的需求,作为健康管理人员,需要掌握老年人原发性高血压健康管理的技能,主要包括老年人高血压健康信息采集、老年人高血压高危人群健康监测、老年高血压患者健康评估、老年人高血压健康生活方式指导及健康干预、老年人高血压的分类管理。

一、老年人高血压健康信息采集

采集健康信息是健康管理的首要步骤,完整地、准确地采集老年个体和老年群体健康信息能为健康管理的后续步骤提供基础条件。若该环节出现错误或不足,可能会影响后续工作的顺利开展。

对老年人高血压进行健康管理强调个体化和长期连续性。确认老年人的健康危险因素,查找发现导致老年人高血压的危险因素,针对危险因素进行健康指导与干预,可以减少或延缓老年人高血压的发生,对已经患有高血压的老年人可以延缓高血压的发病进程,减少或延缓其并发症的发生,这是健康管理的第一步。

作为健康管理人员,务必掌握老年人高血压的诊断方法和诊断标准,明确老年人高血压的危险因素,熟悉老年人高血压健康信息收集的内容并能客观准确收集健康信息。那么,如何才能客观准确收集到老年高血压患者和高血压高危人群的健康信息呢?我们需要从老年人高血压的诊断开始学习并运用所学理论知识进行实践。

（一）老年人高血压的诊断方法和诊断标准

1. 老年人高血压诊断方法　要做好老年人高血压的诊断和分类,首先是测量老年人的血压。测量血压有直接法和间接法,直接法是介入方式,有伤害,必要时采取。最常用的是间接法,无创,利于接受,即用气袖法在上臂肱动脉部位测得血压。基于血压有波动性,应在静息状态下非同日至少3次测得血压达到或超过成年人高血压诊断标准时方可诊断为高血压,而血压值应以平静状态下连续测量3次的平均值计算。老年人情绪激动、体力活动时会引起一过性的血压升高,手臂过粗,周径 >35cm 以及明显动脉粥样硬化者,气袖法测得的血压值可高于实际血压数值。

2. 老年人高血压诊断标准　年龄在 60 岁及以上,在未使用降压药物的情况下,静息状态非同日3 次测得血压值,收缩压≥140mmHg 和 / 或舒张压≥90mmHg 称为老年人高血压。老年人既往有高血压史,目前正在使用降压药物,血压虽然低于 140/90mmHg,也诊断为老年人高血压。老年人高血压多以单纯收缩期高血压多见。

根据血压升高水平,高血压可分为 1 级、2 级、3 级,详见表 5-19。

为张爷爷测量血压并分级：张爷爷来到体检中心,工作人员指导老年人休息 10 分钟后,在安静的血压测量室用气袖法测量三次血压,分别为 160/90mmHg、158/88mmHg、162/92mmHg。根据张爷爷的三次血压值,取其平均值为 160/90mmHg,当收缩压和舒张压分属于不同级别时,以较高的分级为准。故判断张爷爷血压属于 2 级高血压也即中度高血压。在给高血压老年人测量血压同时可进行健康教育,并注意沟通交流技巧,贯穿职业素养和人文关爱。

（二）老年人高血压的危险因素

接下来评估张爷爷高血压的危险因素,以利于正确采集张爷爷的高血压健康信息。

原发性高血压的危险因素包括遗传因素、精神因素、高钠低钾膳食、肥胖超重、吸烟饮酒等。老年人高血压多为原发性高血压,故其危险因素主要从以下可控因素进行收集：

1. 高钠、低钾膳食　人群中钠盐（氯化钠）摄入量与血压水平和高血压患病率成正相关,钾盐摄入量与血压水平成负相关。我国大部分地区,人均每日盐摄入量在 12~15g 及以上,尤其老年人味觉迟钝,饮食厚味,高钠、低钾膳食成为我国大多数老年人高血压发病最主要的危险因素。

2. 超重和肥胖　BMI≥28kg/m^2 的肥胖者中 90% 以上患有高血压,或有危险因素聚集。男性腰围 >90cm、女性 >85cm 者患高血压的危险是腰围低于此界线者的 3.5 倍,其中有两项及两项以上危险因素聚集者的高血压患病危险为正常体重者的 4 倍以上。

3. 吸烟　吸烟可引起血压增高。烟草中的尼古丁损害血管内皮,加重动脉硬化,致使血管张力增加,故而血压升高;吸烟可引起血管痉挛,痉挛可加重血压升高;吸烟还刺激机体释放一些神经递质,如多巴胺、多巴酚丁胺类,递质释放增加后,会增加心肌收缩力,增加心肌耗氧,引起血压升高。

4. 饮酒　每日平均饮酒 >3 个标准杯（1 个标准杯相当于 12g 酒精,约合 360g 啤酒,或 100g 葡萄酒,或 30g 白酒）,收缩压与舒张压分别平均升高 3.5mmHg 与 2.1mmHg,且血压上升幅度随着饮酒量增加而增大。男性持续饮酒者比不饮酒者,4 年内高血压发生危险增加 40%。

5. 其他危险因素　高血压的其他危险因素还有遗传、性别、年龄、工作压力、心理因素、高脂血症等。大量的临床资料证明高血压与遗传因素有关。如父母均患高血压,其子女的高血压发生率可达 46%;父母中一人患高血压,子女高血压发生率为 28%;父母血压正常,子女高血压发生率仅为 3%。女性在更年期以前,患高血压的比例较男性略低,但更年期后则与男性患病率无明显差别,甚至高于男性。

评估张爷爷的高血压危险因素：根据学习到的老年人高血压的危险因素,与张爷爷交流沟通得

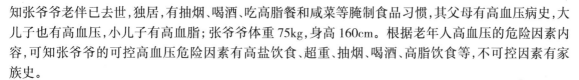

知张爷爷老伴已去世,独居,有抽烟、喝酒、吃高脂餐和咸菜等腌制食品习惯,其父母有高血压病史,大儿子也有高血压,小儿子有高血脂;张爷爷体重75kg,身高160cm。根据老年人高血压的危险因素内容,可知张爷爷的可控高血压危险因素有高盐饮食、超重、抽烟、喝酒、高脂饮食等,不可控因素有家族史。

（三）健康信息的收集技能

健康信息收集前,健康管理人员应做好工作准备,根据工作程序开展工作,这是一种规范,也能够展现专业性。

1. 工作准备

（1）调查表准备:根据需要准备健康调查表数份,熟悉健康信息记录表中每一项内容和调查健康信息的方法,根据老年人的具体情况选择适合老年人的调查方法。

（2）知识能力准备:具有高血压危险因素的相关知识和统计学知识。

2. 工作程序

程序1 老年人适应性评估

（1）微笑进行自我介绍,讲解本次的调查目的。

（2）同时了解老年人的基本需求、语言表达习惯。

（3）建立初步信任关系,为调查做准备。

程序2 收集和调查健康信息 根据健康调查表提示收集健康信息:

（1）一般情况:年龄、性别、文化程度、经济收入、婚姻状况、性格特点等。

（2）现在健康状况、既往史、家族史等调查。

1）健康现况:老年人在近期（1~2个月）的自述健康状况。

2）家族史:有无高血压、糖尿病、血脂异常、冠心病、脑卒中或肾脏疾病的家族史。

3）既往史:有无冠心病、心力衰竭、脑血管病、外周血管病、糖尿病、痛风、血脂异常、支气管哮喘、睡眠呼吸暂停综合征、性功能异常、肾脏疾病等病史。

4）症状:各系统不适症状,有无提示继发性高血压的症状,如肾炎史或贫血史,提示肾实质性高血压;有无肌无力、发作性弛缓性瘫痪等低血钾表现,提示原发性醛固酮增多症;有无阵发性头痛、心悸、多汗,提示嗜铬细胞瘤等。

5）病程治疗及用药史:患高血压的时间、血压最高水平、是否接受过降压治疗、治疗效果与副作用;某些药物可引起高血压,询问是否服用使血压升高的药物,如口服避孕药、甘珀酸、滴鼻药可卡因、安非他命、类固醇、非甾体抗炎药、促红细胞生成素、环孢素以及中药甘草等。

（3）生活习惯:膳食脂肪、盐、酒摄入量,吸烟支数、吸烟时长,体力活动量,体重变化等情况。

（4）体格检查:①血压测量;②身高、体重、腰围、臀围测量;③心血管系统及其他系统检查如心率、心脏大小、有无杂音及外周动脉情况、肺部啰音等。

（5）辅助检查:血脂、空腹血糖、血常规、尿常规、心电图、超声心动图、眼底检查、肝肾功能等（也可从老年人最近病史或体检报告中摘录信息）。另可收集靶器官相关检查信息,如脉搏波传导速度（PWV）、踝/臂血压指数（ABI）、肾小球滤过率（GFR）、尿白蛋白排出量（UAE）、微量白蛋白尿等。

（6）社会心理因素:包括家庭情况、工作环境、文化程度、有无精神创伤史等。

（7）测量血压

1）测血压前准备:血压测量有三种方式,即诊室测压、家庭血压监测和动态血压监测。相关内容见上一章"第二节 老年人健康危险因素干预的效果监测"。

2）测量血压注意事项:强调规范测量血压。电子血压计测量技术同时获得英国高血压协会（BHS）A/A等级认证、欧盟高血压协会（ESH）认证以及美国医疗仪器促进协会认证（AAMI）。目前诊室常使用水银血压计,家庭自测血压推荐上臂式电子血压计。测量血压前需要认真学习,并做好对高血压老年人的健康教育。

使用水银血压计测压读取血压数值时,所有读数均应以水银柱凸面的顶端为准,读数应取偶数。

　　家庭血压监测需要选择合适的血压测量仪器,并进行血压测量知识与技能的培训。对于精神焦虑或根据血压读数常自行改变治疗方案的老年患者,不建议自测血压。

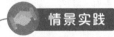

收集张爷爷的健康信息

　　健康管理人员征得张爷爷同意后,按照流程准确全面收集张爷爷的健康信息。

　　张爷爷家没有血压计,先前不会自我测量血压,也拒绝社区测量。这次主动上门要求体检,是健康教育的好契机。指导他购买经过检验符合要求的家庭臂式电子血压计,教会血压测量的方法和测量血压的注意事项,并学会记录测量值。健康管理人员指导张爷爷平衡膳食,合理运动,戒烟限酒,心理疏导,不拒绝社区医护人员上门健康服务。注意交流沟通的技巧,整个过程体现职业素养,贯穿人文关爱,相信张爷爷会有较好的依从性。

二、老年人高血压高危人群健康监测

　　要进行老年人高血压健康管理,健康管理人员须明确老年人高血压高危个体和高危人群的界定,才能更好地进行个体和人群的高血压管理。

　　（一）老年人高血压高危人群界定标准

　　年龄在 60 岁及以上,具有以下 1 项及 1 项以上的危险因素,即可视为老年人高血压高危人群:

　　1. 收缩压在 120~139mmHg 和 / 或舒张压在 80~89mmHg。

　　2. 超重或肥胖（BMI≥24kg/m²）。

　　3. 高血压家族史（一、二级亲属）。

　　4. 长期过量饮酒（每日饮白酒≥30g 且每周饮酒在 4 次以上）。

　　5. 长期高盐膳食。

　　（二）老年高血压个体及高危人群的筛查

　　1. 机会性筛查

　　（1）门诊就诊:常规门诊就诊的老年人,通过测量血压发现新的高血压老年人。

　　（2）相关公共场所开展血压测量:如在药店、医院、社区居委会、企业医务室等场所设置血压测量点,有利于发现高血压老年人。

　　2. 重点人群筛查　在 50 岁以上成年人中开展筛查,测量血压,以早期发现高血压患者;并对血压检出不正常者进行登记和随访。

　　3. 人群健康档案　通过已建立的人群健康档案发现高血压患者。

　　4. 健康体检　定期或不定期的健康体检中检出的高血压患者,特别是无症状高血压患者。

　　5. 已确诊的高血压患者信息。

　　6. 其他途径的机会性筛查　如流行病学调查等。

　　7. 家庭自测血压　自我测量血压以及时发现血压升高。

　　8. 可穿戴设备监测血压。

　　（三）对高血压老年人进行定期随访

　　对高血压老年患者进行定期随访,是作为健康管理人员的职责。随访有相关要求。

　　1. 随访原则

　　（1）个体化:根据病情确定分类管理水平,同时考虑个人需求、心理及家庭等因素,制订老年人个体化的随访计划。

　　（2）综合性:采取非药物治疗、药物治疗、相关指标和并发症监测、健康教育、自我管理及支持等综合性措施进行健康干预和健康管理。

　　（3）参与性:启发老年人主动参与健康管理的意愿,提高老年人主动参与的能力,为老年人提供健康咨询等指导。

（4）及时性：定期对老年人进行病情、并发症、相关危险因素的评估，及时发现问题，积极采取合适的干预措施。

（5）连续性：高血压老人的连续、动态管理包括社区卫生服务机构常规随访、综合医院阶段性诊疗、老年人日常自我管理等。

2. 随访方式　可采取多种形式对老年人高血压进行随访，应与老年人沟通确定随访方式。

（1）门诊随访：门诊医师利用老年人就诊时开展老年人高血压管理，并按照要求填写高血压老年人随访服务记录表。

（2）家庭随访：有条件的社区，医师通过上门服务进行老年人高血压管理，并按照要求填写高血压老年人随访服务记录表。

（3）电话随访：对自我管理的老年人且本次随访没有需要到医院检查项目的，可电话方式进行随访，并按照要求填写高血压老年人随访服务记录表。

（4）集体随访：社区医师利用社区定点、定期开展健康讲座、义诊等高血压健康教育活动时进行集体随访，按照要求逐一填写高血压老年人随访服务记录表，通知老年人到社区卫生服务机构进行相应检查。

3. 随访内容　规范的老年人高血压管理内容包括以下几个方面：

（1）评估：评估老年人的病情、治疗情况。

（2）非药物治疗：了解行为改变情况，调整非药物治疗方案，教会老年人改变或消除行为危险因素等。

（3）药物治疗：了解老年人就诊和药物使用情况，评估药物治疗的效果，指导老年人遵医嘱规范服药；对于治疗效果不良者，应督促其到综合医院调整治疗方案。

（4）监测检查指标：根据高血压分级管理的要求，督促老年人定期检查血压、心电图、眼底、血脂、血糖、尿常规等，密切注意相关并发症的发生；一旦出现靶器官损害等可疑情况，应督促老年人及时到医院检查。

（5）健康教育：有针对性地进行高血压相关健康教育。

（6）老年人自我管理技能指导：了解、检查老年人自我管理的情况，对其进行医学技能指导，提供必要的知识和技能支持，促进老年人自我管理能力提升。

 情景实践

为张爷爷建立随访健康方案

体检后，为张爷爷建立健康档案，定期随访监测其健康状况，指导其进行高血压的自我管理。

作为健康管理人员，你应该如何对张爷爷进行健康随访呢？请量身定制。

（四）高血压老年人的随访监测技能

高血压老年人的随访监测流程：健康管理人员根据高血压老年人的随访监测流程进行随访，做好高血压老年人的健康维护。

1. 工作准备　准备"高血压老年人随访服务记录表"。将监测结果均记录在随访记录表上。

2. 工作程序

程序 1　填写"高血压老年人随访服务记录表"。

程序 2　制订随访管理计划。

根据具体情况判断老年人需要进行管理的等级，并为老年人制订个体化的随访管理计划。

程序 3　分析危险因素的变化情况。

随访时，监测老年人的血压变化，各种危险因素和临床情况的改变，并观察药物治疗和非药物治疗效果，认真填写"高血压老年人随访服务记录表"，了解老年人和老年群体健康信息的认知，包括危险因素存在情况、危险因素知晓情况及治疗高血压的重要性等。

程序4 转诊处理。

随访中,将符合转诊条件的高血压老年人及时转向综合医院,并填写"社区高血压患者转诊单(社区→综合医院)",并由老年人带到综合医院就诊。

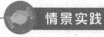
情景实践

为张爷爷做好健康监测随访

张爷爷接受随访后,自己建立了血压及健康信息记录表,对影响血压的危险因素进行了重点记录,努力进行调整,并表示可以进行自我管理。知晓控制好血压的重要性,以及高血压及并发症的应对措施,必要时可电话联系健康管理人员。

三、老年人高血压的健康评估

健康管理人员对收集到的老年人基本资料进行分析和评估,发现主要的危险因素,开展危险度分层,并进行心血管疾病综合风险预测与评估。其中对生活方式的评估,是发现主要问题,开展相应健康指导。对心血管疾病绝对风险预测与评估,是结合年龄、性别、BMI,针对血压、血脂、血糖的检查结果进行心血管疾病综合风险评估。

（一）健康风险评估相关知识

详见健康风险评估相关章节。

（二）生活方式评估的内容

健康管理人员应评估老年人和高血压高危老年人的生活方式,了解其行为、知识和态度,确定老年人和高血压高危老年人最主要的危险因素,主要包括:

1. 高血压患者的血压、急性并发症和慢性并发症等病情。

2. 老年人行为状况

（1）饮食情况:摄入盐、酒和脂肪等情况。

（2）体力活动:运动项目、运动形式、运动频率、持续时间、运动量。

（3）体重控制情况:BMI、腰围,采取控制体重的方法等。

（4）吸烟情况:吸烟量、吸烟的种类、吸烟习惯、对戒烟的态度。

（5）精神因素:精神压力、紧张性职业的状况等。

3. 其他相关疾病 是否患有其他疾病,如糖尿病性肾病、糖尿病视网膜病变等。

4. 支持环境的状况 高血压老年人的家庭、所在社区及其他社会环境等。

情景实践

为张爷爷制订评估方案

健康风险评估和生活方式评估演练:根据健康风险评估知识和生活方式评估内容要求为张爷爷制订评估方案。

（三）健康评估技能

老年人高血压进行健康评估中很重要的一环就是对高血压分级和心血管病风险评估。

高血压的分级和心血管病风险评估主要内容:

1. 按血压水平分类 表5-19的血压水平分类,适用于18岁以上任何年龄的成人。根据血压升高水平,将高血压分为1级、2级和3级。

2. 按心血管风险分层 老年人高血压的心血管风险分层有利于确定启动降压治疗的时机、采用优化的降压治疗方案、确立合适的血压控制目标、实施危险因素的综合管理。故应当评估发生心脑血管事件的风险水平。因高血压及血压水平是影响心血管事件发生和预后的独立危险因素,但并非唯一决定因素。大部分高血压老年人还有血压升高以外的心血管危险因素。

采用高血压的分层原则和基本内容,根据老年人高血压水平伴随危险因素及并发症情况进行危险度分层(表 6-1、表 6-2)。

表 6-1　血压升高老年人心血管风险水平分层

其他心血管 危险因素和疾病史	血压 /mmHg			
	SBP 130~139 和 / 或 DBP85-89	SBP 140~159 和 / 或 DBP90-99	SBP 160~179 和 / 或 DBP100-109	SBP≥180 和 / 或 DBP≥100
无		低危	中危	高危
1~2 个其他危险因素	低危	中危	中 / 高危	很高危
≥3 个危险因素,靶器官损害,或 CKD 3 期,无并发症的糖尿病	中 / 高危	高危	高危	很高危
临床并发症,或CKD≥4 期, 有 并发症的糖尿病	高 / 很高危	很高危	很高危	很高危

注:CKD 为慢性肾脏疾病。

表 6-2　影响高血压老年人心血管预后的重要因素

心血管病的危险因素	靶器官的损害(TOD)	糖尿病	并存的临床情况(ACC)
1. 收缩压和舒张压水平(1~3 级) 2. 男性 >55 岁	1. 左心室肥厚 　 心电图 　 超声心动图	糖尿病 空腹血糖 ≥7.0mmol/L	1. 脑血管病 　 缺血性脑卒中 　 脑出血
3. 女性 >65 岁 4. 吸烟 5. 血脂异常 　 TC≥5.7mmol/L 　 或 LDL-C>3.6mmol/L 　 或 HDL-C<1.0mmol/L 6. 早发心血管病家族史 　 (一级亲属发病年龄 <50 岁) 7. 腹型肥胖或肥胖 　 (腹型肥胖:腰围男性 >90cm; 　 女性 >85cm) 　 或肥胖 BMI≥28kg/m² 8. 缺乏体力活动 9. 高敏 C 反应蛋白≥3mg/L 或 C 　 反应蛋白≥10mg/L	或 X 线 2. 动脉壁增厚 　 颈动脉超声 IMT≥0.9mm 　 或动脉粥样 　 硬化性斑块的超声表现 3. 血清肌酐轻度升高 　 男性 115~133μmol/L 　 女性 107~124μmol/L 4. 微量蛋白尿 　 尿蛋白 30~300mg/24h 　 或白蛋白 I 肌酐比: 　 男性≥2.5mg/mmol 　 女性≥3.5mg/mmol	餐后 2 小时血 糖≥11.1mmol/L	短暂性脑缺血发作 2. 心脏疾病 　 心肌梗死史 　 心绞痛 　 冠状动脉血运重建 　 充血性心力衰竭 3. 肾脏疾病 　 糖尿病肾病 　 肾功能受损(血清肌酐): 　 男性 >133μmol/L 　 女性 >124μmol/L 　 蛋白尿(>300mg/24h) 4. 外周血管疾病 5. 视网膜病变 　 出血或渗出 　 视神经盘水肿

注:TC 为总胆固醇;LDL-C 为低密度脂蛋白胆固醇;HDL-C 为高密度脂蛋白胆固醇;BMI 为体质量指数。引自中国肥胖工作组标准高血压分级及心血管危险分层评估实践。

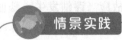

情景实践

为张爷爷进行健康评估

根据学习的健康评估技能,对张爷爷的检查结果进行高血压分级和心血管危险分层评估。

四、老年人高血压健康生活方式指导及健康干预

高血压老年人的生活方式管理需要健康指导、积极干预。生活方式管理是在全面调查、收集健康信息、进行健康风险评估的基础上开展。生活方式管理包括多项重要内容:减少钠盐摄入、控制体重、限制饮酒、禁止吸烟、适当运动、减轻精神压力、保持心理平衡、定时血压监测等。

（一）生活方式指导内容

1. 提倡健康饮食 在平衡膳食的基础上提倡健康饮食,高血压老年人的饮食要限制钠盐摄入量,增加蔬果和膳食纤维的摄入量,减少膳食脂肪特别是饱和脂肪酸的摄入量。

食盐中致血压升高的成分主要是钠。减少食盐摄入量有明显的降压作用,但这种作用有个体差异,有的老年人减少食盐摄入量并没有获得明显的降压效果,这种情况应向高血压老年人讲明白。WHO 建议每人每日的钠盐摄入量应低于 6g,高血压老年人应尽可能达到 6g 以下的限制标准。在保证人体日常基本钠离子需要的基础上越低越好。而钾离子可以对抗钠离子的升压作用。钾离子主要来源于蔬菜水果,故高血压老年人应增摄新鲜蔬菜和瓜果。在限制钠盐的同时,适量增加钾离子、镁离子,能促进肾脏排钠,减少钠离子和水分在体内的潴留,起到降压的作用,对心脏也有保护作用。但果蔬摄入也不能过量。如高血压伴肾功能障碍者,大量摄入富含钾的蔬菜水果可能引起高钾血症;糖尿病老年人大量摄入含糖高的水果会引起血糖的波动。

（1）减少钠盐摄入的主要措施

1）纠正过咸口味,可以使用醋、柠檬汁、香料、姜、蒜、香菇粉、五香粉、十三香等调味品,提高菜肴鲜味。减少味精鸡精、酱油等含钠盐的调味品用量。

2）采取总量控制原则,鼓励家庭使用限盐勺,按量放入菜肴。

3）使用低钠盐、低钠酱油或限盐酱油,少放味精鸡精。

4）少吃酱菜、腌制食品及其他过咸食品。

5）拒绝高盐食品,少吃零食,学会看食品标签。

6）肾功能良好者可使用含钾的烹调用盐,高钾血症者特别注意食用盐要不含钾或低钾。

情景实践

为张爷爷进行控盐健康指导

张爷爷饮食偏咸,在教师指导下,情景模拟,指导张爷爷使用限盐勺,控制食盐摄入,同时增加果蔬量,适当多喝水,帮助张爷爷逐渐养成少盐食物习惯。

（2）减少膳食脂肪的摄入量,补充适量优质蛋白:研究发现,即使不减少膳食中的钠离子,也不减少体重,只是将膳食脂肪控制在总能量的 25% 以下,饱和脂肪酸的供能比维持在 10% 以下,持续40 日可使男性收缩压和舒张压下降 12%,女性下降 5%。建议改善动物性食物占多数的膳食结构,以含蛋白质较高而脂肪较少的禽类和鱼虾类替代含脂肪高的红肉。

优质蛋白质包括奶制品、蛋类、水产品（鱼、虾等）、禽类（鸡、鸭、鹅等）、红肉（猪、牛、羊肉）以及大豆制品。

使用限油壶,控制油脂摄入,多蒸煮,少煎炒。

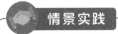

为张爷爷进行控油健康指导

张爷爷饮食偏油腻,在教师指导下,情景模拟,指导张爷爷使用限油壶,控制油脂摄入,注意多蒸煮,少煎炒,帮助张爷爷逐渐养成少油腻食物的健康饮食习惯。

2. 限制饮酒和戒酒 大量饮酒可诱发心脑血管事件发生。高血压老年人更应该节制饮酒。当饮酒量超过 40ml/d（或 30g/d）时,会导致血压升高。此外,大量饮酒会减弱降压药物的降压作用,因而不提倡饮酒,血压正常者和偏高者最好不饮酒或少饮酒。习惯性大量饮酒者,在戒酒大约 2 周即可看到明显的降压效果。

为张爷爷进行控酒健康指导

张爷爷每顿要喝白酒 100ml,属于过量饮酒,不利于血压管理,教师指导学生,现场情景模拟,指导张爷爷从减少饮酒到逐渐戒酒,促进血压稳定。

3. 戒烟 吸烟是心血管病和癌症的主要危险因素之一。被动吸烟也会显著增加心血管病的危险。吸烟可导致血管内皮功能损害,显著增加高血压老年人发生动脉粥样硬化性疾病的风险。戒烟的益处十分肯定,而且任何年龄戒烟均能获益。

烟草依赖是一种慢性成瘾性心理疾病,不仅戒断困难,复发率也很高。因此,健康管理人员应强烈建议并敦促高血压老年人逐渐戒烟,鼓励老年人寻求药物辅助戒烟（使用尼古丁替代品、安非他酮缓释片和伐尼克兰等）,同时也应对戒烟成功者进行表扬,并随访和监督,避免复吸。

为张爷爷进行控烟健康指导

张爷爷吸烟量大,教师指导学生,现场情景模拟,以好朋友的去世为契机,发动儿子、孙子一起,社区协同,帮助张爷爷逐渐戒烟,培养有益于身心健康的兴趣爱好,如游泳、五子棋、国际象棋、跳棋,还可参加老年志愿服务等。

4. 增加身体活动 身体活动不足或者静坐时间过长是高血压发生、发展的重要危险因素。高血压老年人开始增加身体活动之前,应在医师指导下,完成系统的运动风险、体能等方面的筛查与评估,方可拟订可行的老年人个体化的运动计划和运动处方。身体活动强度、时间、频率、活动量等应量力而行、逐渐达标。

高血压老年人的有氧运动宜每周不低于 5 日,每日最大不超过 2 小时,一般以 1 小时为宜,根据老年人具体身体状况,可以累加运动时长,分次完成运动量。每次时间可从 10 分钟逐渐增加到 30 分钟。运动强度以中低强度为主（RPE 量表的 3~4,感觉有体力付出或微微出汗、运动后 10 分钟内呼吸心率恢复平稳）。具体运动类型以大肌肉群参与的、动作较为舒缓的为主,如气功、太极拳、医疗体操、步行、健身跑、有氧舞蹈、游泳、娱乐性球类运动等。抗阻运动每周 2~3 日,强度中低水平（60%~80%,1RM 即一人一次举起的最大重量）,避免用力憋气。柔韧练习、平衡练习等功能锻炼宜每周 2~3 次。另外,日常生活中注意适度活动,减少久坐。

高血压老年人的运动量、运动强度、运动时间等应循序渐进,安静时血压未能很好控制或超过

180/110mmHg 的老年人暂时禁止中度及以上的运动。

5. 管理体重　超重和肥胖是已经确认的高血压重要的危险因素。肥胖老年人通过增加全身血管床面积和心脏负担,引起胰岛素抵抗而导致高血压,尤其是腹型肥胖。减少体重可以增强降压药的降压作用。高血压老年人应将体重控制在正常范围($18.5kg/m^2 \leqslant BMI < 24kg/m^2$)。男性腰围控制在 90cm 之内,女性在 85cm 之内。如果高血压老年人体重超出正常范围,应积极管理体重。

◆ 情景实践

为张爷爷进行控制体重健康指导

张爷爷已经超重,教师指导学生,现场情景模拟,促进张爷爷健康管理自己的体重。具体指导内容:

（1）饮食过量和缺乏身体活动:是造成超重和肥胖的主要原因,管理体重的中心环节就是减少饮食能量摄入和增加身体活动量。

解决摄入过量的问题。应该对高血压老年人的饮食习惯进行详细调查,导致摄入过量的习惯有吃零食、吃夜宵、喜吃肥肉和甜食、吃饭速度快、吃饭过饱等。

体重测量。应该在家中备有体重计,养成经常测量体重的习惯,这样可以在体重增加早期敏感地被观测到,进而通过增加身体活动量来减少体重。

张爷爷没有吃零食的习惯,但是喜欢吃肥肉,吃饭速度快,认为人胖一点说明生活好,身体好,针对这些观念和行为需要进行健康指导。

（2）身体活动指导:推荐每周至少 5 日、每日大约 60 分钟、每周 300 分钟的中等强度或 150 分钟高强度有氧运动(耗能约 1 000kcal / 周),循序渐进逐渐达标,少静多动。鼓励参加多种形式的有氧运动,如游泳、慢跑等。每周 2~3 次中等强度抗阻运动,每周对每个大肌肉群训练 2~3 日,并且同一肌群的练习时间应至少间隔 48 小时。柔韧性练习至少每周 2~3 日,缓慢拉伸大肌肉群,静力拉伸保持 10~30 秒。

为张爷爷进行健康运动指导:张爷爷的运动仅限于饭后走一走,运动时间和运动量不足,可以逐渐培养打太极、游泳、下载运动 APP 的指导运动,定期检查运动效果。

（3）减重:减重目标的设计应切合实际,推荐 3~6 个月内减重 5%~10%,每月 1~2kg 为宜。建议张爷爷买一个体重秤回家,定时测量,并做好体重管理记录,培养良好健康习惯。

6. 高血压健康教育　通过健康教育,提高人群的高血压预防意识,提高高血压老年人的高血压管理意识和能力。

张爷爷有主动寻求帮助行为,健康管理人员抓住时机,及时引导,积极指导,就会帮助张爷爷逐渐修正不良生活习惯,养成健康习惯,达到健康的目的。

7. 保持良好的心理状态　心理状态和情绪与血压水平密切相关,长期紧张、焦虑、烦恼、生活无规律,均会导致高血压。

高血压老年人若情绪长期不稳定,不仅影响抗高血压药物的治疗效果,还可引发脑卒中或心肌梗死等并发症。因此,稳定情绪和心理平衡,对于高血压的防治具有非常重要的意义。有高血压倾向的老年人应修身养性,陶冶心情,保持良好的心理状态和情绪,养成良好的生活习惯,丰富自己的退休生活。

（二）健康生活方式指导

1. 群体指导　提倡一种氛围,大家相互进行健康交流,宣传效果较好。

（1）社区宣传:通过义诊、宣传展板、群体活动、上门服务、文娱活动等社区健康教育活动宣传高血压相关危险因素评价,提高高血压老年人及高危人群识别自身危险因素的意识和能力。

（2）疾病健康教育:通过多形式如小品、社区家庭文化活动等高血压防治健康教育,提高高血压老年人及高危人群对高血压的认知,提高健康素养。

（3）危险因素针对性宣传和干预：针对高盐、饮酒、吸烟、肥胖、体力活动少、不合理膳食等单个危险因素开展有针对性的社区宣传和群体干预，逐渐增强社区老年人、高血压老年人和高血压高危群体的防护意识，提高自我管理能力。

2. 老年人个体指导 经过群体的健康教育，高血压老年人及高血压高危人群有健康防护和管理意识后，再进行个体指导，效果就更好。

（1）社区门诊、家庭访视：针对个性化评估结果，对高血压老年人及高血压高危人群给予个体化的生活行为方式指导，提供健康服务，达到健康管理的效果。

（2）建立高危人群信息库：有条件的地方可建立高血压高危人群信息库，电子化管理，便于进行定期随访和管理。

（3）第三方管理：有条件的地方，可以调动高血压管理第三方，为高血压老年人及高危人群提供血压监测及个性化的健康管理指导。

健康生活方式实施方案指导实践：在老师指导下，学会制订高血压老年人生活方式指导的实施方案，贴近生活进行健康生活方式干预。

（三）社区高危人群健康指导及干预技能

1. 工作准备

（1）进行社区诊断，了解所在社区高血压高危人群的信息、社区相关情况信息。

（2）根据社区高危人群信息，制订相应的健康教育策略。

（3）根据社区高危人群信息，确定相应的健康教育内容。

2. 工作程序

程序1 健康教育活动。

通过社区进行健康教育宣传活动：①高血压相关知识，认识高血压危险因素与心血管等疾病的关系，让高危人群知晓自身存在的高血压危险因素；②高血压的症状；③低盐、戒烟、限酒、经常性体育活动、控制体重、心理平衡等相关健康干预知识；④提供心理咨询等服务，宣传活动后，发放健康教育纸质资料，有利于人群翻阅巩固知识。

程序2 定期体检。

首先是加强定期体检的强化健康教育；其次是为高危人群定期检测血压或指导老年人自我检测血压。

程序3 管理社区高危人群。

（1）建立高危人群管理档案。

（2）制订老年人个体化的健康处方，开展危险因素干预。

（3）随访高危人群，至少每半年测量血压1次，并接受医务人员的生活方式指导和健康干预。

高血压高危人群健康指导与干预方案制订实践：在老师指导下，制订社区老年人高血压高危人群健康指导与干预方案，进行高血压老年人个体及群体的健康生活方式指导和干预，情景模拟，反复演练，熟练流程和技巧。

五、老年人高血压的分类管理

对高血压老年人进行分类管理，实现个体化和群体的健康管理。

（一）老年人高血压管理的主要内容

1. 血压动态情况 老年人血压定期自我监测和记录，医师为老年人测量血压和记录、分析和评价血压控制情况。

2. 健康行为改变 现有不健康行为生活方式和危险因素记录、行为改变曲线记录，针对不健康生活方式和危险因素制订个体化改善计划。

3. 药物治疗 老年人就诊和药物使用情况、评价药物治疗的效果，在医生指导下坚持用药，主动就医调整治疗方案。

4. 督促定期检查 根据高血压分级管理要求，督促老年人定期去医院做心、脑、肾、眼底等靶器官检查。出现可疑靶器官损害时，及时督促老年人就医。

（二）高血压健康管理的常见形式

1. 门诊随访管理　利用高血压门诊,老年人就诊时开展老年人健康管理。

2. 老年人随访管理　针对行动不便或由于各种原因不能定期去医院就诊的老年人,可通过设点或上门服务开展老年人高血压的健康管理。

3. 群体随访管理　针对行动不便或由于各种原因不能定期去医院就诊的老年人,可通过设立高血压俱乐部、高血压管理群、高血压沙龙等形式开展老年人群体管理。

4. 电话随访和网络随访　建立电话随访中心或电话随访岗进行电话随访;也可以进行网络随访如 QQ 群、微信群、短信等。

5. 远程随访　通过智能手机、血压管理 APP 或移动可穿戴设备,进行远程形式随访。

（三）高血压分级管理

依照高血压分级标准,开展相应管理。

1. 风险一级

（1）管理老年人:高血压 1 级:血压水平为 140~159/90~99mmHg,且男性年龄 <55 岁、女性年龄 <65 岁,无其他心血管疾病危险因素,没有靶器官损害,没有相关临床症状,属于低危的高血压老年人。

（2）管理要求:至少每 3 个月随访 1 次,了解血压控制情况,针对老年人存在的危险因素采取非药物治疗为主的健康教育处方。当单纯非药物治疗 6~12 个月效果不佳时,增加药物治疗。

2. 风险二级

（1）管理老年人:高血压 2 级,血压水平为 140~159/90~99mmHg,同时有 1~2 个心血管疾病危险因素,或者血压水平为 160~179/100~109mmHg,但没有其他情况,属于中危的高血压老年人。

（2）管理要求:至少每 2 个月随访 1 次,了解血压控制情况,针对老年人存在的危险因素采取非药物治疗为主的健康教育处方,改变不良生活方式。当单纯非药物治疗 3~6 个月效果不佳时,增加药物治疗,并评价药物治疗效果。

3. 风险三级

（1）管理老年人:①高血压 3 级,血压水平≥180/110mmHg;②血压水平为 140~179/90~109mmHg,合并 3 个以上心血管疾病危险因素;③血压水平≥140/90mmHg,合并靶器官损害或有临床情况;④按照危险分层属于高危和很高危的高血压老年人。

（2）管理要求:①至少每个月随访 1 次。及时发现高血压危象,了解血压控制水平,加强规范降压治疗。②强调按时服药。密切注意老年人的病情发展和药物治疗可能出现的副作用,发现异常情况及时向老年人提出靶器官损害的预警与评价,督促老年人到医院进一步治疗。

（四）老年人高血压的药物治疗

老年人高血压的药物治疗包括降压目的、降压达标、降压药物治疗时机。

1. 降压治疗的目的　①通过降低血压,有效预防或延迟高血压老年人脑卒中、心肌梗死、心力衰竭、肾功能不全等心脑血管并发症的发生;②有效控制高血压的疾病进程,预防高血压急症、亚急症等重症高血压发生。

2. 降压达标的方式　①将血压降低到目标水平（140/90mmHg）以下;②高风险老年人降至 130/80mmHg;③老年人收缩压降到 150mmHg;如此,可以显著降低心脑血管并发症的风险。

特别提醒:应及时将血压降低到上述目标水平,但并非越快越好（非数日）。多数高血压老年人应根据病情在数周至数月内将血压逐渐降至目标水平。年轻、病程较短的高血压老年人降压速度可稍快,但年龄较大、病程较长、已有靶器官损害或并发症的老年人,降压速度则应放缓,这些都是个体化高血压健康管理的内容。

3. 降压药物治疗的时机　①高危或 3 级高血压老年人,应立即开始降压药物治疗;②2 级高血压老年人应考虑开始药物治疗;③1 级高血压老年人,单纯生活方式干预 3 个月后,若血压仍≥140/90mmHg 时,可开始降压药物治疗。

总之,降压治疗可有效降低各种类型的高血压老年人发生心脑血管并发症的风险。降压治疗必须结合临床,综合考虑。

4. 降压药物应用的基本原则　降压治疗药物应用遵循以下 4 项原则,即小剂量开始、优先选择长效制剂、联合用药及个体化。

（1）小剂量开始：初始治疗应采用较小的有效治疗剂量，并根据需要逐步增加剂量。因降压药物需要长期或终身应用，故药物安全性和老年人耐受性不亚于或更胜过药物的疗效。

（2）优先选择长效制剂：尽可能选择每日 1 次且有持续 24 小时降压作用的长效药物，能有效控制夜间血压与晨峰血压，更有效预防心脑血管并发症的发生。如使用中短效制剂，则需每日用药 2~3 次，才能平稳控制血压。

（3）联合用药：能增加降压效果不增加不良反应，在低剂量单药治疗效果不满意时，可采用两种或多种降压药物联合治疗。2 级以上高血压为达到目标血压常需联合治疗。对血压≥160/100mmHg 或中危及以上老年人，起始即可采用两种药物小剂量联合治疗，或用小剂量固定复方制剂。

（4）个体化：根据老年人的具体情况、耐受性、个人意愿、长期承受能力选择适合老年人的降压药物。

（五）高血压老年人管理效果的监测与评价

1. 高血压管理的效果评价　指根据高血压管理方案中所设定的管理指标，对管理效果进行评价，目的是通过评价了解方案的实施效果，以利于进一步修正和完善管理方案。

2. 高血压管理分级　按照老年人全年血压控制情况进行分级，有利于分类管理，可分为优良、尚可、不良三个等级（具体内容可见第五章第二节）。

高血压管理中对生活方式改善的评估：如对各项危险因素改变情况的评估。

定期对高血压老年人进行高血压知晓率的评估，计算公式为：

高血压知晓率 = 被调查者知道自己患高血压的老年人数 / 辖区被调查的老年高血压患者总数 ×100%。

（六）高血压的分级管理随访实践技能

老年人高血压分级管理随访。

1. 工作准备

（1）评估老年人需求：了解老年人的血压水平，有无并发症或并发症是否稳定，是否愿意参加管理等相关情况。

（2）个体化制订相应的药物治疗方案。

（3）个体化制订相应的非药物治疗方案。

（4）个体化制订相应的健康教育策略和内容。

2. 工作程序　见表 6-3。

表 6-3　高血压老年人分级管理的随访内容和频度表

项目	一级管理	二级管理	三级管理
测量血压	至少每 3 个月 1 次	至少每 2 个月 1 次	至少每月 1 次
了解老年人自觉症状	每 6 个月 1 次	每 3 个月 1 次	每 3 个月 1 次
测量 BMI			
非药物治疗			
药物治疗	6~12 个月后血压≥150/95mmHg 时开始	3~6 个月后血压≥150/95mmHg 时开始	立即开始，作为主要的治疗手段，根据情况调整强度和力度
测量血脂	每 2~3 年 1 次	每年 1 次	每年 1 次
测量空腹血糖	每 2~3 年 1 次	每年 1 次	每年 1 次
检测血常规	每 2~3 年 1 次	每年 1 次	至少每年 1 次，并视病情决定检测频度
检测尿常规	每 2~3 年 1 次	每年 1 次	至少每年 1 次，并视病情决定检测频度
心电图检查	每 2~3 年 1 次	每年 1 次	至少每年 1 次，并视病情决定检测频度
肾功能检查	每 2~3 年 1 次	每年 1 次	至少每年 1 次，并视病情决定检测频度
眼底检查	每 2~3 年 1 次	每 2 年 1 次	至少每 2 年 1 次，并视病情决定检测频度
超声心动图检查	每 2~3 年 1 次	每 2 年 1 次	至少每 2 年 1 次，并视病情决定检测频度

程序 1　了解病情。常规了解项目：老年人血压控制情况、症状、体征、体重、并发症变化、用药、不良反应、非药物治疗、自我管理等情况。

程序 2　非药物治疗，包括饮食治疗、运动治疗、心理干预、行为矫正等。

程序 3　药物治疗，包括合理用药指导、定期评估药物治疗效果、根据病情及时调整治疗方案。

程序 4　健康教育和自我管理。

（1）主要内容：高血压及其并发症防治的知识和技能，增加老年人随访管理的依从性，老年人自我管理的知识和技能。

（2）高血压自我管理小组：鼓励老年人相互之间分享高血压管理经验，提高血压管理效果和依从性。

程序 5　随访频次。按照分级管理的随访频次进行，必要时增加频次。

程序 6　临床监测指标。社区不能检测的项目，社区医师应督促老年人到综合医院进行检测，并将结果反馈到社区卫生服务机构，做好详细记录，作为后续管理依据。高血压老年人分级随访指导。

（沈　军　何锡珍）

第二节　老年人糖尿病的健康管理

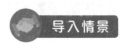 导入情景

王爷爷，70 岁，身高 171cm，体重 85kg，腰围 93cm，BMI 29.1kg/m²，血压 160/110mmHg。退休干部，为人乐观，性格开朗。王爷爷爱食甜点，基本不参加体育活动，吸烟，有糖尿病家族史。随着年龄增大，王爷爷对自己的健康尤为关注，并到某医院健康管理中心寻求健康管理服务。

工作任务

1. 指出王爷爷的健康需求。

2. 对王爷爷进行糖尿病健康评估并进行健康指导。

3. 为王爷爷制订健康管理方案。

我国是全球糖尿病患病率增长较快的国家之一，目前糖尿病老年人超过 9 700 万，糖尿病前期人群约 1.5 亿。必须加强综合防控，强化糖尿病早期筛查和早期发现，推进疾病治疗向健康管理转变。

老年糖尿病指年龄≥60 岁，包括 60 岁以前诊断和 60 岁以后诊断的糖尿病。老年糖尿病具有患病率高、异质性大的特点。其患病年龄、病程、身体基础健康状态、各脏器和系统功能、并发症与合并症、合并用药情况、经济状况及医疗情况、治疗意愿、预期寿命等都存在较大差异。通常 60 岁前诊断的糖尿病老年人病程较长，合并糖尿病慢性并发症和合并症的比例高。60 岁以后新发的糖尿病老年人症状多不典型，血糖相对易于控制，但合并代谢异常和多脏器功能受损情况多见。因此，应重视对糖尿病老年人的管理，重视全面综合评估及对并发症与合并症的筛查。

根据案例中王爷爷的需求，作为健康管理人员，本节主要讲解糖尿病健康管理所需要掌握的技能。

一、老年人糖尿病健康信息采集

个人信息的收集是进行糖尿病健康风险评估和制订个性化干预计划的基础。需要收集的信息包括一般信息、家族史、健康信息、吸烟与饮酒情况、饮食情况、身体活动情况、医学体检结果等。医学体检结果是诊断老年人是否患糖尿病以及血糖水平的重要依据。

（一）老年人糖尿病的诊断标准和检测方法

1. 老年人糖尿病诊断标准　1999 年 WHO 公布的糖尿病的诊断标准，将符合下述标准之一，在次日复诊仍符合三条标准之一者，诊断为糖尿病：①有糖尿病症状，并且随机血浆葡萄糖水平≥11.1mmol/L。

典型的糖尿病症状包括多饮、多食、烦渴和无其他诱因的体重下降。②空腹血浆葡萄糖（FPG）≥7.0mmol/L，空腹状态定义为至少8小时内无热量摄入。③口服葡萄糖耐量试验（OGTT）中2小时血糖（PG）≥11.1mmol/L。

2. 老年人糖尿病的检测方法　目前临床用于检测血糖的指标主要有瞬间血糖,动态血糖监测系统（CCMS）,糖化血红蛋白（HbA1c）和糖化血清白蛋白（GA）或果糖胺（FM）测定等。空腹血糖、餐后2小时血糖和糖化血红蛋白的概念见第五章第二节。

（1）动态血糖:一般采用动态血糖监测系统（CGMS）进行监测,CGMS是对老年人进行连续3日的血糖监测,可持续监测受试者血糖水平的变化,但监测时间长,反馈的信息滞后不能及时提供血糖空腹数值,故不作为社区血糖监测的常用方法。

（2）糖化血清白蛋白（GA）:是葡萄糖与血清白蛋白发生非酶糖化反应的产物,因白蛋白在体内的半衰期较短,约17~19天,故测定GA可了解老年糖尿病患者过去近2~3周内的平均血糖水平,在临床上用于评价糖尿病短期血糖控制水平及药物疗效等,具有较高的实用价值。但亦受各种血清蛋白（包括白蛋白、球蛋白及脂蛋白等）的影响,从而干扰了糖化血清白蛋白检测在临床上的实际应用价值。

（3）尿糖:虽然自我血糖监测是最理想的血糖监测手段,但有时受条件所限无法测血糖时,也可以采用尿糖测定来进行自我监测。尿糖的控制目标是任何时间尿糖均为阴性,但是尿糖监测对发现低血糖没有帮助;在一些特殊情况下,如老年人肾糖阈增高时,尿糖监测没有意义。

（二）健康管理技能

体检中心健康管理人员提前与王爷爷沟通了体检相关事宜,但健康管理还需采集王爷爷的家族史、健康信息、吸烟与饮酒情况、饮食情况、身体活动情况等健康信息,才能很好地为王爷爷进行健康评估和编制个性化的健康管理计划。

健康信息收集前,健康管理人员应做好相关工作准备。

1. 工作准备

（1）调查表准备:根据需要准备健康调查表数份,熟悉健康信息记录表中每一项内容和调查健康信息的方法,根据老年人的具体情况选择适合老年人的调查方法。

（2）知识能力准备:具有糖尿病危险因素的相关知识和统计学知识。

（3）老年人准备·预约体检时,提前与老年人沟通填写调查表的目的、完成调查表需要的时间,对于所采集的老年人的信息遵循保密原则,征求老年人填写调查表的知情同意。

2. 工作程序

程序1　老年人适应性评估。

（1）微笑做好自我介绍,尊重老年人,讲解调查目的。

（2）同步了解老年人的基本需求、语言表达习惯。

（3）建立初步信任关系,为调查做准备。

程序2　收集和调查信息。

根据健康调查表提示收集健康信息,特别需要关注老年人如下内容:

（1）一般信息:出生日期、性别、民族、文化程度、婚姻状况、职业等一般人口社会学特征。

（2）家族史:父亲、母亲、子女、兄弟姐妹是否患有肥胖、糖尿病等。

（3）健康信息:疾病既往史、生育史、健康状况自评及健康指标自我监测频率。

（4）吸烟与饮酒情况:饮酒史、吸烟史及吸烟所致健康危害知识知晓情况。

（5）饮食情况:油、盐、蔬菜水果、膳食总热量的摄入情况,有无控油措施,有无限盐措施等。

（6）身体活动情况:日常身体活动形式、强度（或费力程度）、频度和持续时间,包括职业活动、业余锻炼、交通活动、家务活动、业余时间的久坐少动或久坐行为等。

（7）医学体检结果:身高、体重、腰围、血压、空腹血糖、HbA1c、总胆固醇、甘油三酯、OGTT和餐后2小时血糖等。

需要注意的是,问卷填写时间较长,调查人员要时刻关注老年人是否出现不耐烦或身体不适等情况,若出现以上情况,可作适当休息。

情景实践

　　收集王爷爷的健康信息:健康管理人员备好工具,先开展健康评估介绍,在征得王爷爷同意后按照流程,准确全面收集王爷爷的健康信息。通过情景演练、角色扮演的方式训练如何使用调查问卷等工具收集王爷爷的健康信息。

二、老年人糖尿病高危人群健康监测

　　糖尿病多数起病隐匿,早期大多感觉不到任何症状。有相当部分老年人在诊断为糖尿病时已伴有微血管疾病。了解个体和群体老年人糖尿病高危人群界定标准,筛检出高危人群,有利于老年人糖尿病的早期健康管理。

　　（一）老年人糖尿病高危人群界定标准

　　符合下列任意一项者为糖尿病的高危人群,从年龄上看,所有老年人均属于高危人群。但危险因素越多,提示老年人患糖尿病风险越大。

　　1. 年龄≥40岁,且常年身体活动不足者。

　　2. 有糖尿病前期,有空腹血糖调节受损（IGT）、糖耐量异常（IFG）或两者同时存在。

　　3. 超重（BMI≥24kg/m²）或肥胖（BMI≥28kg/m²）,和/或向心性肥胖（男性腰围>90cm,女性腰围>85cm）。

　　4. 久坐生活方式或静坐少动。

　　5. 一级亲属中有2型糖尿病患者。

　　6. 有妊娠糖尿病史的女性。

　　7. 高血压患者（收缩压≥140mmHg和/或舒张压≥90mmHg）,或正在接受降压治疗。

　　8. 血脂异常[高密度脂蛋白（HDL）≤0.91mmol/L和/或甘油三酯≥2.22mmol/L]或者正在接受调脂治疗。

　　9. 动脉粥样硬化性心血管疾病。

　　10. 有一过性类固醇诱导性糖尿病病史。

　　11. 多囊卵巢综合征或伴有胰岛素抵抗相关的临床状态（如黑棘皮病）。

　　12. 长期接受抗精神药物和/或抗抑郁药物治疗和他汀类药物治疗的老年人。

　　案例中,王爷爷年龄70岁;肥胖（BMI≥28kg/m²）;向心性肥胖（男性腰围>90cm）;久坐生活方式或静坐少动;高血压（收缩压≥140和/或舒张压≥90mmHg）,王爷爷应被列为糖尿病的高危人群。

　　（二）老年人糖尿病高危人群筛检的方法和频率

　　1. 筛查方法　空腹血糖检查是简单易行的糖尿病筛查方法,宜作为常规的筛查方法,但有漏诊的可能性。暂不推荐将糖化血红蛋白检测作为常规的筛查方法。在具备实验室条件的医疗机构中,糖尿病筛查可以采用空腹血糖检测或《糖尿病风险评分表》。对糖尿病高危对象进行初筛;对空腹血糖≥5.6mmol/L且<7.0mmol/L或糖尿病风险评分总分≥25分的对象,应尽可能进行口服葡萄糖耐量试验。在一些医疗资源缺乏并且又无其他替代方法的基层医疗卫生机构,尿糖检测可作为筛查的手段。

　　2. 频率　对糖尿病高危人群进行有针对性的健康教育,建议每年至少测量1次空腹血糖,并接受医务人员的健康指导。经筛查被诊断为糖尿病前期的对象,建议每6个月检测1次空腹或餐后2小时血糖,每年进行糖尿病诊断试验。

　　3. 筛检的注意事项　筛检对象进行空腹血糖检测前至少8小时没有热量摄入,充分休息,筛查过程中有任何不适及时和筛查现场医务人员沟通。

　　口服葡萄糖耐量试验方法注意事项:

（1）晨 7~9 时开始,受试者空腹（8~10 小时）后,口服溶于 300ml 水内的无水葡萄糖粉 75g,如用 1 分子水葡萄糖则为 82.5g,在 5 分钟之内服完。

（2）从服糖第一口开始计时,于服糖前和服糖后 2 小时分别在前臂采血测血糖。

（3）试验过程中,受试者不喝茶及咖啡,不吸烟,不做剧烈运动,但也无需绝对卧床。

（4）血标本应尽早送检。

（5）试验前 3 日内,每日碳水化合物摄入量不少于 150g。

（6）试验前停用可能影响 OGTT 的药物 3~7 日,如利尿剂或苯妥英钠等。

（三）老年人糖尿病的自我血糖监测

血糖监测是糖尿病管理中的重要手段之一,血糖监测对于判断血糖控制水平及其与糖代谢紊乱相关疾病的诊断有重要意义,并能有效地监控病情的变化和治疗效果,是诊疗方案的重要参考。所有的糖尿病老年人都可以从血糖监测中获益,故建议有下列情况者一定要监测血糖水平:使用胰岛素或口服降糖药治疗者;正在进行胰岛素强化治疗者;血糖控制不佳者;有严重低血糖者;血糖水平很高导致糖尿病痛症者;没有明显症状的低血糖者。临床检测血糖的具体方法,已经在前面的内容与大家分享。

但是除了筛查和定期的体检,自我血糖监测是老年人糖尿病管理,控制血糖达标的重要措施。指尖毛细血管血糖检测是最理想的方法。

1. 自我血糖监测的频率　取决于治疗的目标和方式。

血糖控制差的老年人或病情危重者应每日监测 4~7 次,直到病情稳定,血糖得到控制。当病情稳定或已达血糖控制目标时可每周监测 1~2 日。

使用胰岛素治疗者在治疗开始阶段每日至少监测血糖 5 次,达到治疗目标后每日监测 2~4 次;使用口服药和实施生活方式干预的老年人达标后每周监测血糖 2~4 次。

2. 血糖监测时间

（1）餐前血糖检测:当血糖水平很高时空腹血糖水平是首先要关注的,有低血糖风险者（老年人、血糖控制较好者）也应测定餐前血糖。

（2）餐后 2 小时血糖监测:适用于空腹血糖已获良好控制,但仍不能达到治疗目标者。

（3）睡前血糖监测:适用于注射胰岛素的老年人,特别是注射中长效胰岛素的老年人。

（4）夜间血糖监测:适用于胰岛素治疗已接近治疗目标而空腹血糖仍高者。

（5）其他时间:出现低血糖症状时应及时监测血糖;剧烈运动前后宜监测血糖;改变饮食、不能规律进食、情绪波动、自我感觉不适等情况,都需要进行自我血糖监测。

3. 自我血糖监测方案

（1）使用基础胰岛素的老年人在血糖达标前每周监测 3 日空腹血糖,每 2 周复诊 1 次,复诊前 1 日加测 5 个时间点血糖（一般为空腹、三餐后 2 小时、睡前）;在血糖达标后每周监测 3 次血糖,即空腹、早餐后和晚餐后,每月复诊 1 次,复诊前一日加测 5 个时间点血糖。

（2）使用预混胰岛素者在血糖达标前每周监测 3 日空腹血糖和 3 次晚餐前血糖,每 2 周复诊 1 次,复诊前一日加测 5 个时间点血糖;在血糖达标后每周监测 3 次血糖,即空腹、晚餐前和晚餐后,每月复诊 1 次,复诊前一日加测 5 个时间点血糖。

（3）未使用胰岛素治疗者的强化血糖监测方案:每周 3 日,每日 5~7 次监测血糖,主要在药物调整期间使用。

（4）未使用胰岛素治疗的低强度血糖监测方案:每周 3 日,每日一餐前后或每周 3 日,每日早餐前、睡前的血糖监测,以此既掌握血糖控制趋势又能了解进餐对血糖的影响。如疑有无症状低血糖,则应重点监测餐前血糖。

（四）糖尿病健康风险的评价工具

可以采用中国糖尿病风险评分表（表6-4）,对 20~74 岁普通人群进行糖尿病风险评估。该评分表的制订源自 2007—2008 年全国 14 省份的糖尿病流行病学调查数据,评分范围为 0~51 分,总分≥25 分应进行口服葡萄糖耐量试验,确定是否患糖尿病。

1. 工作准备　经过健康风险评估培训,准备调查问卷（糖尿病风险评分表）。

表 6-4 糖尿病风险评分表

评分指标	分值
年龄 / 岁	
20~24	0
25~34	4
35~39	8
40~44	11
45~49	12
50~54	13
55~59	15
60~64	16
65~74	18
BMI/($kg \cdot m^{-2}$)	
<22.0	0
22.0~23.9	1
24.0~29.9	3
≥30	5
腰围 /cm	
男性 <75,女性 <70	0
男性 75~79.9,女性 70~74.9	3
男性 80~84.9,女性 75~79.9	5
男性 85~89.9,女性 80~84.9	7
男性 90~94.9,女性 85~89.9	8
男性 ≥95,女性 ≥90	10
收缩压 /mmHg	
<110	0
110~119	1
120~129	3
130~139	6
140~149	7
150~159	8
≥160	10
糖尿病家族史(父母、同胞、子女)	
无	0
有	6
性别	
女性	0
男性	2

2. 工作程序

程序1　收集和调查信息

程序2　风险分析

上列评估步骤：王爷爷，70岁，身高171cm，体重85kg，腰围93cm，BMI指数为29.1kg/m²，血压160/110mmHg。

第一步，年龄70岁，得分18分。

第二步，BMI 29.1kg/m²，得分3分。

第三步，腰围为93cm，得分8分。

第四步，收缩压为160mmHg，得分10分。

第五步，有糖尿病家族病史，得分6分。

第六步，性别为男性，得分2分。

第七步，求和18+3+8+10+6+2=47分＞25分，应建议王爷爷进行口服葡萄糖耐量试验，以确定是否患糖尿病。

（五）毛细血管血糖检测方法

血糖检测方法和血糖仪临床使用管理的相关规章制度应按照《医疗机构便携式血糖检测仪管理和临床操作规范》执行。毛细血管血糖检测的方法：

1. 测试前的准备

程序1　检查试纸条和质控品贮存是否恰当。

程序2　检查试纸条的有效期和条码（如需要）是否符合要求。

程序3　清洁血糖仪并妥善保管。

程序4　检查质控品的有效期。

2. 毛细血管血糖检测

程序1　用75%乙醇擦拭采血部位，待干后进行皮肤穿刺。

程序2　采血时，通常采用指尖、足跟两侧等末梢毛细血管全血，水肿或感染的部位不宜采血。在紧急时可在耳垂处采血。

程序3　皮肤穿刺后，弃去第一滴血液，将第二滴血液置于试纸上指定区域。

3. 注意事项

（1）监测前应检查血糖仪、试纸、采血针头等，操作前用温水洗手，擦干待采手指，用酒精消毒，酒精完全挥发后采血。

（2）采血过程中，一次性吸好足够的血量，将试纸条吸血或将血滴在测试区进行操作，不要挤压或是移动血糖仪、试纸等，以免影响监测数据。

（3）及时记录监测结果，并对每次监测血糖的日期、时间及饮食、运动情况都做好记录，不要事后靠回忆补录。

（4）使用后的针头应置于专用医疗废物锐器盒内，按医疗废物处理。

（5）严格按照仪器制造商提供的操作说明书要求和操作规程进行检测。

情景实践

指导王爷爷进行自我血糖监测和制订监测记录表

王爷爷主动体检后，我们收集到王爷爷的健康信息，空腹血糖为8.6mmol/L，口服葡萄糖耐量试验，餐后2小时血糖为13.1mmol/L；王爷爷的母亲曾经也患有糖尿病；王爷爷现在正在使用胰岛素进行治疗。

在老师指导下，小组讨论。在王爷爷开始自我血糖监测前，对他进行监测技术和监测方法的指导，并帮助王爷爷制订一份自我血糖监测记录表，以便更好地指导和督促王爷爷进行自我血糖检测，开展健康管理。

三、老年人糖尿病的健康评估

健康管理人员应对老年人进行初诊评估和年度评估,评估主要内容包括糖尿病行为危险因素、并发症和并存临床情况、体格检查、实验室检查信息等,同时进行针对性健康指导。对老年人自我管理能力进行全面评估,评估内容包括老年人血糖控制、糖尿病并发症、自我管理效能等情况,以便针对性开展老年人健康教育和自我管理支持。

（一）糖尿病的主要危险因素

1. 与遗传有关的危险因素　易感性、年龄等。糖尿病属于多基因显性遗传性疾病,常呈现出家族聚集性,有糖尿病家族史,患糖尿病的概率比正常人大。另外,我国老龄化的发展必然导致老年糖尿病患者总数的增加,60 岁以上人群的糖尿病患病率为 20%。

2. 与环境相关危险因素

（1）不合理膳食,高脂肪、高胆固醇膳食破坏了胰岛素的生成,是糖尿病的重要危险因素之一。

（2）由于机械化的普及,人们从事体力劳动的机会减少,最终导致人们体重的普遍增加,老年糖尿病患者的实际 BMI 平均高于 25.9kg/m^2。肥胖或超重,是 2 型糖尿病的独立危险因素。

（3）妊娠糖尿病或生产过巨大儿。

（4）缺乏活动,久坐少动容易造成机体对胰岛素敏感性下降。

（5）吸烟为 2 型糖尿病重要危险因素。

（6）不合理用药,可以引起 2 型糖尿病的药物包括噻嗪类利尿剂、类固醇类药物。

（7）精神长期高度紧张,造成肾上腺素分泌过多,从而引起血糖、血压持续增高,影响胰岛功能而增加糖尿病发病风险。

（8）高血压是影响糖尿病发生的重要危险因素。

（9）由于我国城市化水平的加快,糖尿病的患病率和总数量也会增加,与农村相比,城市人群的糖尿病患病率较高。2 型糖尿病的危险因素见表 6-5。

表 6-5　2 型糖尿病的危险因素

不可改变的危险因素	可改变的危险因素
年龄	IGT 或合并 IFG（极高危人群）
家族史或遗传倾向	代谢综合征或合并 IGF（高危人群）
种族	超重肥胖与体力活动减少
妊娠糖尿病史	饮食因素与抑郁
多囊卵巢综合征	致糖尿病药物
宫内发育迟缓或早产	致肥胖或糖尿病环境

（二）膳食情况评估内容及方法

根据老年人相关信息,综合评估其营养干预需求程度。

1. 个人情况　姓名、性别、年龄、文化程度、民族、婚姻、状况、职业等。

2. 相关疾病及并发症情况　高血压、高血脂、心脑血管疾病、糖尿病肾病、糖尿病神经病变、低血糖等。

3. 饮食习惯　是否油腻、是否偏咸、膳食相关健康知识的知晓情况、有无控油和控盐意愿、各种食物消费情况等,饮酒类型、饮酒频次、平均每次饮酒量、是否有戒酒意愿等。

4. 膳食调查　采用 24 小时膳食回顾法,调查老年人在过去的 24 小时内各种膳食、饮料的摄入量,并进行膳食评价,了解老年人的能量摄入情况,评价膳食结构是否合理,各种营养元素摄入是否充足等。

5. 身体活动量　身体活动形式、强度、频率、时间等。

6. 体检结果　身高、体重、腰围、BMI、血压、血糖、血脂、肾功能等。

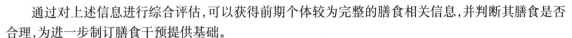
通过对上述信息进行综合评估,可以获得前期个体较为完整的膳食相关信息,并判断其膳食是否合理,为进一步制订膳食干预提供基础。

（三）运动情况评估内容及方法

个体化的运动评估应在专业人员的指导下完成,评估内容包括医学评估、运动基础状况评估、日常运动状态评估、运动可行性评估等。

1. 医学评估

（1）病史:糖尿病患病史、相关并发症及治疗史,高血压病史,心脏病史及家族史,脑血管疾病史,肌肉骨骼及关节疾病史,吸烟和饮酒史等。

（2）体格检查:心率、血压测试;身高、体重、腰围及臀围的测量。涉及各系统并发症评估（包括心电图/超声心动检查、大血管风险评估、周围神经及自主神经功能评估、眼底及足部检查等）;血常规、尿清蛋白、血生化全项、糖化血红蛋白。

口服葡萄糖耐量试验及胰岛素水平和敏感性评估、甲状腺功能检查等。

其他控制手段评估:如药物治疗、膳食控制等。

（3）运动禁忌证:糖尿病酮症酸中毒:空腹血糖>16.7mmol/L;糖尿病合并增殖性视网膜病变、严重的肾病、严重的心脑血管疾病（不稳定型心绞痛、严重心律失常、短暂性脑缺血发作）;糖尿病合并急性感染。

2. 体质测量与评估

（1）心肺耐力:可采用二级负荷功率自行车测试、台阶实验、2分钟原地高抬腿测试、6分钟步行试验等方法测量和评估心肺耐力,根据年龄和条件选择具体的测试方法。

（2）身体成分:可采用BMI或体脂百分比评价人体的肥胖度,采用腰围、臀围、腰臀比等指标评价中心性肥胖状况。

（3）肌肉力量与肌肉耐力:以握力和下肢肌力分别代表上肢、下肢的肌肉力量。采用俯卧撑（男）或跪/立俯卧撑（女）、屈膝仰卧起坐完成次数来测量和评价上肢、胸部、腰背及腹部的肌肉耐力。

（4）柔韧性:柔韧性代表身体某一关节的最大活动范围。坐位体前屈是常用指标,能够反映受测者脊肩、大腿后侧与下背肌肉、肌腱或韧带等的柔韧性或伸展度。

体质测定内容还包括平衡能力、反应时测试等。其可参考《国民体质测定标准》。

3. 身体活动水平评估　目前的身体活动水平是确定运动锻炼方案的基础。了解老年人目前从事的运动健身方式、喜欢和掌握的运动项目,可以为制订运动健身方案做参考。

（1）非活跃状态:在日常生活的基本活动之外没有进行任何中等或较大强度的身体活动。

（2）身体活动不足:进行一些中等强度或较大强度的身体活动,但是每周达不到150分钟的中等强度身体活动或75分钟的较大强度身体活动,或两者相结合的等效的身体活动（2分钟中等强度活动约等于1分钟较大强度活动）。该身体活动水平低于成年人身体活动指南的推荐范围。

（3）身体活动活跃:每周进行相当于150~300分钟的中等强度的身体活动,或者75~150分钟的较大强度身体活动,或者两者相结合的等效身体活动。该身体活动水平达到成年人身体活动指南的推荐范围。

（4）身体活动非常活跃:每周超过300分钟的中等强度、150分钟的较大强度身体活动或两者相结合的等效的身体活动。该水平身体活动超过成年人身体活动指南的推荐范围。

4. 运动知识了解情况评估　必须了解身体活动的益处与风险知识、运动时间与强度、运动方式与频率等运动知识。

在开始运动后还需要进行阶段性效果的评价,以便及时修订运动目标、调整运动方案,同时对饮食和药物进行调整。对于老年人每一点的改变适时给予表扬和鼓励,使之越来越自信并能够坚持达到自己的目标。

（四）心理情况评估内容及方法

糖尿病老年人的心理问题通常从确诊开始会随病情而变化,可能出现情绪障碍、适应障碍、心理障碍,甚至是精神障碍,其中最常见的是糖尿病痛苦（如挫败感、担忧、愤怒、负罪感等）和神经症性障碍（如过分焦虑、癔症性症状、恐怖症状、强迫症状、抑郁等）,评估方法参考老年人心理评估的相关量表（如《老年人抑郁量表》等）。

对王爷爷进行糖尿病风险评估：在老师指导下，根据前面实践环节收集到的王爷爷的健康信息，帮助王爷爷进行糖尿病风险的评估，并告知王爷爷评估内容。找出王爷爷可控的危险因素和不可控的危险因素，做好营养、运动、心理方面的评估。

四、老年人糖尿病健康生活方式指导及健康干预

糖尿病的干预采用糖尿病教育与自我管理和糖尿病患者的随访管理相结合、药物治疗和非药物治疗相结合的策略。根据老年人糖尿病控制的综合目标，将健康生活方式指导与药物干预并行进行综合健康管理，以期提高糖尿病老年人的生存质量和预期寿命。可以根据健康评估结果进行老年人健康生活方式干预。表 6-6 为中国 2 型糖尿病综合控制目标。

表 6-6 中国 2 型糖尿病综合控制目标

指标	目标值
血糖	
空腹	4.4~7.0mmol/L
非空腹	<10mmol/L
糖化血红蛋白	<7%
血压	<130/80mmHg
总胆固醇	<4.5mmol/L
高密度脂蛋白胆固醇	
男性	>1.0mmol/L
女性	>1.0mmol/L
甘油三酯	<1.7mmol/L
低密度脂蛋白胆固醇	
未合并动脉粥样硬化性心血管疾病	<2.6mmol/L
合并动脉粥样硬化心血管疾病	<1.8mmol/L
BMI	<24kg/m^2

 情景实践

结合表 6-6，可以指导王爷爷制订他的血糖控制目标以及 BMI 控制目标。根据该目标，以及王爷爷的健康评估结果，可为王爷爷制订生活方式干预计划。

（一）营养均衡膳食，维持健康体重

1. 目标

（1）维持健康体重。《中国 2 型糖尿病防治指南（2020 年版）》指出超重和肥胖成人 2 型糖尿病老年人的管理目标为减轻体重的 5%~10%。消瘦者应通过合理的营养计划达到并长期维持理想体重。

（2）膳食营养均衡，满足老年人对微量营养素的需求。

（3）达到并维持理想的血糖水平，降低糖化血红蛋白水平。

（4）减少心血管疾病的危险因素，控制血脂异常和高血压。

（5）控制糖的摄入，不喝含糖饮料。

2. 原则

合理饮食,吃动平衡,有助于血糖的良好控制。

主食定量,粗细搭配,提倡低血糖指数的主食。

多吃蔬菜,水果适配,种类和颜色要丰富多样。

常吃鱼禽,蛋肉适量,限制加工肉类制品摄入。

奶类豆类,天天要有,零食加餐按需合理选择。

清淡饮食,少油低盐,应当足量饮水且不饮酒。

定时定量,细嚼慢咽,根据实际情况少食多餐。

3. 个体评估 见健康评估中"膳食情况评估内容及方法"。

4. 干预措施

(1) 控制总热量,能量平衡:糖尿病老年人要保持能量平衡,既要调整能量摄入以控制体重在合理范围并改善不同疾病阶段的代谢状况,也要符合中国居民膳食推荐摄入量,使老年人各种营养素摄入合理,预防营养不良。

1) 糖尿病老年人应接受个体化能量平衡计划,目标是既达到或维持理想体重,又满足不同情况下的营养需求。

2) 对于所有患糖尿病的肥胖或超重个体,应建议减重;就减重效果而言,限制能量摄入较单纯调节营养素比例更关键。

3) 不推荐 2 型糖尿病老年人长期接受极低能量(<800kcal/d)的营养治疗。

(2) 碳水化合物:碳水化合物是人体获取能量的主要来源,亦是体内多个器官系统的主要能源物质;但碳水化合物摄入过多易影响血糖控制,并增加胰腺负担。因此,必须合理摄取碳水化合物。

1) 推荐每日碳水化合物供能比为 45%~60%,如碳水化合物的来源为低血糖生成指数(GI)食物,其供能比可达 60%。

2) 糖尿病老年人膳食纤维摄入可高于健康成年人推荐摄入量,推荐 25~30g/d 或每日 10~14g/1 000kcal。

3) 蔗糖引起的血糖升幅并不比相同能量的淀粉引起的升幅更高,但摄入量太多可能升高血糖及甘油三酯水平,不推荐常规摄入。不推荐在糖尿病饮食中常规添加大量果糖作为甜味剂,过量果糖不利于血脂代谢。

4) 不建议饮酒,有饮酒习惯的应当戒酒。

(3) 脂肪:膳食脂肪作为一种重要的营养物质不仅为机体提供能量与必需脂肪酸,促进脂溶性维生素的吸收,还能增进食物的美味,增加饱腹感。然而,由于其能量密度较高,过多摄入会对健康带来一系列的问题。

1) 膳食总脂肪的摄入以占每日总能量的 20%~30% 为宜。

2) 应增加植物来源脂肪占总脂肪摄入的比例。

3) 限制饱和脂肪酸与反式脂肪酸的摄入量,饱和脂肪酸的摄入量不应超过供能比的 7%。

4) 单不饱和脂肪酸是较好的膳食脂肪来源,可取代部分饱和脂肪酸供能,不宜大于总能量的 12%。

5) 多不饱和脂肪酸不宜超过总能量的 10%。

6) 膳食中宜增加富含 ω-3 多不饱和脂肪酸的植物油。推荐每周吃鱼 2~4 次(尤其是 ω-3 多不饱和脂肪酸含量丰富的鱼。)

7) 每日摄入 3.5g 的 ω-3 多不饱和脂肪酸可显著降低甘油三酯水平,ω-3 多不饱和脂肪酸与 ω-6 多不饱和脂肪酸比例宜为 1:4~1:10。

8) 每日胆固醇摄入量不宜超过 300mg。

(4) 蛋白质:蛋白质作为人体重要的营养物质,其总摄入量和来源对血糖、脂代谢及体重有着重要影响。

1) 蛋白质的食物来源可分为植物性食物的蛋白质(米面类和豆类)和动物性食物的蛋白质(鱼虾、禽肉、畜肉、蛋类及牛奶)两大类。

2）针对肾功能正常的糖尿病老年人,推荐蛋白质的适宜摄入量占总能量的 15%~20%。

3）肾功能异常的糖尿病老年人,需要医生及营养师制订个体化方案。

（5）维生素和矿物质:维生素包括水溶性维生素（B 族维生素和维生素 C）和脂溶性维生素（维生素 A、维生素 D、维生素 E、维生素 K）。矿物质包括常量元素（钾、钙、钠、镁、氯、硫、磷）和微量元素（如铁、锌、碘、硒、铜、铬、钼、钴等）,作为机体物质代谢的辅酶和 / 或抗氧化剂,其缺乏与失衡在糖尿病及其并发症的发生发展中发挥重要作用。

1）老年人群及糖尿病手术老年人,需要补充多种维生素。

2）尚无明确证据表明无维生素缺乏的糖尿病老年人大量补充维生素会产生代谢益处,不推荐此类老年人常规大剂量补充维生素。

3）不建议常规大量补充抗氧化维生素,如维生素 E、维生素 C 及胡萝卜素,需考虑其长期服用的安全性。

（6）血糖生成指数（GI）和血糖负荷（GL）:血糖生成指数表示富含碳水化合物的食物升血糖的能力,它反映的是碳水化合物“质”的不同对餐后血糖的影响。血糖负荷反映所摄入膳食中全部碳水化合物对血糖和胰岛素的影响,由摄入食物中碳水化合物的“质”和“量”决定。

1）进行富含碳水化合食物选择指导时,参考血糖生成指数和血糖负荷更有助于血糖控制。

2）低血糖生成指数饮食有助于糖尿病老年人血糖和体重的控制。

3）评价摄入一定量的某种食物对餐后血糖影响时,应同时考虑其血糖生成指数和血糖负荷。

4）评价饮食对餐后血糖的影响应采用混合膳食血糖生成指数。

（7）具体实施方法请参考“营养与膳食”相关教材。

 情景实践

帮助王爷爷进行膳食与血糖管理

王爷爷爱吃甜食,需对王爷爷开展“膳食与血糖”的健康教育,转变饮食习惯,采用科学的膳食,餐前、餐后做好自我血糖监测,配合药物治疗,尽快使血糖恢复到正常水平。

王爷爷的腰围为 93cm,BMI 29.1kg/m²,且为中心性肥胖,肥胖本身也是糖尿病的危险因素,因此,还要为王爷爷制订体重管理方案,帮助其实现体重管理目标（减轻体重的 5%~10%）。

（二）运动干预

1. 目标

（1）降血糖、降血脂、降血压。

（2）增加能量消耗,减轻体重。使超重或肥胖者 BMI 达到或接近 24kg/m²,或体重至少下降 7%,并使体重长期维持在健康水平。

（3）减缓胰岛素抵抗。

（4）改善心理状态。

（5）提高心肺耐力。

2. 原则

（1）安全性:掌握运动治疗的适应证及禁忌证。

（2）科学性、有效性:提倡低、中等强度运动,适应中等强度后可循序渐进地进行较大强度运动,有氧运动（40%~70% 储备心率）为主,每周约 150 分钟,辅以每周 2~3 次抗阻运动。

（3）个体化:根据老年人的糖尿病病程、严重程度、并发症、年龄、个人条件、社会家庭状况、运动环境、生活习惯、经济、文化背景等多方因素制订运动方案。强调多样性、趣味性,针对个体情况,因时因地而宜,因人而异。

（4）专业人员的指导:康复医学或运动医学医师,内分泌专科医师,甚至心内科、神经内科、肾内科、眼科、精神心理科等相关科室的医生协助指导。

（5）全方位管理：运动治疗需要与饮食治疗、药物和心理治疗、糖尿病教育、血糖监测等多个方面相结合，方能获得最大的治疗效益。

（6）运动治疗计划的调整原则：循序渐进，逐渐延长运动时间、增加运动频率、加大运动强度，持之以恒（每周 3~5 次），运动后适度恢复。选择喜欢并且适合的运动种类、注意运动安全，避免受伤。

（7）动则有益、贵在坚持、多动更好、适度量力。

3. 个体评估　见第五章第一节。

4. 干预措施

（1）制订运动方案：根据糖尿病老年人的病程、严重程度、并发症等糖尿病本身的特征，综合考虑老年人的特征以及老年个体的年龄、个人条件、社会家庭状况、运动环境等多种因素制订运动方案。每个人的生活方式和运动习惯各有差异，经济、文化背景、居住环境及病情特点（如并发症情况）也不相同，运动方案必须遵循个体化的原则。

1）制订目标：专业人员与老年人一起确定运动目标包括短期目标（1 个月）、中期目标（3 个月）及长期目标（6 个月）。无论哪个目标，对老年人来讲都应是能够实现的，从而增强信心。如对于没有运动习惯的人，短期目标可以是完成 10~20 分钟不间断散步或有氧器械运动，或是 1 个月内减轻体重 1 500~2 500g；而长期目标则可以是确定一个具体的体重、体脂百分比或腰围目标，把血糖和胰岛素水平控制在正常或接近正常的范围之内。

应在专业人员许可和老年人愿意参与运动情况下，为不同的老年人设定适合他们运动行为改变的目标。设定目标要遵循"循序渐进"的原则。在开始阶段采取短时间、低频率、低强度的体育活动，之后逐渐增加运动时间、运动频率及运动强度。帮助老年人设定循序渐进的运动目标，使之保持对运动的积极性，坚持规律地运动，从而达到让运动成为老年人生活的一部分，使其身心处于良好状态的最终目标。

2）运动方式：糖尿病老年人执行运动方案时所选择的运动方式应基于每个人的健康水平、体质状态及运动习惯。其中最有效的运动是有氧运动，并与抗阻运动相结合。运动方式的选择还取决于是否有相关的运动设施可供使用，如体育场馆、游泳池、健身中心等。

3）运动频率：2 型糖尿病老年人每周至少进行 150 分钟中等强度运动，并将运动量分布在每周大多数日子中，如每周运动 5 次，每次 30 分钟。在非连续日进行 2~3 次 / 周的抗阻练习。对每个主要的肌群进行不少于 2 次 / 周的柔韧性练习，可以保持关节活动度。

4）运动时间与时机：推荐每次 30~60 分钟的有氧运动，但不包括热身和结束后的整理运动。如果每次有氧运动超过 60 分钟，会增加关节损伤的风险。为了逐渐提升运动的效果和降低运动损伤的风险，应该在开始运动 2~4 周后逐渐增加运动时间、频率及强度。为预防糖尿病老年人发生运动性低血糖现象，糖尿病老年人在按照运动方案所建议的运动进行训练时应特别注意运动时机的选择，如餐后 1 小时开始运动，而不要在空腹时运动；不要在注射胰岛素和 / 或口服降糖药物发挥最大效应时运动。建议老年人在进行运动时，身上常备些快速补糖食品（如糖块、含糖饼干等），以便运动时间过长或出现低血糖现象时及时补充糖分，纠正低血糖。

5）运动强度：确定运动强度是运动方案中的关键环节，运动强度应该根据老年人的目标量身定制。对于大多数糖尿病老年人来说，有氧运动的合理强度应该是其储备心率的 40%~70%。身体状况欠佳的老年人可以从低强度（30%~40% 储备心率）开始，逐渐过渡到中等强度（40%~60% 储备心率）。

可以通过最大心率（MHR=220– 年龄）和静态心率（RHR）推算储备心率（HRR），根据老年人的具体情况制订目标心率（THR）。

THR=（MHR–RHR）×（40%~70%）+RHR。

抗阻运动同样应当达到中等强度，如一组力量练习的最大重复次数是 15 次时，即为中等强度。

（2）运动实施：在运动方案的实施过程中，每次训练课都应包括三个部分，即准备活动部分、基本部分及整理活动。

1）准备活动：准备活动部分的主要作用是使身体逐渐从安静状态进入到工作运动状态，逐渐适应运动强度较大训练部分的运动，避免出现心血管、肺等内脏器官突然承受较大运动负荷而引起的不适，预防肌肉、韧带、关节等运动器官的损伤。

在运动方案实施中,准备活动部分常采用运动强度较小的有氧运动,如慢走,徒手操等。

准备活动部分的时间,可根据不同的锻炼阶段有所变化,在开始阶段最长。准备活动的时间可为 10~15 分钟;在锻炼的中后期,准备活动的时间可减少为 5~10 分钟。

2）基本部分:运动方案的基本部分是运动方案的主要内容,是达到康复或健身目的的主要途径。运动方案基本部分的运动方式、运动时间、运动强度等,应按照具体运动方案的规定来实施。

3）整理活动:每次按运动方案进行锻炼时,都应安排一定内容和时间的整理活动。整理活动的主要作用是避免出现因突然停止运动而引起的心血管系统、呼吸系统、自主神经系统的不适,如头晕、恶心、重力性低血压等。常用的整理活动有小强度的有氧运动,如散步、徒手操、伸展或拉伸运动。整理活动的时间一般为 5~10 分钟。

4）运动监测与注意事项:为确保运动的效果和安全体育锻炼前进行适当的准备,运动时应注意运动强度、运动量的控制。

运动前准备好合适的运动装备。装备包括便于活动的运动服装;合脚、舒适的运动鞋和袜子,要注意鞋的透气性和包裹性,袜子吸汗、袜口宽松;手表或计时器,便于掌控时间;节拍器(控制步行速度);饮用水,以补充运动中出汗所丢失的水分;擦汗用手帕或毛巾等。医疗装备:急救卡、心率/血压检测仪、便携式血糖仪、计时器、糖块、急救用药等。

在运动方案的实施过程中,应注意通过运动中的心率、主观感觉、出汗量、脸色等指标对运动强度进行监控,并同时关注血糖与血压的变化情况。

如运动中出现血糖波动较大、疲劳感明显且难以恢复等不适情况,应立即降低运动强度或停止运动。

5）伴有不同疾病的糖尿病老年人的运动治疗。

冠心病、糖尿病心肌病:推荐低强度较长时间的运动,一般每次 20~45 分钟,最长不超过 1 小时,每周 3~5 次,最好每日都运动。选择节律缓慢,使上下肢大肌群适当运动的项目,如太极拳、步行、骑车。

高血压病:推荐低至中等强度运动,注意调整呼吸,避免运动中憋气、暴发用力和长时间低头弯腰等动作,防止血压过度增高。血压≥160/110mmHg 者,应首先进行药物治疗,待血压下降后再行运动;血压 <160/110mmHg 时可进行太极拳、瑜伽、步行、功率自行车等有氧运动,一般每次不少于 30 分钟,每周 3~5 次,最好每日都运动。

脑血管病:合并新近发生脑血管意外时,应该先进行卒中康复训练,待病情稳定后再进行运动治疗。

下肢动脉粥样硬化:建议以低中等强度步行为主,每日 1 次,每次 30~60 分钟,可以分次累计完成。有间歇性跛行者,步行距离以无明显加重下肢疼痛为度,逐步延长步行距离。

糖尿病合并神经病变:对于合并外周神经病变的糖尿病老年人,没有急性足部溃疡的个体可以进行低强度或中等强度的负重运动;足部受伤或溃疡者应避免或限制负重活动,可以选择上肢运动、骑自行车、水中和椅上运动等低强度活动。合并自主神经病变可能使糖尿病老年人的运动变得更复杂,但当有适当的措施时,老年人可以安全地进行体力活动,这类老年人对运动耐受性较差运动量应缓慢进阶,应避免在炎热或寒冷的环境中运动,避免较大强度及以上强度的运动。

糖尿病合并足病:推荐上肢功率车、上肢渐进性抗组训练,或者不加重局部疼痛的全身性运动。

合并糖尿病肾病:适当运动可以降低糖尿病肾病尿中的微量清蛋白,可以从低强度、小运动量开始,定期监测其肾功能、电解质、尿常规及尿蛋白。

增殖性视网膜病变:运动通常不会加重眼疾,有益于心血管和代谢功能。应避免做较大强度有氧运动或抗阻训练,尤其避免做跳跃、奔跑、屏息及可能使头部震颤或眼压升高的活动,包括高撞击的有氧舞蹈、举重、慢跑、竞技运动、拳击、自由搏击、挥拍运动、潜水、滑水、吹小号、过山车等活动。

合并慢性阻塞性肺疾病:运动前监测血氧饱和度,运动过程中血氧饱和度应保持在 88% 以上。老年人可进行中等强度有氧运动,每次 20~30 分钟,可以连续或累计完成,每周 3~5 次,最好每日都运动,坚持 8~12 周,也可以进行抗阻训练,如器械体操,采用间歇运动方式,配合呼吸体操减轻气急症状。

6）合并特殊代谢状态的运动

血糖反应异常：应加强血糖监测，避免运动时间过长或运动时机不当引起的低血糖，或者运动强度过大引起的高血糖。若出现此类情况，应及时调整运动时间、运动时机、运动强度以及碳水化合物摄入量。反复出现者应及时到医院就诊。

合并低蛋白血症：以低强度有氧运动为主，积极查明低蛋白血症原因，采取综合措施，加强饮食治疗。

7）运动时降糖药物的调整

口服降糖药物：综合考虑降糖药物的类型、服用方法剂量、饮食和运动水平，根据血糖监测结果及时调整。

胰岛素："由粗调至细调"逐渐调整，严格遵循个体化的原则，避免低血糖。餐后90分钟内持续30分钟的中等强度运动可能需要减少50%的胰岛素用量，低强度短时间运动时胰岛素剂量可以不做调整。应根据老年人的运动量和血糖变化时做出胰岛素用量的调整。

8）避免运动损伤：糖尿病老年人要特别注意以下几点：①充分做好运动前评估，加强血糖监测及饮食配合；②合脚、舒适的运动鞋和袜，要注意鞋的透气性和包裹性，袜子吸汗、袜口宽松；③有关节炎或外周神经病变的老年人，选择低负重低撞击的运动方式。

9）如何提高运动的疗效：①加强糖尿病运动教育、血糖监测、心理疏导及社会支持；②与合理饮食相结合可以避免运动中和运动后的低血糖反应，提高运动的疗效；③规范合理使用降糖药物，并与运动量和饮食摄入量相结合进行药物调整。

情景实践

对王爷爷进行合理化运动指导

王爷爷基本不参加运动，应对王爷爷开展健康教育，告知适量运动对血糖控制的好处。必须要注意的是，王爷爷有高血压，且血压≥160/110mmHg，应首先进行药物治疗，待血压下降后再行运动。推荐低至中等强度运动，可以逐渐培养王爷爷打太极、游泳、下载运动APP的指导运动，定期检查运动效果，坚持才能收获健康。在运动中，注意调整呼吸，避免运动中憋气、暴发用力和长时间低头弯腰等动作，防止血压过度增高。若有不适，应立刻停止运动，并监测血压、血糖。

（三）心理干预

1．目标

（1）减少老年人心理障碍和不良情绪对血糖的影响。

（2）改善老年人的主观幸福感和生活质量。

2．原则

（1）在常规诊疗中需要进行糖尿病相关的心理知识教育及相应的心理干预和支持，帮助老年人保持良好情绪和规律作息，严重的心理障碍和精神障碍需要积极转诊，由专业的心理咨询师和精神科医生进行心理治疗。

（2）在老年人就诊时需要根据老年人的个体情况进行抑郁、焦虑等的评估筛查，关注老年人自我管理评价、幸福指数等，在建立良好的医患关系的基础上，积极地影响老年人的心理状态，帮助老年人获得最适宜的身心状态。

（3）出现心理问题的老年人，需要由专业的糖尿病教育者进行一对一的心理干预。

3．个体评估　见第五章第一节。

4．干预实施

（1）通过问卷评估、收集资料、分析原因、心理状态判断、制订支持计划、具体执行和持续评价，采用劝导、启发鼓励、支持说服等方法，进行有效倾听、积极沟通解释、建议正向激励，以支持老年人进行情感释放，学习如何有效求助和利用资源，进行连续的、动态的个体化的心理干预。

（2）定期或不定期地由糖尿病教育者实施小组干预，进行行为转变的自主性和主动性目标设定，共性化的问题解决，支持老年人学习糖尿病患者应对日常压力与情绪管理等知识和技能，从而提高老年人的治疗依从性，促进糖尿病管理，提高生活质量。

（3）在有条件的情况下，选择同伴小组的方式进行干预，为老年人提供持续督导弹性化支持，对情绪障碍和适应障碍的缓解作用更持久，即由糖尿病教育者组织一批拥有丰富糖尿病自我管理知识和经验的老年人担任同伴组长，支持他们教育和帮助身边的老年人，引导小组内彼此聆听、讨论互相支持、分享医务人员没有的病患知识和经验，通过增加人际交往和互动，促进积极心态，明显改善情绪障碍，其中同伴组长的正面暗示榜样力量、善于倾听老年人倾诉等作用，有利于老年人摆脱低落的情绪和心态波动。

 情景实践

对王爷爷进行心理疏导健康教育

王爷爷性格开朗，但健康管理人员也应当关注王爷爷的心理动态，当发生负性心理情绪时，要积极开展调适。在老师指导下，针对王爷爷的心理情况进行心理疏导。

（四）戒烟干预

吸烟是糖尿病的危险因素之一，应开展戒烟的干预，帮助其科学地改变吸烟这一不健康的生活方式。

 情景实践

给王爷爷制订改变生活方式的执行方案

在老师指导下，小组成员分工合作，共同制订王爷爷的生活方式指导的执行方案（膳食处方、运动处方、心理处方、戒烟处方），方案中人人参与，分工负责各个模块内容，体现集体智慧；对王爷爷开展生活方式管理的健康教育，帮助其转变饮食、运动、吸烟等的不健康行为；反复演练，注重人文关怀，展现良好的沟通技能。培养学生大健康意识和服务于老年人的职业情怀，促进培养学生爱老助老的职业精神，并关注安全风险。

（五）健康管理技能

社区糖尿病高危人群健康指导及干预请参考《高血压的健康管理》相应内容。

五、老年人糖尿病的分类管理

（一）糖尿病老年人的教育管理服务规范

1. 糖尿病老年人分类管理标准

（1）常规管理：血糖水平比较稳定、无并发症或并发症稳定的老年人。

（2）强化管理：已有早期并发症、自我管理能力差、血糖控制情况差的老年人。

2. 糖尿病分类管理方式与内容

（1）方式：门诊随访、家庭随访、电话随访和集体随访。门诊随访指门诊医师利用老年人就诊时开展老年人管理，并按照要求填写"糖尿病老年人管理（随访记录卡）"（见附录四）。家庭随访指在有条件的情况下，医师通过上门服务进行老年人管理，并按要求填写糖尿病老年人管理卡（随访记录卡）。

（2）内容：规范的糖尿病老年人随访管理内容应包括：

1）了解与评估：了解老年人病情、评估治疗情况。

2）非药物治疗：了解行为改变情况、调整非药物治疗方案、教会老年人改变或消除行为危险因素的技能。

3）药物治疗：了解老年人就诊和药物使用情况、评价药物治疗效果、指导老年人正确使用管理手册，对于治疗效果不佳的老年人，应督促其到综合医院调整药物治疗方案。

4）监测检查指标：根据糖尿病分类管理要求，督促老年人检查血糖、血压、糖化血红蛋白及相关并发症。发现老年人出现靶器官损害的可疑情况时，及时督促老年人到综合医院检查。

5）健康教育：有针对性地进行健康教育。

6）老年人自我管理技能指导：了解、检查老年人自我管理情况，对其进行医学指导，提供必要的知识和技能支持。

（3）随访的内容和频次（表6-7）。

表6-7　2型糖尿病老年人随访内容和频次

随访内容	常规管理	强化管理
症状	3个月1次	每2个月1次
身高、体重和身体质量指数	3个月1次	每2个月1次
生活方式指导	3个月1次	每2个月1次
血压	1个月1次	每周1次
空腹和餐后血糖	1个月1次	视病情而定
糖化血红蛋白	3~6个月1次	每3个月1次
体格检查	3个月1次	每2个月1次

注：常规管理每年面对面随访次数达4次，强化管理每年面对面随访达6次；根据老年人病情进展，每半年调整1次管理级别。

3. 老年人自我管理

（1）成立由15~20名糖尿病老年人组成的自我管理小组，每组全年展开活动至少6次，其中糖尿病防治知识讲座、技能培训至少2次。

（2）自我管理小组管理要求：①血糖知晓率达100%；②血糖防治知识知晓率≥95%；③药物的治疗作用及副反应知晓率≥95%；④老年人就医依从性和医嘱执行率≥95%；⑤干预行为执行率≥95%。

4. 老年人2型糖尿病并发症及合并疾病的筛查　见表6-8。

表6-8　老年人2型糖尿病并发症及合并疾病的筛查

监测项目	针对的并发症	针对的并发疾病	频率
体重/身高		肥胖	每月一次
腰围		肥胖	每月一次
血压		高血压	每月一次
空腹/餐后血糖			每月两次（1次空腹，1次餐后）
糖化血红蛋白			每3~6月一次
尿常规	糖尿病肾病		每半年一次
总胆固醇/高/低密度脂蛋白胆固醇、甘油三酯		高脂血症	1~3月一次
尿白蛋白/尿肌酐	糖尿病肾病		每年一次
肌酐/血尿素氮	糖尿病肾病		每年一次
肝功能		肝功能异常	每月一次

续表

监测项目	针对的并发症	针对的并发疾病	频率
促甲状腺激素		甲状腺功能异常	必要时进行
心电图	心脏大血管并发症		每年四次
眼:视力及眼底	糖尿病视网膜病变		每年一次
足:足背动脉脉搏	糖尿病足		每年一次
神经病变的相关检查	周围神经病变		每年一次

(二)糖尿病老年人的随访监测流程

健康管理人员根据糖尿病老年人的随访监测流程进行随访,做好糖尿病老年人的健康维护。

1. 工作准备　准备"糖尿病老年人管理(随访记录卡)"。将监测结果均记录在随访记录卡上。

2. 工作程序

程序1　填写"糖尿病老年人管理(随访记录卡)"。

程序2　制订随访管理计划。

根据具体情况判断老年人需要进行管理的等级,并为老年人制订个体化的随访管理计划。

程序3　分析危险因素的变化情况。

随访时,查看老年人自我血糖监测记录,分析各种危险因素和临床情况的改变,评估老年人的糖尿病健康干预方案是否有效,认真填写"糖尿病老年人管理(随访记录卡)",了解老年人和老年人群体的健康信息,包括危险因素存在情况、知晓危险因素及治疗高血压的重要性的认知等。

程序4　转诊处理。

随访中,将符合转诊条件的糖尿病老年人及时转向综合医院,并填写"社区糖尿病老年人转诊单(社区→综合医院)",由老年人带到综合医院就诊。

 情景实践

对王爷爷进行上门随访指导

小组情景模拟,为王爷爷制订随访计划,并上门开展随访。反复演练,注重人文关怀,展现良好的沟通技巧。培养学生主动服务于老年人的职业素养,促进培养学生爱老助老仁爱的职业精神,并注意保护老年人隐私。

(沈　军　何锡珍)

第七章　健康保险与健康管理服务营销

第七章
数字内容

 学习目标

1. 掌握健康保险的定义、原理和分类；健康管理服务营销过程。
2. 熟悉健康保险与健康管理服务营销的方法。
3. 了解健康保险的风险及其对老年人健康管理的意义。
4. 学会老年人健康管理消费行为分析，在养老机构开展健康管理服务。
5. 具有营销健康保险并为老年人进行健康管理服务的意识和基本能力。

第一节　健康保险概述

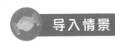 **导入情景**

赵某，男，65岁，某城市某单位退休职工，在家乡购买城镇居民医疗保险。该年赵某又自行购买了A公司的住院医疗保险，该险种每次最高限额2 000元，根据实际损失赔付。次年赵某儿子为其购买了B公司的住院医疗保险，保障额度为5 000元，同样根据实际损失赔付。最近，赵某生病住院，一共花费5 800元，在居民医保的基础上，在A公司处得到理赔，但B公司却以"重复保险"为由，拒绝理赔。赵某不明白为什么买了两份住院医疗保险，却只能得到一份赔付。

医疗类保险的目的是补偿被保险者因疾病风险造成的经济损失。如果想要靠多份保险而获得多倍保险赔付，超过实际损失金额是不可能的。在实际健康保险理赔中，为避免重复理赔，通常会先要求扣除社会保险的金额，然后对余下部分进行商业理赔。

工作任务

1. 在健康理赔过程中，如何核算理赔金额？
2. 在健康营销服务中，如何更好地为老年人服务？

一、健康保险的定义、原理和分类

（一）健康保险的定义、原理

保险（insurance）作为分散风险、消化损失的一种经济补偿制度，可以从不同的角度揭示其含义。

143

从经济角度看,保险是分摊意外损失、提供经济保障的一种财务安排。从法律角度看,保险是一种合同行为。保险合同当事人双方在法律地位平等的基础上,签订合同,承担各自的义务,享受各自的权利。从风险管理角度看,保险是风险管理的一种方法,或是风险转移的一种机制。

健康保险(health insurance)指以被保险人的身体为保险标的,保证被保险人在疾病、意外事故、年老等因素影响下,产生医疗费用或收入损失获得经济补偿的一种保险。一般来说,健康保险承保的主要内容有如下两大类:对被保险人因遭受保险范围内的各种疾病或意外伤害事故所发生的医疗费用或导致工作能力丧失所引起的收入损失;因疾病、意外伤害事故、年老等原因导致需要长期护理的费用支出。

健康保险的概念有广义和狭义的区分。广义的健康保险不仅关注被保险人遭受保险事故损失后的经济补偿,而且更加关注被保险人保险有效期内的健康教育和预防保健,及其生存期间的健康管理。狭义的健康保险一般特指对医疗费用损失的补偿保险,即我们一般所说的医疗保险。

一般地说,健康保险具有四个典型特征:

1. 经济性 健康保险是一种经济保障活动。健康保险的经济性主要体现在保险活动的性质、保障对象、保障手段和保障目的等方面。

2. 互助性 健康保险具有"一人为众,众为一人"的互助特性。

3. 法律性 从法律角度看,健康保险具有明显的法律性质。健康保险是一种合同行为,所以保险的法律性主要体现在保险合同上。

4. 科学性 健康保险是以科学的方法处理风险的一种有效措施。

(二)健康保险的分类

1. 根据保障责任的不同 健康保险分为医疗保险、疾病保险、失能收入损失保险、护理保险、医疗意外保险。

(1)医疗保险(medical insurance):指按照保险合同约定为被保险人的医疗、康复等提供保障的保险,也称医疗费用保险。医疗保险中补偿的费用一般包括门诊费用、药费、住院费用、护理费用、医院杂费、手术费用和各种检查费用等。

(2)疾病保险:指以保险合同约定疾病的发生为给付保险金条件的保险。通常这种保单的保险金额比较大,给付方式一般是在确诊为特种疾病后,立即一次性支付保险金额。

(3)失能收入损失保险:指以保险合同约定的疾病或者意外伤害导致工作能力丧失为给付保险金条件,为被保险人在一定时期内收入减少或者中断提供保障的保险。收入的补偿通常采用按月支付固定津贴的方式进行给付。

(4)护理保险:指按照保险合同约定为被保险人日常生活能力障碍引发护理需要提供保障的保险。

(5)医疗意外保险:指按照保险合同约定发生不能归责于医疗机构、医护人员责任的医疗损害,为被保险人提供保障的保险。

2. 根据给付方式的不同 健康保险分为费用补偿型医疗保险和定额给付型医疗保险。

(1)费用补偿型医疗保险,指根据被保险人实际发生的医疗、康复费用支出,按照约定的标准确定保险金数额的医疗保险。费用补偿型医疗保险的给付金额不得超过被保险人实际发生的医疗、康复费用金额。

(2)定额给付型医疗保险,指按照约定的数额给付保险金的医疗保险。

3. 根据保险期限的不同 健康保险分为长期健康保险和短期健康保险。

(1)长期健康保险:指保险期间超过一年或者保险期间虽不超过一年但含有保证续保条款的健康保险。长期护理保险保险期间不得低于5年。保证续保条款指在前一保险期间届满前,投保人提出续保申请,保险公司必须按照原条款和约定费率继续承保的合同约定。

(2)短期健康保险:指保险期间为一年以及一年以下且不含有保证续保条款的健康保险。

二、健康保险的风险

风险是指某种损失发生的不确定性。人们在社会活动中,面临着各种风险。健康风险是世间存在的若干风险中直接作用于人的身体、影响人的健康的一种风险。通常被保险人的健康风险可以分三类:一是一旦去医院就医,可能产生巨额医疗费用而无力承受的风险;二是工作能力丧失或降低,不能从事任何工作,或者必须改变工作,从而带来损失并可能导致健康状况恶化的风险;三是生活不能自理,可能导致无法承受高额护理费用而使健康状况恶化的风险。

健康保险的风险除了有风险理论上的一般特征,如风险存在的客观性、普遍性、社会性等特征外,还有不确定性、多发性和长期性的特点。因此健康保险,是投保方分散风险、消化损失的一种经济补偿行为。保险人、投保方和医疗服务提供者三方的利益冲突以及健康保险设计缺陷,让健康保险的经营充满了变数。

（一）内在风险因素

1. 与普通保险相比较,健康保险具有不确定性的风险特点　健康保险的精算依据是经验数据,随时都可能发生变化。在实际生活当中,由于疾病是人的身体中的各种因素积累所致,呈现出复杂的过程,增加了疾病风险发生的不确定性。

2. 与意外伤害保险相比较,健康保险具有多发性的特点　人身意外伤害的发生率往往以千分之几计,疾病发生率则以百分之几甚至十分之几计。因此,健康风险发生的随机性十分明显。

3. 产品经营模式的局限性　我国现有健康保险的经营模式是投保人向保险人缴纳保费,然后被保险人到医疗服务提供者处接受医疗服务,向医疗服务提供者支付医疗费用,接着被保险人用凭据或医疗证明到保险公司报销索赔。保险公司一般来说无法介入医疗服务过程中,无法进行风险控制。

（二）外在风险因素

1. 医疗、药品价格上涨带来的风险　由于健康保险承保周期的原因,医疗费用、药品价格的上涨,必然带来保险公司的费差损风险(即保险费结构中年度内实际支出的营业费用总额超过当年收入的附加保险费总额,其亏损部分即为费差损)。

2. 过度医疗的风险　医患利益不一致的过度医疗风险,最后转嫁给保险公司。

3. 逆选择等道德风险　投保人在投保时往往从自身利益出发,做出不利于保险人利益的合同选择,使其承担过大风险。在健康保险中逆选择表现为有病者可能隐匿病史,要求参加健康保险。

4. 人类自身抗疾病风险能力的降低　由于人们生活方式与饮食结构等原因造成的心脑血管疾病、糖尿病等老年性疾病的年轻化趋势,都给健康保险带来了新的风险。

三、健康保险对老年人健康管理的意义

老年人健康管理与老年健康保险关系密切,互相促进,协调发展。老年人健康管理应用于老年人健康保险行业,有效地控制了健康保险行业普遍面临的巨大的疾病风险,同时将更丰富的健康服务提供给了保险对象。反之,老年人健康保险也对老年人健康管理产生了重要的影响,主要表现在以下几方面:

（一）促进老年人健康管理的发展

老年人健康管理首先出现在健康保险市场较为成熟的美国,其出现有深刻的历史原因与经济背景。美国是实行典型市场化健康保险模式的国家,绝大部分人口的健康保险由私营性医疗保险组织提供。二十世纪五六十年代,美国的医疗费用不断高涨,其医疗卫生费用、人均卫生费用均居世界前列,极大地困扰了美国的健康保险市场。出于对控制医疗费用成本的迫切需要,美国健康保险市场开始了健康管理的探索工作,直接促进了老年人健康管理的产生和发展。健康保险为老年人健康管理开辟了应用平台,在这里各种新型的健康管理技术得以推广并日趋成熟与完善。

（二）有利于老年人健康管理的普及与推广

健康权是公民的基本权利,大部分国家建立了健康保险制度,旨在为本国居民提供健康保障,并且都有了一定的历史。无论是商业健康保险为主还是社会医疗保险为主的国家,健康保险的发展目标都是覆盖尽可能多的人群,因此,国家也从制度上保证了健康保险的普及。如果老年人健康管理能与老年人健康保险相结合,则能借助健康保险成熟广泛的渠道,成功推广老年人健康管理服务与产品。

 知识链接

人 寿 保 险

人寿保险是健康保险的一种,以被保险人的寿命为保险标的,且以被保险人的生存或死亡为给付条件的人身保险。当被保险人的生命发生保险事故时,由保险人支付保险金。最初的人寿保险是为了保障由于不可预测的死亡可能造成的经济损失,后来人寿保险中引进了储蓄的成分,对在保险期满时仍然生存的人,保险公司也会给付约定的保险金。人寿保险是一种社会保障制度,是以人的生命和身体为保险对象的保险业务。

（三）有利于提高老年人健康管理的认同度

经过多年的发展,无论是社会医疗保险还是商业健康保险都已经得到了保险对象的认同,由于健康保险对人群实实在在的健康保障作用以及日趋成熟与完善的服务体系,健康保险在人群中有着良好的社会声誉和市场影响,市场认同度较高。而老年人健康管理对广大群众来说还很生疏,如果能与健康保险相结合,通过健康保险机构的正面引导和宣传,借助健康保险的社会声誉和市场影响,则能使广大群众逐渐加深对老年人健康管理的服务理念、服务流程、管理技术、内在价值的理解,提升市场对老年人健康管理的知晓度和认同度。

（四）有利于促进老年人健康管理的资源配置

随着人民生活水平的提高,老年健康成为国家和人民追求的目标之一,健康管理理念被越来越多的老年人接受。健康保险公司在精算、信息技术、资金等方面具备优势,有利于老年人健康管理资源的调配,能够将有限的资源调配到效益最佳的地域或部门,减少人力物力的浪费,提高资源利用效率。

第二节 健康管理服务营销

一、健康管理服务概述

健康是人类的基本权利,健康管理服务的目标是维护和促进人民群众身心健康。《关于建立完善老年健康服务体系的指导意见》（国卫老龄发 [2019] 61 号 ）的出台,明确了健康管理服务涵盖的具体内容,指导我国健康管理服务业良性发展,满足广大人民群众对健康管理服务的需求。

（一）健康管理服务概念

健康管理服务是以现代健康知识和中医“治未病”思想为指导,运用医学、管理学、社会学等相关学科的理论、技术和方法,对个体或群体健康状况及影响健康的危险因素进行全面连续的监测、评估和干预,实现以促进“人人健康”为目标的新型服务过程。

（二）健康管理服务内容

理想中的健康管理服务,是为个人提供从“胎儿—死亡”全程式的个体化、系统化的服务。健康管理服务有健康信息采集、健康风险评估、健康干预三个步骤,这也是健康管理服务的基本内容。在实际服务操作上,各项健康管理服务由相应部门来提供。

1. 健康信息采集中心　包含身体检查中心、心理咨询中心,甚至包括社会学、行为学和遗传学等检测中心,其目的是发现影响健康的各种因素,并监测其变化。健康信息采集的内容是包含"体检"在内的健康检测,主要有生物性调查(年龄、体重、血、尿)、个人医学史(家族病史、既往病史、预防接种情况、生长发育史、婚姻生育史)、行为习惯及生活方式(吸烟、饮酒、运动、饮食、睡眠等)、心理因素(个性、情绪、压力、紧张度等)、社会环境因素(工作性质、居住条件、经济收入、家庭关系等)、医疗服务水平(当地社会保障水平、个人健康意识、医疗投资及医疗技术水平)调查等若干方面。调查方式除了进行体格(身高、体重、血、尿、脏器、发育状况等)检测外,还要使用健康评价问卷来进行调查。目前,国际上公认的调查表,如欧洲的生命质量量表(Euro QOL)、英国诺丁汉健康量表(NHP)、Torrance健康状态分类系统、疾病影响程度量表(SIP)、生活质量量表(SF-36)和健康风险评估问卷(HRA)等。

2. 健康风险评估中心　健康风险评估是个体化健康管理服务的重要环节,是综合个人生活行为、生理心理、社会环境等诸多因素的前瞻性的定性与定量相结合的分析。健康风险评估需要回答个体健康或不健康、健康程度、健康风险及其风险性大小等问题。把一些抽象的健康得分和实际的疾病危险性大小结合起来,是健康管理的实用性所在。国际上已建立了一些比较成熟的分析系统软件。目前,我们对疾病的诊疗过程、诊疗技术的使用、健康教育的状况、药物使用状况和医疗费用的状况等,尚缺乏系统的、科学的评价,这是我国开展健康管理服务的主要障碍。

3. 健康干预中心　进行健康调查、分析的意义,除了评价个人健康状态之外,更重要的是制订个体化的保健计划和干预措施,以提高疾病治愈率和降低死亡率,合理配置社会资源,维持低水平的健康消费。实施健康干预的单位(包含私人医生、社区卫生服务中心、各种综合或专科医院以及健康教育和咨询机构等服务单位),在健康管理中心的协助下,帮助个人维护健康。干预的方式包括制订、实施定期检查计划,行为矫正(戒烟、限制饮酒等);生活干预(饮食指导、合理营养等,实施健康促进,使管理对象远离危险因素,养成健康的生活方式);警惕趋向性疾病的早期信号;健康咨询;指导正确使用非处方药和保健品以及慢性病和疾病康复期、稳定期的管理;在专科病和发病急性期提供就诊指导等。另外,在管理对象发病期间,协助保健医生和专科医生进行诊治。

（三）健康管理服务的目标

1. 构建健康管理服务体系　集中政府与社会力量,从国家层面组建权威学术研究机构和行业管理平台,以提高国民的健康素质和生活质量为目标,打造专业研究队伍和科研机构,组织开展对亚健康状态的研究与分析,统一健康与亚健康的概念、内涵、界定范围,最终形成权威的、统一的健康与亚健康评判标准和健康管理服务规范。

2. 充分发挥各级医疗机构的作用　常规的健康体检服务是以疾病的检测、判别、鉴定标准为核心技术,以发现健康问题、疾病预警和提出解决健康问题的建议为主要服务内容。属于"发现健康问题、解决健康问题"型的服务。目前,我国医院的健康管理服务多数还停留在传统常规体检层面,增加健康评估与咨询服务内容的升级是势在必行的。

3. 建立共赢的消费市场　目前,中国健康管理服务虽然起步较晚,但健康消费市场百花齐放,逐步形成了以医疗机构为核心的医疗与医药服务产业;以保健食品、保健产品为核心的健康产品产业;以健康体检为核心的个人疾病检查与预测产业;以祖国传统医学为主要手段的健康调理、康复与健康维护产业;以各类休闲度假,健康运动、活动为核心的健康促进产业。因此,必须规范市场,将几大板块有机结合,才会为健康管理服务带来广阔的发展前景。

知识链接

探讨健康管理服务新模式

　　某大学医学院附属国际保健中心建筑面积达 20 000m², 参与健康管理服务面积达 6 000m², 年体检客户 8 万余人次。中心提倡"早检早治, 防患未然; 良好心态, 健康之本"的理念, 配备全套完善的医疗设施, 为体检客户提供一站式服务。中心积极探索公立医院健康管理学科建设模式, 借鉴美国、新加坡等地的发展模式, 将健康管理学科与全科医学有机整合, 初步建立了以"健康体检—检后服务—健康管理(全科)病区—社区健康管理服务"的健康管理服务模式。

二、健康管理服务营销过程

　　营销就是发现或发掘潜在消费者需求, 让消费者了解该产品进而购买该产品的过程。即根据市场需求, 利用有效的方式, 将自己的产品或服务推行给目标人群的过程。健康管理服务营销, 属于专业服务领域的市场营销, 它也要遵循市场营销的规律。下面我们将从市场分析、目标市场战略、服务营销策略、市场营销管理四个方面来详细讲述。

　　（一）健康管理服务市场分析

　　市场分析, 是解决"我们在哪里?"的问题。健康管理服务营销之前, 我们需要认清公司掌握的健康管理资源与服务营销的环境, 识别经营目的、对公司的强项、弱项、机会、挑战进行科学的分析。内部环境分析, 一般从经营资源、商业进程、服务产品、财务能力四个方面剖析; 外部环境分析, 一般从顾客分析、竞争分析、行业构造、宏观趋势四个方面剖析。一个客观准确的市场分析, 是市场营销成功的基础。

　　（二）健康管理服务目标市场战略

　　目标市场战略, 是解决"我们去哪里?"的问题。健康管理服务市场分析后, 正式开始营销之前, 我们要制订企业的目标市场与奋斗目标。选择目标客户, 就是意愿购买健康管理服务的顾客分布在哪些地域; 设定服务目标, 就是我们能够提供给目标客户的健康管理服务内容; 分析目标客户与竞争环境, 就是调查公司附近有多少家公司提供与我们一样或近似的健康管理服务, 与他们相比, 我们的优劣势在哪里, 我们应该如何细分市场。

　　（三）健康管理服务营销策略

　　服务营销策略, 是解决"我们怎么样到达目的地?"的问题。营销策略通常有产品、价格、分销、促销四个方面。在健康管理服务营销过程中, 产品策略是制订各种不同的健康管理流程, 去适合不同的目标客户; 价格策略是按服务项目、服务周期、服务产品成本来制订不同的价格; 分销策略是寻找其他合作方来帮助你营销产品, 比如医疗机构合作伙伴、项目加盟合作伙伴、社区卫生服务中心等; 促销策略是通过不同的平台来推广营销你的产品, 比如健康管理研讨会议、电视媒体、平面媒体、健康讲座等。

　　（四）健康管理服务市场营销管理

　　市场营销管理, 是解决"我们怎么样对执行过程进行监督?"的问题。市场营销管理通常会设计营销结果评估制度和制订营销预算方案。营销结果评估制度用来考核和改进营销计划执行力, 营销预算方案是执行营销计划的经济保障。

三、老年人健康管理消费行为分析

　　消费行为指人们为满足需要和欲望而寻找、选择、购买、使用、评价及处置产品、服务时介入的过程活动, 包括消费者的主观心理活动和客观物质活动两个方面。在老年人健康管理服务市场中, 营销和推广健康管理服务时, 我们需要分析老年人消费行为来达到提高营销成功率或者品牌影响力。

　　老年人的健康管理服务消费行为具备以下特征:

　　1. 注重实用, 追求方便　　老年人对健康管理服务的实际功用比较注重, 选择服务以方便、实惠为

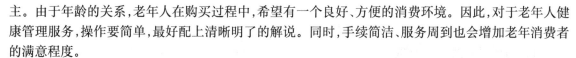

主。由于年龄的关系,老年人在购买过程中,希望有一个良好、方便的消费环境。因此,对于老年人健康管理服务,操作要简单,最好配上清晰明了的解说。同时,手续简洁、服务周到也会增加老年消费者的满意程度。

2. 心理惯性强,对商品、品牌的忠实度高　老年人在长期的健康管理消费过程逐渐形成了比较稳定的消费态度和消费方式,对某一服务方式、品牌的偏爱一旦形成,就不会轻易改变。因此,作为营销人员,要想吸引老年人来消费,就要注意企业的"老字号"。如果你能够获得老年人的认可,就会拥有一批相对稳定的消费者。

3. 补偿消费　部分老年人在子女成人、负担减轻后,会有强烈的消费补偿心理,试图补偿过去由于各种原因而未能实现的消费愿望。对于高端健康管理服务、养生旅游观光等,老年人同样有兴趣尝试。

4. 重体验,轻广告　老年消费者对广告的依赖程度一般,并且由于一些虚假广告的负面影响,使得一部分老年消费者对广告产生了反感情绪。由于老年消费者心理成熟、经验丰富,他们一般相信通过多家选择和仔细判断就能选出自己满意的健康管理服务。

5. 消费喜欢结伴而行　因为老年人大多害怕寂寞,而其子女由于工作等原因闲暇时间较少,所以老年消费者多选择与老伴和同龄人一道消费。老年人之间有共同话题,在健康管理服务操作过程时,也可以互相参考、出谋划策,他们对于哪些健康管理服务项目适合于老年人比较了解。这就说明,影响老年消费者购买行为的相关群体主要还是老年人。由于某些原因独自一人外出购物的老年消费者,商家更要提供热情周到的服务,如为他们详细介绍商品的特点和用途,提供容易携带的包装,必要的时候提供送货上门服务等。

6. 老年健康服务需防骗　当老年人购买健康管理产品或服务时,应根据其功能和适宜人群,有针对性地选择,千万不要盲目购买;老年人要谨慎参加在酒店、影院或其他场地举行的非正规推荐或讲座推销活动,防止掉入不良商家的消费陷阱。

（1）不要贪图小便宜:必须要戒掉贪图小便宜的心理,摆正心态。

（2）不要乱用保健品:均衡营养、适量运动、良好睡眠才是健康之道。保健品不能替代药品,要适量适度,身体不适须及时就医。

（3）免费体检需警惕:每年做体检很有必要,应该到正规医院和体检机构进行。

（4）陌生电话勿轻信:当老年人遇到需要转账、汇款的电话时请挂机,必要时可以求助警方。

（5）多与子女沟通交流:老年人购买价格昂贵的产品前或者接到需要转账、汇款的陌生电话时,一定要谨慎,多与子女商量,不要盲目轻信。

四、养老机构健康管理服务案例

北京××之家××园,成立了第一家保险企业投资管理的养老社区。业内人士普遍认为,随着"大资管"时代的到来,保险业正逐步放开手脚,国内主要寿险公司已大踏步迈开投资养老地产步伐,意欲进入庞大的健康管理服务市场。在中国,××人寿最早提出了由保险公司建设养老社区的构想,同时积极研究将金融保险与养老服务相结合的创新商业模式,由××人寿旗下××之家获中国保监会批准在中国保险行业率先进行的养老社区投资试点。

1. 项目概况　该养老社区项目占地面积 170 000m²,建筑面积 300 000m²,土地为商业性综合用地,通过招拍挂获得。其包括自理型、协助自理型、专业护理型、记忆障碍型等不同类型的养老公寓。总共能容纳 3 000 户居民入住,首批 600 余户、共 800 位居民于 2015 年入住。北部规划为持续照料社区,主要为酒店和会所。会所 6 000m²,包含七大功能中心和 13 个餐厅及就餐区。此外还包括康复医院（门诊、转诊）、独立生活单元、协助生活单元、专业护理单元、记忆障碍单元、临终关怀单元。南部为活力养老公寓,主要包含活力生活单元、幼儿园以及社区商业。

2. 项目配套　××之家提供了约 180 000m² 的公共服务设施。一期中心的位置是一个 5 000m² 左右的文化活动中心,满足居民日常文化娱乐健身休闲生活的需要。其中包括约 1 500m² 健身运动中心、400m² 的阳光房,约 20 000m² 的中央花园,以及专门设置的漫步道方便老年人科学运动。

3. 项目特点"保险"跨界　××园采取期权与现货两种方式进行销售:期权销售模式指销售

"××有约"综合养老计划。现货销售模式指客户入住后要根据需求不同支付不同的入住费用。入住时需缴纳一定金额的类似押金性质的资金,在离开社区时这笔资金才可以退还。

社区为居民提供××松阁、××竹阁、××兰阁不同的居住区域,并提供不同程度的生活照顾及护理服务。根据入住前的专业评估,社区向居民提供适当的入住选择建议,入住后,当居民健康状况发生变化,亦可轻松升级至相应的居住区。四个居住区也都在户型及配置上针对入住人群的特点、情况做出了相应的优化。

像××之家××园的养老社区,截至2021年,××人寿保险公司在国内已完成北京、上海、广州、三亚、苏州、成都、武汉、杭州、南昌、厦门、沈阳、长沙、南宁、宁波、合肥、深圳、重庆、南京、郑州、青岛、福州、温州22个核心城市的大型连锁医养社区和康复医院的布局。规划总地上建筑面积约3 310 000m²,可容纳约5.5万名老年人入住,规划超3.9万个养老单元以及约1 600张医疗床位。

（刘凌锋）

第八章 健康管理职业道德和相关法律

第八章
数字内容

 学习目标

1. 掌握健康管理师的基本职业守则。
2. 熟悉职业道德基本行为规范。
3. 了解健康管理相关的法律。
4. 学会结合健康管理职业道德要求和相关法律,分析、解决健康管理中的相关问题。
5. 具有良好的行业职业道德规范、良好的人文关怀素养和严谨务实的科学精神。

第一节 健康管理师职业道德

 导入情景

王某是健康管理中心新入职的健康管理师,主要负责客户健康管理相关信息的录入和保存,王某希望自己能够尽快胜任这份工作。

工作任务

请简述作为健康管理师应具备的职业守则。

健康是人类社会最宝贵资源,是人的基本需求,而支持和维护健康的所有活动都以高尚的职业道德为基础。

职业道德有广义和狭义之分。广义的职业道德是指从业人员在职业活动中应该遵循的行为准则,涵盖了从业人员与服务对象、职业与职工、职业与职业之间的关系。狭义的职业道德是指在一定职业活动中应遵循的、体现一定职业特征的、调整一定职业关系的职业行为准则和规范。

一、职业道德特点

职业道德是用来调整职业个人、职业主体和社会成员之间关系的行为准则和行为规范。具有促进职业行为规范化的作用,其特点为:

1. **特定性** 每种职业都具有特定的职业责任和义务,并形成其特定的道德规范。

2. **历史继承性** 随着时代发展、社会进步,职业是不断发展和延续的,职业道德同样具有历史继承性。

3. 历史发展性　职业道德是生产发展和社会分工的产物。随着科学技术的不断进步,社会分工越来越细,新的职业不断出现,各种职业为了维护职业利益和信誉、适应社会的需要,逐渐形成了职业道德规范,新的职业道德随之产生,旧的职业因不适合社会需求而被淘汰,职业道德也随之消失。

4. 纪律性

二、职业道德基本行为规范

《新时代公民道德建设实施纲要》中明确指出:要大力倡导以爱岗敬业、诚实守信、办事公道、服务群众、奉献社会为主要内容的职业道德。因此,我国现阶段各行各业普遍适用的职业道德的基本内容,即爱岗敬业、诚实守信、办事公道、服务群众、奉献社会。

职业道德行为规范是从业人员在职业活动中必须遵守的符合人民根本利益的职业行为准则。它包含职业道德基本行为规范和职业道德特殊行为规范,职业道德行为规范的形式多种多样,其内容因工作岗位的不同而不同。

职业道德基本行为规范的内容包括:①爱岗敬业,忠于职守,②诚实守信,宽厚待人,③办事公道,服务群众,④以身作则,奉献社会,⑤勤奋学习,开拓创新,⑥精通业务,技艺精湛,⑦讲究质量,注重信誉,⑧遵守法纪,文明安全,⑨团结协作,互帮互助,⑩艰苦奋斗,勤俭节约。这些内容是对"爱岗敬业、诚实守信、办事公道、服务群众、奉献社会"职业道德规范的细化,形成了一个比较具体的职业道德基本行为规范体系。

三、健康管理师的基本职业守则

健康管理师是从事健康的监测、分析、评估以及健康咨询、指导和健康干预等工作的专业人员。《健康管理师国家职业标准》对健康管理师的基本职业守则要求如下:

1. 健康管理师不得在性别、年龄、职业、民族、国籍、宗教信仰、价值观等方面歧视个体或群体。

2. 健康管理师首先应该让个体或群体了解健康管理工作的性质、特点以及个体或群体自身的权利和义务。

3. 健康管理师在对个体或群体进行健康管理工作时,应与个体或群体对工作的重点进行讨论并达成一致意见,必要时(如采用某些干预措施时)应与个体或群体签订书面协议。

4. 健康管理师应始终严格遵守保密原则,具体措施包括:

（1）健康管理师有责任向个人或群体说明健康管理工作的相关保密原则,以及应用这一原则时的限度。

（2）在健康管理工作中,一旦发现个人或群体有危害自身或他人的情况,必须采取必要的措施,防止意外事件发生(必要时应通知有关部门或家属),应将有关保密的信息暴露限制在最低范围之内。

（3）健康管理工作中的有关信息,包括个案记录、检查资料、信件、录音、录像和其他资料,均属专业信息,应在严格保密的情况下进行保存,不得泄露。

（4）健康管理师只有在个体同意的情况下才能对工作或危险因素干预过程进行录音、录像。在因专业需要进行案例讨论,或采用案例进行教学、科研、写作等工作时,应隐去可能会据此辨认出个体的有关信息。

第二节　健康管理的相关法律

遵纪守法是每一个公民的基本义务,是对他人、对社会,也是对自己负责的表现。全民守法是依法治国的基础和根本要求,是组成并维系人类社会的基本保障。作为健康管理师,必须充分了解相关法律法规。

一、传染病防治法律制度

为了预防、控制和消除传染病的发生与流行,保障人体健康和公共卫生,1989 年国家颁布并实施了《中华人民共和国传染病防治法》,2004 年和 2013 年进行了两次修正。

（一）法定传染病病种

《中华人民共和国传染病防治法》将传染病分为甲类、乙类和丙类。

1. 甲类传染病 鼠疫、霍乱。

2. 乙类传染病 严重急性呼吸综合征（曾称传染性非典型肺炎）、艾滋病、病毒性肝炎、脊髓灰质炎、人感染高致病性禽流感、麻疹、流行性出血热、狂犬病、流行性乙型脑炎、登革热、炭疽、细菌性和阿米巴性痢疾、肺结核、伤寒和副伤寒、流行性脑脊髓膜炎、百日咳、白喉、新生儿破伤风、猩红热、布鲁氏菌病、淋病、梅毒、钩端螺旋体病、血吸虫病、疟疾。

对乙类传染病中严重急性呼吸综合征（曾称传染性非典型肺炎）、炭疽中的肺炭疽和人感染高致病性禽流感,采取甲类传染病的预防、控制措施。其他乙类传染病和突发原因不明的传染病需要采取甲类传染病的预防、控制措施的,由国务院卫生行政部门及时报经国务院批准后予以公布、实施。需要解除依照前款规定采取的甲类传染病预防、控制措施的,由国务院卫生行政部门报经国务院批准后予以公布。

3. 丙类传染病 流行性感冒、流行性腮腺炎、风疹、急性出血性结膜炎、麻风病、流行性和地方性斑疹伤寒、黑热病、棘球蚴病（又称包虫病）、丝虫病,除霍乱、细菌性和阿米巴性痢疾、伤寒和副伤寒以外的感染性腹泻病。

《中华人民共和国传染病防治法》规定,上述规定以外的其他传染病,根据其暴发、流行情况和危害程度,需要列入乙类、丙类传染病的,由国务院卫生行政部门决定予以公布。

2008 年 5 月 2 日,经国务院批准,国家卫生部决定将手足口病列入法定丙类传染病。2009 年 4 月 30 日,经国务院批准,卫生部发布公告将甲型 H1N1 流感（曾称人感染猪流感）纳入法定乙类传染病,并采取甲类传染病的预防、控制措施。2013 年 10 月 28 日,经国务院批准,国家卫生和计划生育委员会发布《关于调整部分法定传染病病种管理工作的通知》,将人感染 H7N9 禽流感纳入法定乙类传染病;将甲型 H1N1 流感从乙类调整为丙类,并纳入现有流行性感冒进行管理;解除对人感染高致病性禽流感采取甲类传染病预防、控制措施。2020 年 1 月 20 日,经国务院批准,国家卫生健康委员会发布公告,将新型冠状病毒肺炎纳入法定乙类传染病,并采取甲类传染病的预防、控制措施。2022 年 12 月 26 日,国家卫生健康委员会发布公告,将新型冠状病毒肺炎更名为新型冠状病毒感染;经国务院批准,自 2023 年 1 月 8 日起,解除对新型冠状病毒感染采取的法定甲类传染病预防、控制措施。

（二）传染病的预防

《中华人民共和国传染病防治法》对政府、有关部门、卫生机构的义务做了详细规定。

1. 各级疾病预防控制机构

（1）实施传染病预防控制规划、计划和方案。

（2）收集、分析和报告传染病监测信息,预测传染病的发生、流行趋势。

（3）开展对传染病疫情和突发公共卫生事件的流行病学调查、现场处理及其效果评价。

（4）开展传染病实验室检测、诊断、病原学鉴定。

（5）实施免疫规划,负责预防性生物制品的使用管理。

（6）开展健康教育、咨询,普及传染病防治知识。

（7）指导、培训下级疾病预防控制机构及其工作人员开展传染病监测工作。

（8）开展传染病防治应用性研究和卫生评价,提供技术咨询。

2. 医疗机构 必须严格执行国务院卫生行政部门规定的管理制度、操作规范,防止传染病的医源性感染和医院感染。应当确定专门的部门或者人员,承担传染病疫情报告、本单位的传染病预防、控制以及责任区域内的传染病预防工作。承担医疗活动中与医院感染有关的危险因素监测、安全防护、消毒、隔离和医疗废物处置工作。

（三）疫情报告、通报和公布

1. 疫情报告

（1）《中华人民共和国传染病防治法》规定疾病预防控制机构、医疗机构和采供血机构及其执行职务的人员发现本法规定的传染病疫情或者发现其他传染病暴发、流行以及突发原因不明的传染病时，应当遵循疫情报告属地管理原则，按照国务院规定的或者国务院卫生行政部门规定的内容、程序、方式和时限报告。

（2）任何单位和个人发现传染病患者或者疑似传染病患者时，应当及时向附近的疾病预防控制机构或者医疗机构报告。

（3）港口、机场、铁路疾病预防控制机构以及国境卫生检疫机关发现甲类传染病患者、病原携带者、疑似传染病患者时，应当按照国家有关规定立即向国境口岸所在地的疾病预防控制机构或者所在地县级以上地方人民政府卫生行政部门报告并互相通报。

（4）疾病预防控制机构应当主动收集、分析、调查、核实传染病疫情信息。接到甲类、乙类传染病疫情报告或者发现传染病暴发、流行时，应当立即报告当地卫生行政部门，由当地卫生行政部门立即报告当地人民政府，同时报告上级卫生行政部门和国务院卫生行政部门。

（5）疾病预防控制机构应当设立或者指定专门的部门、人员负责传染病疫情信息管理工作，及时对疫情报告进行核实、分析。

2. 疫情通报　国务院卫生行政部门应当及时向国务院其他有关部门和各省、自治区、直辖市人民政府卫生行政部门通报全国传染病疫情以及监测、预警的相关信息。毗邻的以及相关的地方人民政府卫生行政部门，应当及时互相通报本行政区域的传染病疫情以及监测、预警的相关信息。县级以上人民政府有关部门发现传染病疫情时，应当及时向同级人民政府卫生行政部门通报。

3. 疫情公布　国务院卫生行政部门定期公布全国传染病疫情信息。省、自治区、直辖市人民政府卫生行政部门定期公布本行政区域的传染病疫情信息。传染病暴发、流行时，国务院卫生行政部门负责向社会公布传染病疫情信息，并可以授权省、自治区、直辖市人民政府卫生行政部门向社会公布本行政区域的传染病疫情信息。公布传染病疫情信息应当及时、准确。

（四）疫情控制

1. 医疗机构发现甲类传染病时，应当及时采取下列措施：

（1）对患者、病原携带者，予以隔离治疗，隔离期限根据医学检查结果确定。

（2）对疑似患者，确诊前在指定场所单独隔离治疗。

（3）对医疗机构内的患者、病原携带者、疑似患者的密切接触者，在指定场所进行医学观察和采取其他必要的预防措施。

2. 疾病预防控制机构发现传染病疫情或者接到传染病疫情报告时，应当及时采取下列措施：

（1）对传染病疫情进行流行病学调查，根据调查情况提出划定疫点、疫区的建议，对被污染的场所进行卫生处理，对密切接触者，在指定场所进行医学观察和采取其他必要的预防措施，并向卫生行政部门提出疫情控制方案。

（2）传染病暴发、流行时，对疫点、疫区进行卫生处理，向卫生行政部门提出疫情控制方案，并按照卫生行政部门的要求采取措施。

（3）指导下级疾病预防控制机构实施传染病预防、控制措施，组织、指导有关单位对传染病疫情的处理。

（五）医疗救治

（1）县级以上人民政府应当加强和完善传染病医疗救治服务网络的建设，指定具备传染病救治条件和能力的医疗机构承担传染病救治任务，或者根据传染病救治需要设置传染病医院。

（2）医疗机构的基本标准、建筑设计和服务流程，应当符合预防传染病医院感染的要求。

（3）医疗机构应当按照规定对使用的医疗器械进行消毒。对按照规定一次使用的医疗器具，应当在使用后予以销毁。

（4）医疗机构应当按照国务院卫生行政部门规定的传染病诊断标准和治疗要求，采取相应措施，提高传染病医疗救治能力。

（5）医疗机构应当对传染病患者或者疑似传染病患者提供医疗救护、现场救援和接诊治疗，书写病历记录以及其他有关资料，并妥善保管。

（6）医疗机构应当实行传染病预检、分诊制度。对传染病患者、疑似传染病患者，应当引导至相对隔离的分诊点进行初诊。医疗机构不具备相应救治能力的，应当将患者及其病历记录复印件一并转至具备相应救治能力的医疗机构。具体办法由国务院卫生行政部门规定。

二、职业病防治法律制度

职业病是指企业、事业单位和个体经济组织（以下统称用人单位）的劳动者在职业活动中，因接触粉尘、放射性物质和其他有毒、有害物质等因素而引起的疾病。《中华人民共和国职业病防治法》于2001年10月27日第九届全国人民代表大会常务委员会第二十四次会议通过，在2018年进行了第四次修正。

（一）前期预防

用人单位应当依照法律、法规要求，严格遵守国家职业卫生标准，落实职业病预防措施，从源头上控制和消除职业病危害。

产生职业病危害的用人单位的设立除应当符合法律、行政法规规定的设立条件外，其工作场所还应当符合下列职业卫生要求：

1. 职业病危害因素的强度或者浓度符合国家职业卫生标准。

2. 有与职业病危害防护相适应的设施。

3. 生产布局合理，符合有害与无害作业分开的原则。

4. 有配套的更衣间、洗浴间、孕妇休息间等卫生设施。

5. 设备、工具、用具等设施符合保护劳动者生理、心理健康的要求。

6. 法律、行政法规和国务院卫生行政部门关于保护劳动者健康的其他要求。

（二）劳动过程中的防护与管理

劳动过程中用人单位应当采取下列职业病防治管理措施：

1. 设置或者指定职业卫生管理机构或者组织，配备专职或者兼职的职业卫生管理人员，负责本单位的职业病防治工作。

2. 制订职业病防治计划和实施方案。

3. 建立健全职业卫生管理制度和操作规程。

4. 建立健全职业卫生档案和劳动者健康监护档案。

5. 建立健全工作场所职业病危害因素监测及评价制度。

6. 建立健全职业病危害事故应急救援预案。

（三）劳动者享有下列职业卫生保护权利

1. 获得职业卫生教育、培训。

2. 获得职业健康检查、职业病诊疗、康复等职业病防治服务。

3. 了解工作场所产生或者可能产生的职业病危害因素、危害后果和应当采取的职业病防护措施。

4. 要求用人单位提供符合防治职业病要求的职业病防护设施和个人使用的职业病防护用品，改善工作条件。

5. 对违反职业病防治法律、法规以及危及生命健康的行为提出批评、检举和控告。

6. 拒绝违章指挥和强令进行没有职业病防护措施的作业。

7. 参与用人单位职业卫生工作的民主管理,对职业病防治工作提出意见和建议。

用人单位应当保障劳动者行使前款所列权利。因劳动者依法行使正当权利而降低其工资、福利等待遇或者解除、终止与其订立的劳动合同的,其行为无效。

（四）职业病诊断与职业病患者保障

1. 职业病诊断　职业病诊断应当由取得《医疗机构执业许可证》的医疗卫生机构承担。卫生行政部门应当加强对职业病诊断工作的规范管理,具体管理办法由国务院卫生行政部门制定。

（1）承担职业病诊断的医疗卫生机构还应当具有与开展职业病诊断相适应的医疗卫生技术人员,具有与开展职业病诊断相适应的仪器、设备,具有健全的职业病诊断质量管理制度。

（2）承担职业病诊断的医疗卫生机构不得拒绝劳动者进行职业病诊断的要求。职业病诊断,应当综合分析患者的职业史,职业病危害接触史和工作场所职业病危害因素情况,临床表现以及辅助检查结果等。没有证据否定职业病危害因素与患者临床表现之间的必然联系的,应当诊断为职业病。

2. 职业病保障

（1）用人单位应当保障职业病患者依法享受国家规定的职业病待遇。用人单位应当按照国家有关规定,安排职业病患者进行治疗、康复和定期检查。用人单位对不适宜继续从事原工作的职业病患者,应当调离原岗位,并妥善安置。用人单位对从事接触职业病危害的作业的劳动者,应当给予适当岗位津贴。

（2）职业病患者的诊疗、康复费用,伤残以及丧失劳动能力的职业病患者的社会保障,按照国家有关工伤保险的规定执行。

（3）职业病患者除依法享有工伤保险外,依照有关民事法律,尚有获得赔偿的权利的,有权向用人单位提出赔偿要求。

（4）劳动者被诊断患有职业病,但用人单位没有依法参加工伤保险的,其医疗和生活保障由该用人单位承担。职业病患者变动工作单位,其依法享有的待遇不变。用人单位在发生分立、合并、解散、破产等情形时,应当对从事接触职业病危害的作业的劳动者进行健康检查,并按照国家有关规定妥善安置职业病患者。

（5）用人单位已经不存在或者无法确认劳动关系的职业病患者,可以向地方人民政府医疗保障、民政部门申请医疗救助和生活等方面的救助。

地方各级人民政府应当根据本地区的实际情况,采取其他措施,使前款规定的职业病患者获得医疗救治。

三、母婴保健法

《中华人民共和国母婴保健法》是为了保障母亲和婴儿健康,提高出生人口素质,根据《中华人民共和国宪法》制定。

（一）婚前保健

医疗保健机构应当为公民提供婚前保健服务。婚前保健服务包括下列内容:

1. 婚前卫生指导　关于性卫生知识、生育知识和遗传病知识的教育。

2. 婚前卫生咨询　对有关婚配、生育保健等问题提供医学意见。

3. 婚前医学检查　对准备结婚的男女双方可能患有影响结婚和生育的疾病进行医学检查。

（二）婚前医学检查

婚前检查包括对严重遗传性疾病、指定传染病、有关精神病的检查。

（三）婚前医学检查证明和医学意见

经婚前医学检查,医疗保健机构应当出具婚前医学检查证明。经婚前医学检查,对患有指定传染病在传染期内或者有关精神病在发病期内的,医师应当提出医学意见。准备结婚的男女双方应当暂缓结婚。经婚前医学检查,对诊断患医学上认为不宜生育的严重遗传性疾病的,医师应当向男女双方说明情况,提出医学意见。经男女双方同意,采取长效避孕措施或者施行结扎手术后不生育的,可以结婚。《中华人民共和国民法典》规定禁止结婚的除外。接受婚前医学检查的人员对检查结果持有异议的,可以申请医学技术鉴定,取得医学鉴定证明。当男女双方在结婚登记时,应当持有婚前医学检查证明或者医学鉴定证明。省、自治区、直辖市人民政府根据本地区的实际情况,制定婚前医学检查制度实施办法。

（四）孕产期保健

医疗保健机构应当为育龄妇女和孕产妇提供孕产期保健服务。孕产期保健服务包括下列内容:

1. 母婴保健指导　对孕育健康后代以及严重遗传性疾病和碘缺乏病等地方病的发病原因、治疗和预防方法提供医学意见。

2. 孕妇、产妇保健　为孕妇、产妇提供卫生、营养、心理等方面的咨询和指导以及产前定期检查等医疗保健服务。

3. 胎儿保健　为胎儿生长发育进行监护,提供咨询和医学指导。

4. 新生儿保健　为新生儿生长发育、哺乳和护理提供医疗保健服务。

对患严重疾病或者接触致畸物质,妊娠可能危及孕妇生命安全或者可能严重影响孕妇健康和胎儿正常发育的,医疗保健机构应当予以医学指导。医师发现或者怀疑患严重遗传性疾病的育龄夫妻,应当提出医学意见。育龄夫妻应当根据医师的医学意见采取相应的措施。经产前检查,医师发现或者怀疑胎儿异常的,应当对孕妇进行产前诊断。

经产前诊断,胎儿患严重遗传性疾病的,胎儿有严重缺陷的,因患严重疾病,继续妊娠可能危及孕妇生命安全或者严重危害孕妇健康的。医师应当向夫妻双方说明情况,并提出终止妊娠的医学意见。

（于海静）

附 录

附录一 危险分数转换表（45~49 岁男性）

测量项目	结果	危险分数	测量项目	结果	危险分数
1. 心脏病			体重	> 正常 60%	1.4
收缩压 /mmHg	200	3.9		> 正常 40%	1.2
	180	2.7		> 正常 20%	1.1
	160	1.6		正常	1.0
	140	1.0		低体重	0.8
	120	0.7	**2. 肺癌**		
舒张压 /mmHg	105	2.7	吸烟 / 日	40 支以上	2.0
	100	1.4		20~39 支	1.9
	95	1.2		10~19 支	1.3
	90	1.0		1~9 支	0.8
	85	0.9		无	0.6
	80	0.8	**3. 肝硬化**		
胆固醇 /（g·L⁻¹）	2.8	1.5	饮酒	12 杯 / 周	5.0
	2.2	0.7		6 杯 / 周	2.0
	1.8	0.5		少量	1.0
糖尿病	有	5.4		不饮酒	0.2
	已控制	2.7	肝炎史	有	2.0
	无	1.0		控制	1.5
体育活动	静坐	1.3		无	1.0
	少活动	1.1	血吸虫病史	有	2.0
	适当活动	0.9		控制	1.5
	经常活动	0.8		无	1.0
家族史	父母 <70 岁死于心脏病	1.6	**4. 自杀**		
	父亲或母亲死于心脏病	1.2	压抑	常有	2.5
	无心脏病家族史	0.8		无	1.0
吸烟 /d	40 支以上	2.0	家族史	有	2.5
	20~39 支	1.5		无	1.0
	10~19 支	1.1			
	1~9 支	0.8			
	无	0.7			

测量项目	结果	危险分数	测量项目	结果	危险分数
5. 车祸			**7. 肠癌**		
饮酒	12 杯 / 周	5.0	肠息肉	有	2.5
	6 杯 / 周	2.0		无	1.0
	少量	1.2	便血	有	3.0
	不饮酒	1.0		无	1.0
6. 脑血管病			每年直肠镜检	有	1.0
收缩压 /mmHg	200	3.3		无	2.0
	180	2.2	**8. 凶杀**		
	160	1.4	拘留史	有	2.0
	140	0.9		无	1.0
	120	0.6	凶器携带	有	2.5
舒张压 /mmHg	105	2.0		无	1.0
	100	1.6	**9. 肺炎**		
	95	1.3	饮酒	有	1.5
	90	1.0		无	1.0
	85	0.8	肺气肿	有	2.0
	80	0.7		无	1.0
胆固醇 /(g·L^{-1})	2.8	1.5	既往肺炎史	有	1.5
	2.2	1.0		无	0.8
	1.8	0.5	**10. 糖尿病**		
糖尿病	有	3.0	体重	>正常体重	2.0
	已控制	2.5		正常	1.0
	无	1.0	家族史	有	2.5
吸烟	有	1.2		无	1.0
	无	1.0			

注：1 杯酒约 150ml。

附录二　健康调查量表 36（SF-36）

1. 总体来讲您的健康状况是：

①非常好　　②很好　　③好　　④一般　　⑤差

2. 跟 1 年以前比您觉得自己的健康状况是：

①比 1 年前好多了　　②比 1 年前好一些　　③跟 1 年前差不多　　④比 1 年前差一些

⑤比 1 年前差多了

（权重或得分依次为 1, 2, 3, 4 和 5）

健康和日常活动

3. 以下这些问题都和日常活动有关。请您想一想，您的健康状况是否限制了这些活动？如果有限制,程度如何？

（1）重体力活动。如跑步举重、参加剧烈运动等：

①限制很大　　②有些限制　　③毫无限制

（权重或得分依次为 1, 2, 3; 下同）

（2）适度的活动。如移动一张桌子、扫地、打太极拳、做简单体操等：

①限制很大　　②有些限制　　③毫无限制

（3）手提日用品。如买菜购物等：

①限制很大　　②有些限制　　③毫无限制

（4）上几层楼梯：

①限制很大　　②有些限制　　③毫无限制

（5）上一层楼梯：

①限制很大　　②有些限制　　③毫无限制

（6）弯腰、屈膝、下蹲：

①限制很大　　②有些限制　　③毫无限制

（7）步行1 500m以上的路程：

①限制很大　　②有些限制　　③毫无限制

（8）步行1 000m的路程：

①限制很大　　②有些限制　　③毫无限制

（9）步行100m的路程：

①限制很大　　②有些限制　　③毫无限制

（10）自己洗澡、穿衣：

①限制很大　　②有些限制　　③毫无限制

4. 在过去4周里,您的工作和日常活动有无因为身体健康的原因而出现以下这些问题?

（1）减少了工作或其他活动时间：

①是　　②不是

（权重或得分依次为1,2;下同）

（2）本来想要做的事情只能完成一部分：

①是　　②不是

（3）想要干的工作或活动种类受到限制：

①是　　②不是

（4）完成工作或其他活动困难增多（比如需要额外的努力）：

①是　　②不是

5. 在过去4周里,您的工作和日常活动有无因为情绪的原因（如压抑或忧虑）而出现以下这些问题?

（1）减少了工作或活动时间：

①是　　②不是

（权重或得分依次为1,2;下同）

（2）本来想要做的事情只能完成一部分：

①是　　②不是

（3）干事情不如平时仔细：

①是　　②不是

6. 在过去4周里,您的健康或情绪不好在多大程度上影响了您与家人、朋友、邻居或集体的正常社会交往?

①完全没有影响　　②有一点影响　　③中等影响　　④影响很大　　⑤影响非常大

（权重或得分依次为5,4,3,2,1）

7. 在过去4周里,您有身体疼痛吗?

①完全没有疼痛　　②有一点疼痛　　③中等疼痛　　④严重疼痛　　⑤很严重疼痛

（权重或得分依次为6,5.4,4.2,3.1,2.2,1）

8. 在过去4周里,您的身体疼痛影响了您的工作和家务吗?

①完全没有影响　　②有一点影响　　　③中等影响　　　④影响很大　　　⑤影响非常大

（如果 7 无 8 无，权重或得分依次为 6,4.75,3.5,2.25,1.0；如果为 7 有 8 无，则为 5,4,3,2,1）

您的感觉

9. 以下这些问题是关于过去 1 个月里您自己的感觉，对每一条问题所说的事情，您的情况是什么样的？

（1）您觉得生活充实：

①所有的时间　　②大部分时间　　③比较多时间　　④一部分时间　　⑤小部分时间
⑥没有这种感觉

（权重或得分依次为 6,5,4,3,2,1）

（2）您是一个敏感的人：

①所有的时间　　②大部分时间　　③比较多时间　　④一部分时间　　⑤小部分时间
⑥没有这种感觉

（权重或得分依次为 1,2,3,4,5,6）

（3）您的情绪非常不好，什么事都不能使您高兴起来：

①所有的时间　　②大部分时间　　③比较多时间　　④一部分时间　　⑤小部分时间
⑥没有这种感觉

（权重或得分依次为 1,2,3,4,5,6）

（4）您的心里很平静：

①所有的时间　　②大部分时间　　③比较多时间　　④一部分时间　　⑤小部分时间
⑥没有这种感觉

（权重或得分依次为 6,5,4,3,2,1）

（5）您做事精力充沛：

①所有的时间　　②大部分时间　　③比较多时间　　④一部分时间　　⑤小部分时间
⑥没有这种感觉

（权重或得分依次为 6,5,4,3,2,1）

（6）您的情绪低落：

①所有的时间　　②大部分时间　　③比较多时间　　④一部分时间　　⑤小部分时间
⑥没有这种感觉

（权重或得分依次为 1,2,3,4,5,6）

（7）您觉得筋疲力尽：

①所有的时间　　②大部分时间　　③比较多时间　　④一部分时间　　⑤小部分时间
⑥没有这种感觉

（权重或得分依次为 1,2,3,4,5,6）

（8）您是个快乐的人：

①所有的时间　　②大部分时间　　③比较多时间　　④一部分时间　　⑤小部分时间
⑥没有这种感觉

（权重或得分依次为 6,5,4,3,2,1）

（9）您感觉厌烦：

①所有的时间　　②大部分时间　　③比较多时间　　④一部分时间　　⑤小部分时间
⑥没有这种感觉

（权重或得分依次为 1,2,3,4,5,6）

10. 不健康影响了您的社会活动（如走亲访友）：

①所有的时间　　②大部分时间　　③比较多时间　　④一部分时间　　⑤小部分时间

⑥没有这种感觉

（权重或得分依次为 1, 2, 3, 4, 5, 6）

总体健康情况

11. 请看下列每一条问题,哪一种答案最符合您的情况?

（1）我好像比别人容易生病:

①绝对正确　　②大部分正确　　③不能肯定　　④大部分错误　　⑤绝对错误

（权重或得分依次为 1, 2, 3, 4, 5）

（2）我跟周围人一样健康:

①绝对正确　　②大部分正确　　③不能肯定　　④大部分错误　　⑤绝对错误

（权重或得分依次为 5, 4, 3, 2, 1）

（3）我认为我的健康状况在变坏:

①绝对正确　　②大部分正确　　③不能肯定　　④大部分错误　　⑤绝对错误

（权重或得分依次为 1, 2, 3, 4, 5）

（4）我的健康状况非常好:

①绝对正确　　②大部分正确　　③不能肯定　　④大部分错误　　⑤绝对错误

（权重或得分依次为 5, 4, 3, 2, 1）

参 考 文 献

［1］郭姣.健康管理学［M］.北京：人民卫生出版社，2020.

［2］李浴峰，马海燕.健康教育与健康促进［M］.北京：人民卫生出版社，2020.

［3］梅挺.健康信息管理［M］.北京：人民卫生出版社，2020.

［4］陈大方.精准健康管理［M］.北京：北京大学医学出版社，2020.

［5］曾强，陈垦.老年健康服务与管理［M］.北京：人民卫生出版社，2020.

［6］国家基层糖尿病防治管理办公室，中华医学会糖尿病学分会.中国糖尿病健康管理规范［M］.北京：人民卫生出版社，2020.

［7］王陇德.健康管理师国家职业资格三级［M］.2版.北京：人民卫生出版社，2019.

［8］武留信.健康管理师：社区健康管理分册［M］.北京：人民卫生出版社，2019.

［9］中国营养学会.中国老年人膳食指南［M］.北京：人民卫生出版社，2019.

［10］王正珍.运动处方［M］.2版.北京：高等教育出版社，2018.

［11］葛均波，徐勇健，王辰.内科学［M］.9版.北京：人民卫生出版社，2018.

［12］张晓天.健康管理［M］.北京：人民卫生出版社，2018.

［13］杜庆.老年膳食与营养配餐［M］.北京：机械工业出版社，2017.

［14］王家骥，徐国平.全科医学概论：英汉双语［M］.北京：人民卫生出版社，2017.

［15］李鲁.社会医学［M］.北京：人民卫生出版社，2017.

［16］郭清，王大辉.健康管理学案例与实训教程［M］.杭州：浙江大学出版社，2016.

［17］冯佩.社区健康教育老年人健康促进的探讨［J］.中国保健营养，2018，28（1）：371-372.

［18］佟欣，周越，周时锋，等.老年群体酒精依赖发病机制及心理干预研究［J］.中国公共卫生管理，2020，36（02）：197-200.

［19］中国老年医学学会高血压分会，国家老年疾病临床医学研究中心中国老年心血管病防治联盟.中国老年高血压管理指南2019［J］.中华老年多器官疾病杂志，2019，18（2）：81-106.

［20］崔佳彬，那龙，孙宁，等.酒精依赖综合征及戒酒措施［J］.中国医学前沿杂志（电子版），2019，11（06）：19-23.

［21］嵇艳.养老机构老年人心理健康评估工具的分析与研究进展［J］.全科护理，2019，17（32）：4017-4020.

［22］孙宁玲.《中国高血压防治指南（2018年修订版）》的重要修改及点评［J］.中华心血管病杂志（网络版），2019（01）：5.

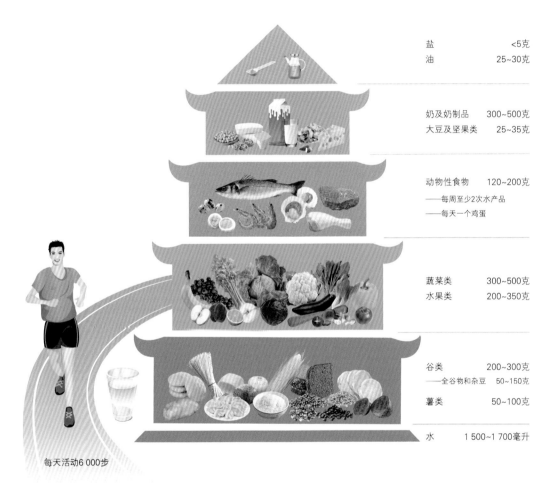

彩图 5-1　中国居民膳食宝塔